智慧抗癌三部曲

抗癌：
防治复发

——癌症康复之策略

徐晓 海鹰 著

人民体育出版社

图书在版编目（CIP）数据

抗癌.防治复发：癌症康复之策略/徐晓，海鹰著. --北京：人民体育出版社，2021（2021.12重印）
ISBN 978-7-5009-6064-5

Ⅰ.①抗… Ⅱ.①徐…②海… Ⅲ.①癌—防治—基本知识 Ⅳ.① R73

中国版本图书馆 CIP 数据核字 (2021) 第 159275 号

*

人民体育出版社出版发行
北京新华印刷有限公司印刷
新 华 书 店 经 销

*

710×1000　16开本　17.25印张　305千字
2021年9月第1版　2021年12月第2次印刷
印数：3,001—5,000册
ISBN 978-7-5009-6064-5
定价：55.00元

社址：北京市东城区体育馆路8号（天坛公园东门）
电话：67151482（发行部）　　邮编：100061
传真：67151483　　　　　　　邮购：67118491
网址：www.sportspublish.cn

（购买本社图书，如遇有缺损页可与邮购部联系）

抗癌,靠坚强,更靠智慧!

——徐晓 海鹰

再版说明

《抗癌：防治复发》是我和海鹰写的第二本有关抗癌的书。它像第一本书一样，一出版就受到癌症患者和家属的喜爱，在口口相传中被一次次地印刷，即便这样，也还是在网上书店一次次地脱销。

就在2021年的春天，这本书的再版权由人民体育出版社接了过去，我真的是无比开心。因为，它和我们的第一本书《抗癌：第一时间的抉择》、第三本书《抗癌：生命至上》一起，同归于一个出版社出版了。这样一来，这三本书就有了统一的编辑思想、设计风格和市场推广计划。而且这家出版社还给这三本书起了一个好听的名字——"智慧抗癌三部曲"。

为了让此书能够与时俱进，我在其中又增加了两万多字的新内容，我希望这些内容能引起读者对癌症更深的认知、更多的思考，并能在癌症的治疗策略上有更准确的把握。

谢谢读者的厚爱，谢谢人民体育出版社的厚爱！

徐晓

2021年7月31日

前言
别怕，让一切重新来过！

这本书是我和丈夫海鹰继《抗癌：第一时间的抉择》后写的又一本关于抗癌的书。

如果说，第一本书，记述了海鹰 2012 年初次罹患癌症时的经历，那么这本书便是坦诚地告诉读者，2015 年，海鹰复发了。他像大多数患者一样，又经历了一次与死亡的亲近，又遭受了一次沉重的打击，几番挣扎后，他又一次转危为安。

如果说，第一本书，记述了我们对患者初临癌症时的心理探索与治疗细节的叮咛，那么，这本书，会更多地告诉读者，我们对癌症本质和抗癌方法的深入思考，还要告诉读者，癌是需要敬畏的。

如果说，第一本书，我们讲述的是"接受癌症，不等于接受死亡"，讲的是战胜癌症的信心，那么，这本书，我们更强调"抗癌，靠坚强，更要靠智慧"，侧重的是应对癌症的策略和方法。

如果说，第一本书能像很多读者称赞的那样，"是一本癌症初患者的抗癌指南"，那么，这本书，我们希望它是一本能使康复者避免复发，复发者再获康复的**重生手册**。

当海鹰又从绝境中走出，我感谢上苍。有时，我甚至会想，或许，正是上苍要借海鹰的身体，让我经历更多、学习更多、悟到更多、写下更多，从而救助更多。

确实，三年来，我每天都在接受患者治疗咨询的来电，他们的问题促我学习、促我思考。我虽然不是医生，癌症治疗也并非我的专业，但是，无数患者对我毫无保留的信任与倾诉，使我感到我就是他们的亲人。他们救治的经历、治疗的结果、悲喜的心路、生死的结局，每日都如潮水般涌进我心灵的闸口，汇聚在我的心间。

英国的医学专家格里夫斯说："那些对癌症最生动和感人的描述往往出自那些

恰巧是作家或记者的患者之手。"我曾是记者，是编辑，写作是我的专业。既然，癌症降临到我家，既然有无数患者将他们的故事讲给我听，我就有责任拿起笔，记下这有血有泪有悲有喜的抗癌流民图与英雄谱！

需要说明的是，此书断断续续写了三年。这三年，既包括海鹰第一次治疗后重获新生的乐观心境，也包括海鹰复发后身心备受打击，以及他的再次治疗的经过。同时，也因为时间较久，文章中所涉及的一些人物处境或许已经发生改变。

最后，我要向正在经历复发的癌友说：别怕，让一切重新来过！

徐晓

目录 CONTENTS

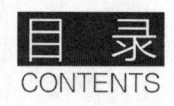

第一章　复发，如此沉重的话题
上苍啊，你会再给我一次转败为胜的机会吗？

肿瘤，在不经意间回来	002
复发，如此沉重的话题	007
海鹰的复发来自何方	010
你能相信蚊子也与复发有关吗？	013
化疗前的一纸说明	016
海鹰没有用到 PICC 和 CVC 血管保护措施	021
谢绝"造血干细胞移植"	024
谢绝"第六个疗程的化疗"	033
谢绝"气管镜检查"	038

第二章　应对癌魔的策略
准备死，不怕死，争取活。——高文彬、于大元
抗癌，靠坚强，更靠智慧
生命第一，给自己留下那起死回生的底气

把希望交给时间	
——对晚期癌症患者救治的思考	042
快乐是抗癌的最高境界	045
抗癌，靠坚强，更靠智慧	048

患者，要给自己留下最后那口气　　　　　　　　　050

面对癌魔，你凭什么拯救自己？　　　　　　　　052

那位患乳腺癌的姑娘，你还好吗？　　　　　　　054

当心，久治不愈的瘙痒可能与癌有关　　　　　　058

癌症初临，是尽快手术，还是等等看？　　　　　062

患者不要做过度治疗的推手　　　　　　　　　　064

不要让抗癌输在起跑线上　　　　　　　　　　　066

肿瘤与元气，对于生命，谁重谁轻？

——从母亲的骨髓抑制综合征所想到的　　　　069

有时，医生在等着你的拒绝　　　　　　　　　　072

癌症患者该怎样旅行？　　　　　　　　　　　　076

患者，不要让电影《滚蛋吧，肿瘤君》吓着你　　079

孩子，你们本该活！

——电影《送你一朵小红花》观后感　　　　　082

为家贫的患者出出主意　　　　　　　　　　　　088

癌症的治疗来不得一丝任性

——你为了保肛，可能要丢了性命　　　　　　092

累，那是复发的罪魁　　　　　　　　　　　　　095

做最坏的准备，做最好的争取

——与一位晚期患者的谈话　　　　　　　　　100

癌症患者的性生活　　　　　　　　　　　　　　107

造血干细胞移植后的复发率究竟有多高？

——都是医生说的，我该相信谁　　　　　　　111

你怎么就没劝住我做造血干细胞移植呢？
——一位患者临终前对他太太的抱怨　　　　　　　　117

祝肇刚大夫的中医思想　　　　　　　　　　　　　　125

第三章　癌症患者的困惑

肿瘤，有聚就有散。——中医步云霓

只有凭借自身且顺乎自然的康复方式，才是正道。——德国哲学家叔本华

我该怎样救助我年迈的父亲？（一）　　　　　　　　135
我该怎样救治我年迈的父亲？（二）　　　　　　　　137
跟随心走，为老人选择最佳的治疗方案　　　　　　　139
手术后要不要急着化疗？　　　　　　　　　　　　　141
60岁得癌，您说我倒霉不倒霉　　　　　　　　　　　143
姑娘，别为一个数字而哭泣
——何为"中位生存期"　　　　　　　　　　　　　144
骨折会与癌症有关吗？　　　　　　　　　　　　　　147
别怕，肿瘤有聚就有散　　　　　　　　　　　　　　149
该不该向亲人隐瞒病情　　　　　　　　　　　　　　151
怎么看待肺片上的浊斑　　　　　　　　　　　　　　154
这事儿听医生的　　　　　　　　　　　　　　　　　156
升白针是多多益善吗？　　　　　　　　　　　　　　158
癌症患者需要看中医吗？　　　　　　　　　　　　　161
父亲得了胰腺癌，怎么办？　　　　　　　　　　　　164

3

快乐是治疗乳腺癌的第一良药	168
我患肝癌的妈妈要使用靶向药吗？	
——靶向药的来龙去脉	171
患者需要把自己变成专家吗？	177
患鼻咽癌的女儿是否要用靶向药？	180
又一个因幽门螺旋杆菌而中枪	184
保乳还是弃乳，把决定权交给医生	187
外寻出路与内寻出路	
——我该不该到国外治疗	189
我能带瘤生存吗？	
——一位胸腺瘤患者与我的微信对话	196
精细治疗与精准治疗	
——西方在癌症治疗上的新理念	200

第四章 癌症患者的责任
来吧，让我们共同织就一张托住生命的大网！

患者家属的责任与心胸	205
这里将是抗癌信息的集散地	208
一位替癌症患者读书的病友	210
最后那张可托住你生命的大网	212
我该跟随哪位老师学功？	
——郭林新气功传播中的同与异	227
再难治的癌种也有康复的案例	232

第五章 复发皆有因——海鹰对自己复发的思考
世上有种癌，叫"好了伤疤忘了疼"。

我曾是抗癌的英雄	240
我的癌症居然复发了	241
复发比初患来得恐怖	242
癌症就是一种慢性病	243
积极治疗不等于过度治疗	244
寻找复发的自身原因	248
将"复发之剑"悬于头顶	253
改掉癌症性格，避免复发	255
避免复发的"身心状态"	258

后 记 祝你成为敢拿主意的患者 261

致 谢 263

第一章

复发，如此沉重的话题

上苍啊，你会再给我一次转败为胜的机会吗？

抗癌：防治复发
——癌症康复之策略

肿瘤，在不经意间回来

这是战斗，是较第一次治疗更艰辛、
更艰苦、更决绝、更充满变数的战斗。
我们能获胜吗？
苍天会再给我们一次转败为胜的机会吗？

2015年7月30日，清晨。像往常一样起床，洗漱，看着窗外湛蓝的天，心情不错。

"哎，我脖子上怎么出来个包，嗓子还有些疼。"我先生海鹰坐在床上不紧不慢地说。

我回头看他。他正用手去摸脖子上那个他认为的肿物。

确实有。不用我摸，隔着皮肤都看得出来。黄豆大小。再细看耳根下部，好几个，一个个生愣愣地凸显在那儿。

"你是不是上火了？"

"嗯……好像有点儿。"

我心里迅速搜索着这些天来可能与"上火"沾边的事情——是的，几个月来亲戚朋友同学密集来访，为了表示热情，海鹰喝酒了，而且喝的是白酒；吃烧烤了，羊肉串吃了不少；还有，朋友从国内带来了几包"黄飞红"麻辣花生，当时我就提醒他那玩意儿上火，少吃，可他说香，一吃一大把——没错，海鹰一定是因为上火引起了淋巴结发炎。

我心里笃定地给海鹰确了诊，马上翻找家里的"小药"——牛黄解毒、银黄颗粒、双黄连口服液，然后又联系中医开了药方，抓药、煎药，一切都在第一时间完成。我想，凭着这些清火的中药，再加上清淡的饮食和积极的锻炼，海鹰脖子上的包块一定会下去，就像2014年秋天他肺上的两个结节经练功下去了一样，没什么大不了的。

生活如常，波澜不惊。

第一章
复发，如此沉重的话题

几天后，8月6日，那是海鹰例行每三个月要到温哥华癌症中心见医生的日子。

因为先前负责海鹰的主治医生卡萨教授在这年6月退休了，所以医院给海鹰安排了新的主治医生姣瑞——一位四十来岁、瘦高、干练的印度裔女大夫。

姣瑞很职业，也很热情。一通问话后，让海鹰坐正，伸手来摸，颈前、颈后；再让海鹰抬臂，左腋窝、右腋窝、随后，吩咐海鹰仰卧，左腹股沟、右腹股沟……

"好，起来吧。"姣瑞转身去洗手。

待她转过身来，脸上的笑容已经收起，换上的是严肃与同情。

"张先生，你的淋巴瘤又回来了，你复发了。"

"复发了？不会吧。我就是上火了。前些时候吃得不合适了。"海鹰分辩着。

"以我的经验你是复发了。你需要做几项检查，以便尽快开始治疗。"姣瑞没有一丝的犹豫，回身对她的助手说："马上安排血液检查、CT检查、Pet-CT检查、骨髓穿刺、活检手术。告诉他们，急症病人，尽力提前。"吩咐完助手，她又对海鹰说："你要在骨髓穿刺和活检手术申请单上签字。"

此时，我一直坐在旁边没有说话，我的脑海里迅速盘整着思路：我该怎么理解医生的诊断？怎么接受医生对检查项目的安排？我想的是：海鹰的问题没有那么严重，他只要再吃几服中药清了火就可以好，现在接受影像检查可以，做手术就会造成新的创伤，就有些不值。可我现在一口回绝又显得不近人情，我需要的是时间——是中药起效的时间，是结节平复的时间。

"姣瑞医生，非常感谢你给海鹰安排这些检查。但是，能不能在海鹰做完CT检查后再根据情况安排活检手术呢？"

"那时候安排可能就来不及了。你知道，手术排队要很长时间，而淋巴瘤发展起来很快。快的速度你很难想象。"姣瑞十分真诚。

"可我们还是想等等看。"我说。海鹰也表示此意。

姣瑞沉吟了一下："好，这是你们自己的选择。那今天就到这里，有情况随时跟我联系。"

姣瑞医生走了。可能有丝丝的不快，也许是不解，但是，留下的仍是亲善的背影。

走到大街上，午后的阳光照在海鹰的脸上，依然红润。

"怎么看你都不像复发的人，你就是近来太折腾了，有点儿放纵。"我对海鹰说。

"得，得，别埋怨我。我好好吃药，抓紧练功，早睡，一定争取在下次见姣瑞之前把瘤子练下去。"

我们从姹瑞医生手里讨得了时间，可时间并没有如我们所愿使海鹰脖子上的淋巴结逐渐缩小，相反，它们在一天天长大——初期如黄豆大小，后来像个花生米，过了几天便如蚕豆般，再后来，一个个都成了小鹌鹑蛋！海鹰的脖子肿了，肿得没有了下巴！而这一切仅仅发生在两周的时间里！

随着海鹰脖子的变化，我的心也渐渐提了起来。我盼着各项检查赶紧进行，好让我能及早知道海鹰身体里到底发生了什么。还好，幸亏姹瑞医生那天做了急诊检查申请，使检查项目陆续展开——8月6日，血液检查；11日，增强CT；13日，骨髓穿刺；24日，Pet-CT。

检查报告也相继出来。

血液报告还好，除了GGT谷氨酰基转移酶和MPV血小板平均体积数值稍微低一点儿外，其他一切正常。

增强CT的报告拿在手里，一时看不懂，洋洋洒洒两满页，似乎问题不少，待回家借助英文字典翻译过来，那每个单词便如刀霜剑雨了——淋巴瘤全面复发，从颈下、腋窝、腹股沟，到胸腔纵膈，到处是肿大的淋巴结。甚至，医生在对一些部位的描述中，使用了"无数的"及"数不清的"这样的词汇来形容结节的数量！肿瘤的尺寸也到了4.5厘米，这比2012年发现淋巴瘤时的3.3厘米又大了不少！

接着是Pet-CT的报告：多发肿大淋巴结，血流信号活跃——淋巴瘤复发。而且，这个检查仅比增强CT晚做了几天，颈部的肿瘤便长到了5厘米！

还疑惑吗？还认为是上火吗？还坚信海鹰能靠清火的中药和郭林新气功就能使肿瘤平复吗？我的心矛盾着，纠结着，挣扎着。

我的面前有两条路，一是继续按照我们原定的办法走下去，完全采取中式治疗，等待中药与气功的疗效，但风险是这个疗效太慢，可能赶不上肿瘤疯长的速度；二是回到医院，开始化疗，即便那化疗药物对海鹰的身体会产生长期的且不可逆转的伤害。

我该怎样抉择？

这时，姹瑞医生的电话打过来了，她要见海鹰。

"张先生，你的所有检查报告都指出你的肿瘤来势凶猛，你必须开始化疗。"

"可是一化疗我就出现肺损伤，这怎么办呢？"海鹰不甘心就这么轻易地就范。也是，2012年那次化疗虽说淋巴瘤下去了，可造成了他严重的肺损伤。这之后，他对化疗一直心有余悸。

第一章
复发，如此沉重的话题

"不是所有的药物都会造成肺损伤。你上次使用的是 R-CHOP 方案，这次我们可以更换其他的方案。你要为自己的生命负责，你应该开始化疗了。"

沉默。

"张先生，你不必担心，对你的治疗方案，我们是由一个专家组在共同研究。至于我们确定哪个方案，要等你的新的活检报告出来才能决定。"

那么，接下来的要务就是做活检了？可遗憾的是，当初没听姣瑞的建议，没提早在活检申请单上签字，而此刻再申请，手术最快也要安排在半个月之后了！

又是时间！时间在癌症的治疗上总是显得那么重要！

这时，一位医生的助理帮助我们在医院的电脑记录中查看了专家们的会诊意见。她说："这次给张先生定的基础化疗方案是 GDP-R，就是吉西他滨、地塞米松、顺伯和利妥昔单抗（美罗华）的组合方案。但是，如果张先生做了活检，而活检的结果又符合一种预期，就改用 B-R 方案。"

什么？如果做了活检，就可能使用 B-R 方案？

我心中暗喜。因为我曾在网上看到过这个方案。就是苯达莫斯汀与利妥昔单抗结合的方案。据说李开复先生在台湾化疗时就是用的这个方案，其特点是效果好、副作用小，患者对化疗的耐受力大大提高。我想，李开复先生用此方案化疗连头发都没掉，顺利完成了六个疗程，如果海鹰也能用上此药，势必也会得到同样的疗效，而且，肺损伤也就可能避免。

为此，我们马上表示：愿意接受化疗，愿意等待活检手术！

可是，接下来的感觉是度日如年。因为海鹰脖子上的瘤子长得飞快，如气吹的一样，眼瞅着，就是鸡蛋大了。这还仅是我的眼睛能看到的，而我看不到的腹腔里的情况又是怎样的呢？

那两天，骨髓穿刺的报告也出来了，写的有些含糊，好像在骨髓里也发现些零星的癌细胞。转移了？这是最可怕的。因为，到目前为止，尽管淋巴结个头不小，可还控制在淋巴系统之内，一旦突破这个界限，那就是淋巴瘤四期，就是彻底的癌症晚期了。那时，要想扳回败局谈何容易！

那几天我几乎每天都在给医院打电话，恳请手术提前。但是，尽管他们态度和蔼，可时间却雷打不动。有两次医院通知海鹰前去，我们兴冲冲前往，以为手术提前了，可到了那里才知道那只是手术前的一项检查或只是麻醉师的例行谈话。这可真应了那句老话：急惊风偏遇上慢郎中！

原先，我的睡眠一直不错，可是那几天，总能听到夜半的风紧雨紧，总能看到窗上的曙色初明。

我思忖着：预定手术时间是9月9日，就算我们那天按时做了活检手术，其病理报告最快也要一周后出来，就是说，如果要用那个"好药"，我们起码要再等上半个月！

等还是不等？？？

9月2日，我拿起了电话，直接给医生留言：能不能不做活检就直接化疗？

9月4日，周五，我接到医院来的电话——一位专家要见海鹰。如果可能，希望我们半个小时内赶到医院。

这是一位白发苍苍，看上去人很质朴，给人一种亲和踏实感觉的大夫（后来知道，这是他们淋巴瘤科的权威专家）。他认真地端详了海鹰一阵，说道："根据你的情况，我不认为你需要再做活检手术，你的骨穿报告已经说明你的淋巴瘤仍是滤泡性，没有变化。你应该马上开始治疗。请等我几分钟，我去了解一下床位，如果有位子，我希望你今天就开始化疗。"

"什么？今天？那么请问：这次使用什么方案呢？"

"GDP-R方案。"

"能不能使用B-R方案？听说，苯达莫斯汀的副作用更小。"

"可是苯达莫斯汀的力量不够。海鹰需要更强有力的药物。"

哦，原来如此。也只好如此。或许，如此更好。

就是那天，2015年9月4日，治疗开始了。

或说，对付淋巴瘤的又一轮治疗开始了。

或更明确地说，对付癌症复发的更艰巨的治疗开始了！

这是战斗，是较第一次治疗更艰辛、更艰苦、更决绝、更充满变数的战斗。

我们能获胜吗？苍天会再给我们一次转败为胜的机会吗？

我仰望苍穹。

复发，如此沉重的话题

如果说"罹患"癌症时，人们曾望到过死亡的身影，
那么"复发"时的感觉就是被死亡牵住了手，
你想挣脱，可是，谈何容易。

海鹰的病复发了。

这是铁定的事实，不能回避，不好隐瞒，这个话题怎么绕也绕不过去。

如果说，第一次"罹患"癌症时，海鹰还有一种天不怕地不怕的英雄气概，有一种天下灾难我不承当谁来承当的义士情怀，或者说有一种劈风斩浪栉风沐雨也要努力前行的达观情绪，那么，这次——昔日的兴奋不见了，我看他时，他常在沉默，在凝神，在做思考状。

"怎么样？有什么不舒服吗？"我常这样问他。

"没事。让我静静。"

我不知他在想什么。他不愿说。

就在海鹰第二次化疗的那天，在同一个病房里，我遇到一个男孩，当他把他的经历讲给我听后，我对复发患者的心理有了一些了解，进而理解了海鹰。

男孩是河南人，曾一直在国内上学，17岁读高三时，也就是他准备高考最紧张的时候，他病倒了——非霍奇金淋巴瘤。就那么巧，他父母申请的加拿大移民也在那时被批准了。但拿到移民纸的兴奋盖不住孩子得癌的痛苦，家里停下一切事物来给他治疗。他到了北京，住进了中国医学科学院肿瘤医院，找到了治疗淋巴瘤的顶级专家。他先是做了四次化疗，肿瘤没有了，接着，又在医生的建议下接受了预防复发的所谓最先进的技术——"自体造血干细胞移植"。"孩子好了，而且再也不会复发了！"一家人是那么轻松快乐，举家移民加拿大。

"那你现在读大学了？在哪所大学呀？"我问这个瘦瘦高高的年轻人。

"不好意思。我没进成大学。因为没几个月，我就复发了。"

"复发了？为什么？"

"我想可能是我锻炼得有点儿过度。那会儿我就希望尽快恢复体力好上学，所

抗癌：防治复发
——癌症康复之策略

以拼命锻炼。可是很快我就开始发烧，满身的淋巴瘤又起来了。"孩子苦笑着说。

"那你又怎么治的？"

"我又回到国内。因为听说天津血液病医院有一种治疗方法很先进，父母就带我回去了。可是那次治疗非常糟糕，瘤子没下去，身体感觉全完了，就是死到临头的感觉。后来，又回到加拿大换了种温和的治疗办法才缓过来。您看，从17岁到现在，我24岁了，这几年，我就是这么一直治疗、休息，再治疗、再休息，我不知道到哪儿算一站，我的出路又在哪儿。"男孩无奈地说。

"留得青山在，不怕没柴烧。即使不上大学，你也可以做其他的事情。别灰心。"我想安慰他，但自知话语很无力。

"阿姨，您不知道，这个'复发'对人的信心打击太大了，这跟刚得病时的打击绝不是一个层级的。刚得病那会儿，我感觉我能好，好了就可以上学了，就可以像正常人一样开始工作了，非常有信心。可是，一复发，全完了，什么都别想了。我看见了死，我知道我离死不远了。"

我看着他，他是那么年轻，虽说他的情绪有些暗淡，但是他说的可能是事实。

傅彪不是告别在复发之后吗？虽说他的肝癌并不好治，但是首次的换肝成功，使他又回到了公众的面前，让喜爱他的粉丝们又看到他的笑靥，人们为他的平安归来而由衷欣喜。

姚贝娜不也是结束在复发之后吗？她的病是乳腺癌，一种相对治愈率高的病种。她的初始治疗也是那么成功，这让她又站到舞台上可以肆意歌唱了。多美好呀，动人的身影、曼妙的歌声。

名人如此，我身边的癌友也是如此。

就说在玉渊潭一起练功的东北刘姐吧，肺癌，曾经治愈，可是复发后没多久，人就走了。她留在我脑海里的印象是在2012年夏天她拿到"抗癌胜利五岁生日"证书时的欢快样子——笑着，叫着，手舞足蹈！

我的战友玉华，胃癌。手术、化疗，都挺过来了。战友聚会她能来，家庭生活，她料理，可就是一次旅行，她复发了。又一轮的治疗，又一轮的痛苦，她虽坚强，可还是没挺住……

还有我在抗癌乐园认识的来自新疆阿拉泰地区的法官秦先生，肺癌。最初我认识他时，他还因为看到我先生海鹰恢复得那么好而激动地流出热泪，对自己的康复也充满了信心。后来，他真的好了，2014年儿子考上北京化工学院时还亲自从新

第一章
复发，如此沉重的话题

疆来到北京送孩子，可是，后来的不慎，他复发了。2015年年底，我听说他走了。可他热情地邀请我到他家乡做客的话语犹在耳旁……

"复发"呀，它对癌症患者来说，就是一个极端恐怖的字眼，它是那么轻易地就能击碎人们好不容易建立起来的对康复的信心和希望！我想，如果说"罹患"癌症时，人们曾望到过死亡的身影，那么"复发"时的感觉就是被死亡牵住了手，你想挣脱，可是，谈何容易。你的感觉——那是暗夜，是深渊，是荒原上的孤树，是汪洋中的扁舟，是冰山崩塌前的地动山摇！

我在哪里？哪里是黎明？哪里是坦途？哪里有向导？哪里是岸？哪里是滩？哪里才是引导我逃离危险境地的生命出路啊——这恐怕是每一位复发患者心里的呐喊！

我试图去理解海鹰，希望在此时能成为他渡海的船、靠岸的滩，成为他生命的曙光，成为引领他走出泥沼的向导。

我要告诉他："别怕，让一切重新来过！"

> 抗癌：防治复发
> ——癌症康复之策略

海鹰的复发来自何方

癌是"伟大"的，绝不可小觑。
我们可能要一辈子在乎它，
正视它，捧着它，供着它，甚至于敬着它。
敬着它，不是畏惧它，
而是敬着人体的本源，敬着自然的规律，敬着生命的脆弱！

  海鹰得的病是非霍奇金淋巴瘤，滤泡性。按照医书上的说法，这是一种没有"痊愈"概念的肿瘤，复发是必然，不复发是偶然。当初海鹰的主治医生告诉他这种病百分之九十五都会复发时，海鹰还信誓旦旦地回敬人家：我就是那百分之五！
  确实，那会儿海鹰说这话绝没一丝的虚妄，而是充满了必胜的底气。
  先来回顾海鹰的病史。
  2012年春，海鹰罹患癌症，在中国医科院肿瘤医院治疗。在化疗到第四个疗程后，因为从当时的CT片子上看，他的肿瘤基本退去，而肺部却出现严重的药物性肺损伤，我们便毅然决然地放弃了后面的治疗。离开医院后，海鹰吃中药、练气功，体力逐渐恢复。待到转年春天，他的脸色红润，就连常年困扰他的皮肤瘙痒也完全摆脱了。"好了，真正的好了"，这是他当时的全部感觉。那时，我们知道，只要按照这条路走下去，就不会让肿瘤重来，就绝不会复发。
  他在康复的幸福感和自豪感中沉浸了三年。
  然而，中国有一句老话，叫"好了伤疤忘了疼"，真是千真万确。
  海鹰忘了疼，忘了自己的病是怎么得的！
  他又开始熬夜了。
  他想工作——即便没有了公司，没有了老板，没有了办公室，没有人给他发工资，他也要干。那是给青年人上的职场培训课，网上的，纯义务。当时，他在温哥华，与北京有时差。为了能给国内的年轻人晚上8点开课，他夜里备课不说，常常要凌晨4点起床，开讲，直讲到早上8点。累吗？那是肯定的。但他说没事儿。他喜欢。他陶醉于年轻人的称赞中，更欣喜于自己的价值仍被社会承认。我不能说他的工作没有意义，因为他确实帮了很多年轻人，使很多新的创业者走向成功。但是，对于他自己，值得吗？

他停了中药。

海鹰从得病时就开始求助中医，一直在喝中药。先是广安门中医院的专家，后是孔伯华国医堂的步云霓大夫。即便出了国，也是带着中药罐子每天熬药不断。这中药吃了三年。到2015年春，海鹰有天问我："你说这药咱还吃吗？"我想想，也是，病好了还吃它干嘛？"那你就停停，歇歇。过段时间再说。"海鹰停药了，摆脱了每天喝药的状态，病好了的感觉更强烈了。

海鹰在吃上放开了。

最初在步云霓大夫处看病，步大夫就给他定出严格的饮食规范:不许吃羊肉、虾、螃蟹；不要吃容易上火的热带水果和刺激性调料；喝酒，别想。步大夫提醒他：你的病出在淋巴上，决不能上火。然而，三年过去了，海鹰感到自己是那么健康，就是一个健康人了，这些禁忌还用遵守吗？也怪我，我看着海鹰那么馋，也真不忍心大家吃着让他看着。我做的红焖大虾一直是海鹰的最爱，可三年了，没给他吃过，现在——吃一只就吃一只吧，不会有大碍。羊肉？那是在烧烤里最香的，远胜过烤鸡、烤肠，尤其是亲朋好友远道而来，我们架起烤炉，煽风点火，羊肉的吱吱声，油烟的升腾状，这诱惑得多大呀？特别是海鹰躲不开，他还要充当煽火烤串的大厨！"吃吧，吃吧，就这一回，不会怎么样的。"朋友们劝着。可是，2015年，是大陆来人的高潮年，一批接一批，此节目不断地在翻演。而且，好肉要有好酒伴，啤酒已经不过瘾，还是来点儿白的吧，为了朋友的情谊，端起酒，抿一口，再抿一口。

院子里的活儿也不少。

温哥华妹妹家的院子有花园有菜地，打理这些是海鹰的最爱——谁让我们当年下过乡，种过地呢。其实海鹰并不擅长此营生，只是总想种点什么。比如，在花池子边种一排香菜，在香菜后又补一排韭菜，甚至把草地也要翻出一小块种上西红柿和鬼子姜。为此，妹妹心里并不高兴——你把我的房子搞得掉价了！可海鹰乐此不疲。每天午饭后就是倒腾。大热的天，顶个草帽，拿把小铲，不在外边转两个小时不回来。我也懒得理他，说多了，他会不高兴，由着他吧。

海鹰被蚊子咬了。

奇怪，2015年的夏天，温哥华怎么那么多蚊子。草地里，一趟，哄地飞起一片。海鹰上午在树林里练功，脖子上被咬了，红红的包，一个连一个，不下二三十个，

011

抗癌：防治复发
——癌症康复之策略

而且，今天刚平复，明天又叮满！

就是这些，成了海鹰复发的背景，或者说，成了他复发的诱因。

我曾经仔细考虑过这些事情。我想，如果中药不停，可能他吃点羊肉吃点虾也不至于那么快就淋巴肿大，毕竟有中药给他撤着邪火呢；如果，他光吃羊肉，没有后来那大把的麻辣花生，没有那几口白酒，也不至于让食火上来得那么快，一发而不可止；或者，他那段时间不工作，不熬夜，身体壮，免疫力强，可能那些易上火的食物也就局限在"风火牙疼""咽喉肿痛"上，决不会引起全面的肿瘤复发；或者，海鹰没有被那么多蚊子叮咬，也就不至于一夜之间由外在的毒包引发为内在的肿瘤，让局面来不及收拾！

这是错误的叠加，是一错再错的必然。

我怨海鹰，怨他好了伤疤忘了疼，怨他生生把自己累着了；也怨自己，怨我把康复想得过于简单，那么轻易地就认为海鹰好了，就可以把所有的束缚一一解禁。时间还那么紧凑，让他连个适应的过程都没有，这无异于替他开闸放水。

我们追悔莫及：真蠢啊，不知道什么叫量变到质变吗？不知道海鹰积攒下的健康存款不多，远不够这般糟蹋？不知道医书里早就提醒过，此病的复发率是百分之九十五，你怎么就见得自己是那百分之五？你凭什么就是那百分之五？你有什么资本、什么资格、什么体质、什么智慧，可以当得起那百分之五，让医生刮目相看，让患者频频回眸？如果没有，就不该忘乎所以，就要小心谨慎一辈子！

当海鹰又从苦难中走了出来，我们明白了这样一个道理：癌是"伟大"的，绝不可小觑。我们可能要一辈子在乎它，正视它，捧着它，供着它，甚至于敬着它。敬着它，不是畏惧它，而是敬着人体的本源，敬着自然的规律，敬着生命的脆弱！

你能相信蚊子也与复发有关吗？

蝼蚁之穴可溃千里之堤。

往往不经意间的小事可能正是引发癌症的酵母。

蚊子的叮咬可能引起癌症的复发。

这话跟谁说谁都不信。

但是我信了。

2015年夏天，温哥华的蚊子出奇地多，尤其是在绿草如茵的操场上。我跟当地人抱怨此事，他们也说"今年蚊子多于往年"。我只好提醒海鹰少往草地里走。

可是，海鹰一定要往里面走。他要找有树有草的地方练习郭林新气功。树高有阴凉，草深脚下软。权衡之后，蚊子的叮咬就被他忽视了。

一天中午海鹰练功回来，我发现他满脸满脖子都是包，不下几十个，用我老妈的话形容——实抗抗。我问："你怎么被咬成这样？"他说："练'升降开合'呢，没法打。"第二天，他在脖子上系了条毛巾走了。可回来时一看，满脸红包不说，颈下没被遮住的地方已经是包摞着包了。当时我还真有个想法——这可别引起淋巴瘤复发呀！可就是这么一闪念，也就忘记了。谁想到，两天后，就在脖子上那个被蚊子叮咬得最严重的部位，淋巴瘤起来了！

这是偶然吗？它们二者之间有没有必然的联系？

这事我不敢问医生，怕人家笑话，可我记着它。直到有一天听到一位患者的话，我才惊呼：啊，预感没错，果然如此！

事情是这样的。

自从我和海鹰写的《抗癌：第一时间的抉择》出版后，几乎每天都有读者联系到我，希望听听我对他们治疗的意见。就在2015年11月的一天，一个叫囡妞的东北姑娘跟我联系上了。她说她得的是乳腺癌，想听听我对手术中是否要保乳的看法。

我们是通过微信语音交流的。我问她多大了，什么地方人，在哪里治疗，得病之前家里发生了什么，有没有什么不愉快的事情，心情怎样，等等。囡妞告诉我，

抗癌：防治复发
——癌症康复之策略

她是个体经营者，从北方到南方做皮草生意，买卖一直很顺利，夫妻也恩爱，如果一定要回想得病之前有什么不对头，她说："那就是被蚊子咬了。"

"什么，你也被蚊子咬了？"

"是呀。在江苏海宁。夏天天热，穿得少。那次，我记得很清楚，我的乳房被蚊子叮了，起了个又大又红的包，很痒，也疼。几天后虽然平复了，但接着就感觉乳晕增厚了，里面的感觉也不对了。我到医院去检查，开始也查不出什么，两个月后在哈尔滨肿瘤医院做了活检，被确诊为乳腺癌，二期。"

应该说，如果没有海鹰被蚊子叮咬在前，我就不会在意囡妞的话，更不会相信蚊子的叮咬可能是她乳腺癌发病的诱因。但案例就在眼前，虽说不多，仅两例，但也足够让我大胆联想。我想，从常理来说，蚊子一定与癌症无关，千万个被蚊子叮咬的人也不见得能有一个摊上癌症。但我们又不能不正视大千世界的微妙和人体的复杂。

就拿海鹰来说吧，从当时的状况看，他的身体里已经积蓄了太多的"毒素"，就像一个装满危险品的仓库，玄玄乎乎，不知何时就要出事。而偏偏这时，他遇到了操场上那群憋了一整年的蚊子，而蚊子的毒针，就成了一根根划燃的火柴，当它们一起被投进仓库时——轰隆，仓库爆炸，癌症复发！

那么囡妞呢，我想，她虽年轻健康，但可能遇上的偏偏是一只蚊中之王，而蚊子的毒针又偏偏刺在了她曾有的乳腺拥堵的小结节的上方，外在的炎症与内在的炎症相遇，那得出的结果恐怕就不是两数之和，而是两数之积、两数之幂了。而当这个数值再发生一系列的细胞学上的连锁反应，癌就出现了。

同理，很多癌症都是由这样的"小事件"引发的。

记得20世纪90年代，我一个老领导的儿子得了骨癌，从确诊到离去八个月。走时才26岁。问其病因，老领导说，四年前，儿子曾因骑摩托车摔了一个屁蹲，胯骨受伤，这次，就是在这个受伤的地方长出了肿瘤。没曾想，一个屁蹲要了儿子的命。

此类事不是唯一。去年，一位母亲向我咨询儿子的骨肉瘤治疗问题。我问她："你儿子是不是受过外伤？""是呀，你怎么知道！就是半年前在学校打篮球时被同学踩了一脚，谁想到能是这个结果！"母亲愤愤不平。

今年二月，我在癌症中心的口腔科遇到一位大姐，问她毛病出在哪里，她说"唇"。仔细看，嘴角边皮色有点浅。问她怎么引起怎么发现的。她说：到美国南部旅行，晒的。皮肤有点过敏。回来后，嘴唇上有块皮总在流水，合不上口，一查，唇癌。"要早知道，戴上草帽不就没事啦！"她追悔莫及。

我兵团的战友，冯女士，2014 年，因为莫名的下体流血去医院检查，结论——子宫内膜癌。我与她一起思寻得病的原因：没有家族史，工作不累，家庭和睦，作息规律，这些都不会造成她身体内部的紊乱。那是什么呢？结论：超常规的大剂量射线！原来，她十年前因为骑车跌倒，股骨头坏死，置换了新的以后，每年多次透视。这种检查持续了十年。那么就在这块被反复照射的位置再往下，就是这次子宫内膜发生病变的位置，不偏不倚。这不能不让人得出这样的结论——慢性的射线灼伤导致了癌！

还有，几位口腔癌的患者都告诉我他们曾有口腔溃疡的病史，常年的假牙不适，牙周发炎，是导致口腔皮癌的直接原因。

俗话说，蝼蚁之穴可溃千里之堤。往往不经意间的小事可能正是引发癌症的酵母。在医学界，慢性炎症极易转变为癌症已经成为结论，那么，蚊子的叮咬，是不是也该进入人们的视线？

今天，我已经知道两例与蚊子有关的病例，会不会还有其他人也遇到过？也许有人遇到了只是没去在意，没去联想，没去宣扬，或者说没敢宣扬——因为连自己都不会相信小小的蚊子能与大大的肿瘤扯上关系。但是，如果我们每个患者都不谈这些看似微小的事情，可能就让医学研究者失去了把一个个案例串联起来的机会，失去了医学界就此总结、探讨并得出结论的机会。

我曾在我们的上一本书中写道：我们是患者，癌长在我们身上，从某种意义上说，我们比医生、比医学研究者更接近癌的本质，对癌的体会更深。为了人类医学的进步，我们每一个患者都有责任把自己的病症呈现出来，并对此做出自己的思考与推断，其目的，是能给后人插上更细密的前行的路标。

抗癌：防治复发
——癌症康复之策略

化疗前的一纸说明

这就是海鹰在温哥华癌症中心即将开始化疗时
医生递给我们的一纸说明。
它如此细致入微，给人以苦口婆心之感。
正是因为有了它，我们对化疗的程序心知肚明，
对可能遇到的问题心里就有了准备。

海鹰被温哥华癌症中心接受化疗了。那位淋巴瘤医生在跟他谈话的时候，递给他几页纸，那是关于化疗进行方式、使用药品、预期目标的详细说明。

"说明"开宗明义，上来就用此次化疗方案点题：为患者您提供的是 GDP-R 方案。此方案又名：淋巴瘤 GDP-R。

接下来是这个方案的进一步解释。G，是吉西他滨；D，是地塞米松（口服）；P，是顺铂；R，是利妥昔单抗（又名美罗华）。

下面进入正文：分"使用目的""治疗计划""药品详解""指令说明""严重副作用""副作用的应对办法"几部分。

在"使用目的"里，我们知道这个方案是专门针对非霍奇金淋巴瘤激进式发展的手段，其目的是杀灭癌细胞。

在"治疗计划"里，医生写道：海鹰的化疗由 6 个疗程组成，每一个疗程 3 周，21 天。每一个疗程包括三种输液药物和一种口服药物；第一疗程为两天，第一天将用大约 3 个小时的输液时间，第二天将用 5 个小时。之后的每个疗程都将需要大约 5 个小时。患者你可能在治疗的第一天用到全部的药品，也可能分两天用到药品——第一天与第二天，或第一天与第八天，这取决于你的身体是否需要我们对药品的剂量和时间进行调整。你将在每个疗程的头四天每日伴随早餐口服地塞米松；在每一疗程开始的当天，你需要做血液化验，你的医生和护士将对你身体的耐受性进行评估，以便决定你是否能接受这个疗程的治疗。

接下来是"药品使用说明"。上面写道：每个疗程都将使用四种药物（吉西他滨、地塞米松、顺铂和美罗华），除了地塞米松，全部的药物都将以血管输液的

方式给予；美罗华或许分为两天输，或许一天完成；你的口服药地塞米松，是在每个疗程的头四天伴随食品服用的；你将收到为防止恶心、呕吐的药品处方。请购买乙酰氨基酚 325 毫克和苯海拉明 25 毫克，你可能在输美罗华之前需要它；在输美罗华的时候，护士可能要频繁地监测你的心率、呼吸和血压；在每一个疗程之前，要做血液检查，我们会根据你的血液检查和其他方面的检查结果对你使用的药品剂量和输液时间进行调整。

在"指令说明"一栏里，医生写道：那些抗恶心、呕吐、过敏的药片要在化疗前吃，提前吃比发生副作用之后再吃效果要好；在你发生感染症状，尤其是发烧超过摄氏 38 度时，要立即联系你的癌症医生，不论白天或是夜晚；通过血管输液使用的抗生素，如庆大霉素、万古霉素、强效利尿剂、苯妥英（抗癫痫药）、依他尼酸、吡哆醇（维生素 B6）、阻凝剂（香豆素）和一些血压药都将可能与 GDP-R 产生影响，所以，在使用任何一种新药之前，必须向你的医生护士咨询；在你输美罗华之前或期间，我们可能要求你不断地报告你的血压状况；化疗时，你需要每天喝 8~12 杯水，在化疗中与化疗后喝，这可以帮助你减少肾脏损伤；在化疗当天以及 48 小时之前，不要喝西柚汁；你可以喝很少量的酒，这不会影响你的安全与治疗效果的评估，但是，喝酒却可能增加地塞米松出现副作用的风险，所以，是否能喝酒，这要与你的医生和药剂师讨论；如果你正要接受牙科或其他专科的治疗，一定提前告诉他们你正在使用 GDP-R 方案进行化疗；如果你或你的配偶尚在生育年龄，请采取有效的避孕措施，此间怀孕，胎儿将受到化疗药物的伤害。不要在化疗期间哺乳。

在"严重的副作用"一栏里，医生写道：任何药物的化疗都可能会引起意想不到的副作用，下面列出的是你治疗计划中的药品将会引发的副作用，你当特别注意，因为它们会直接影响你的行动。

首先是"感染"。化疗使帮助你抵抗感染的白细胞的数值大幅下降，但我们期望这个数值能在下一疗程开始的时候回升起来。如果白细胞数值很低，你将可能受到严重的感染。假如你发烧 38 摄氏度，请立即呼叫你的医生，或去你最近的医院急诊，并告诉他们，你正在接受化疗。我们建议你在家备用一个专业的体温计。

再就是"过敏反应"。在输入利妥昔单抗（美罗华）的时候，或之后数小时，你可能会有各种类型的过敏反应出现。这些反应可能是：头昏、眩晕、呼吸困难、咳嗽、皮疹、脸上潮红、皮肤瘙痒、喉咙发痒、胸有紧迫感。一旦出现这些反应，请立即报告给负责你输液的护士。

还有"出血问题"。假如你发现黑便,发现尿里有潜血,身上有红色的出血点,或持续的鼻出血,请立即与你的医生或护士联系。

最后是"副作用与应对办法"。医生列出了十几项。

发烧与发冷。这在首次使用美罗华时尤其常见。应对办法为:在输入美罗华之前4小时和输液当中使用泰诺和苯海拉明。一旦在治疗时出现这种反应,立即告知护士!

荨麻疹。一些红色的或浅红色的斑块凸起在你的皮肤上,很痒,这通常是在药物注射期间或注射24小时之后出现。应对办法是:用25毫克或50毫克苯海拉明,一天4次。注意,苯海拉明会引起困倦。

顺铂药的灼伤。如果药液在皮下渗出就会引起。应对办法是:当输液时,你感到了疼痛、灼烧感、刺痛感,或其他不舒服的感觉,请立即告诉你的护士。

疼痛或压痛。在治疗的一两天后,你会感到疼痛,这种疼痛有时会弥漫到整条胳膊,这是由置放的针头引起。但有的疼痛是由那里的肿瘤引起。应对办法是:对第一种痛,用毛巾热敷15~20分钟,或在热水中浸泡,一天数次。对第二种痛,采用扑热息痛,如泰诺。如果疼痛一直持续,请与医生联系。

恶心呕吐。这由化疗引起。应对办法是:为了预防恶心和呕吐,我们会给你开出购买止吐药的处方,使你在化疗前在家中就可服用。化疗之前服用比化疗之后服用止吐效果更好;你还要喝大量的水;饭食要少量而多餐;给自己一个意念——"我的食物可以控制我的恶心";如果你在化疗后24小时仍在呕吐,请让你的医生知道。

白血球减少。化疗后的第7~10天,白血球将减少。通常,它们会在上次化疗的2~3周后逐渐恢复。白血球是帮助你的身体抵抗细菌侵袭,抵抗感染的,所以,当白血球数值低时,你就有被感染的巨大风险。应对办法是:为了预防感染,你要勤洗手,尤其如厕后;小心地保护你的皮肤和口腔,要定时清洗,动作要轻;远离人群,避免与病人接触;一旦体温在38摄氏度,或感到寒冷、咳嗽,或排尿时有烧灼感,请立即联系你的医生。

血小板减少。这将发生在治疗后的第6~13天。它们通常也会过段时间自然回升。血小板是帮助凝血的,比如你不小心划破自己的时候它能很快止血。所以,这时你会比以往更容易渗血或出现瘀伤。应对办法是:为了预防可能出现的渗血麻烦,你要——小心保护,不要碰伤、划伤、烧伤自己;擤鼻涕要轻,不要挖鼻孔;避免便秘；避免吃阿斯匹林类活血药，除非是医生让吃；对轻度疼痛可以用些扑热息痛类药，但在吃药前一定测量体温，减少麻烦；不要服用通常的止痛药，如布洛芬类药物。

便秘或腹泻。常有发生。应对便秘的办法是：如果可以，尽量多运动；喝足够量的水，一天至少8杯；给自己一个意念"我现在有便意了"。应对腹泻的办法是：喝足够量的水；少食而多餐；避免高纤维食品。（便秘要多吃高纤维食物，腹泻要减少高纤维食物。）

脱发。时有发生。但是，一旦治疗停止，你的头发还会再生，只不过，你的发色与发质可能会改变。应对脱发的办法是：使用轻柔型洗发水，洗时轻轻揉搓；尽量避免发胶、定型剂、染发剂和烫发。

口腔溃疡。在化疗后的几天可能出现。它会长在舌头上、两腮旁边或喉咙里。口腔溃疡与牙龈出血都会导致感染。应对方法为：在饭后和就寝前用非常柔软的牙刷轻轻刷牙；如果你的牙龈出血，请用软布代替牙刷，请用食用苏打代替牙膏；用漱口水加1/2茶勺的食用苏打或食用盐混合在一杯温热的水中，并用此轻轻漱口，一日多次；吃软的、清淡的食物，如布丁、奶昔、奶油汤；避免辛辣、尖脆、酸性食品。当你因为疼痛不能吃喝时要告知医生。

皮疹。化疗药吉西他滨常引起皮疹。通常并不严重。一般长在胳膊、腿、胸、后背或腹部。它可能痒，也可能不痒。应对办法是：采用少量的0.5%的氢化可的松软膏涂抹，一天3~4次。

疲劳。在化疗后的1~2周里，这种疲劳感尤其突出，而且会随着化疗次数的增加，这种感觉越发严重。应对办法是：在你最终停止化疗后，你的体力会慢慢回升，这可能需要数周或数月，并最终完全恢复。

麻木和麻刺感。这种感觉会在手指和脚趾上出现。在你彻底完成治疗后这种感觉会逐渐消失，但可能需要数月时间。应对办法是：当你要拿锋利的、烫的、冷的东西时，尽量小心；当你系不上扣子、不能写字，或拣不起小物件时，要立即告诉你的医生。

糖控制。对一些有糖尿病的癌症患者来说，化疗可能引起麻烦。对应办法是：要时常检测血糖；如果出现口渴、尿频等血糖升高迹象，要马上看医生。

兴奋与难以入眠。当你服用了地塞米松（激素类药）后，你可能感到你有更多的能量，很兴奋；你可能感到入睡非常困难。那么，尽量早服药，要在清晨的第一时间服用地塞米松，以防止夜晚失眠。

以上是医生列出的各种药物副作用的表现与应对办法。最后,医生再次强调:如果你正经历一些症状的困扰,而这种症状与身体的改变没有被列入上面的条款,请在与医生见面时描述给他听。如果有紧急症状,请马上赴当地医院急诊室就诊。

这就是海鹰在温哥华癌症中心即将开始化疗时医生递给我们的一纸说明。它如此细致入微,给人以苦口婆心之感。正是因为有了它,我们对化疗的程序心知肚明,对可能遇到的问题心里就有了准备。在化疗期间,我们时不时地要拿出它来读一读,对照一下,以便知道自己的反应是否属于"计划"之中,同时,也就有了应对的办法。

回想当年第一次的化疗,或许医生把该说的都已经说过,但那时的心态,怎记得住这许多的叮咛?就因为少了这样一张纸,我们常坠五里雾中,对化疗可能出现的反应没有丝毫准备,一旦出现,又不知这个"坑"有多大多深,不知对它该怎样应付,慌乱就成为必然。今日想来,如果当年我们就有这样一张纸,或者说,今后,我们的患者都能有这样一张纸,这将多好——扶杆已经安就,握住它,慢慢前行就是。

海鹰没有用到 PICC 和 CVC 血管保护措施

> 我们的肿瘤医院，可能会有些悲哀，有些无奈
> ——昨天刚刚引进的东西今天却说它落伍了，
> 就要被新的技术替代了，
> 但，或许他们会有更多的欣喜
> ——毕竟医学在进步，患者的痛苦会更少。

2015 年 9 月 4 日的下午 2 点，海鹰走进了温哥华癌症中心六层的化疗室，他要在这里接受他复发后的第一次治疗。

虽然距离第一次治疗已过去三年，但记忆并没有走远，中国医科院肿瘤医院的化疗程序、细节，甚至气味都在心底，呼之即来，痛苦而又亲切。今天在西方化疗，我们还会走一样的路吗？

这里的病房，宁静而简洁，房间里没有床，只有四把可伸缩的沙发椅。海鹰拣一把坐下，挽起袖子，准备护士给他往血管里安置导管，那种被称为 PICC 技术的一根柔细管子。凡是经历过化疗的人都知道，为防止化疗药液灼伤血管，医生会提前在患者的血管里置放一根细小柔韧的管子，以便药液进入时不接触微细血管，直接进入大动脉。这种技术叫外周置入中心静脉导管技术。这是海鹰在第一次化疗时接受过的新技术，也是我在《抗癌：第一时间的抉择》一书里向新患者介绍并推荐的技术。

海鹰挽好衣袖等待着。但是，似乎护士并没有打算给海鹰往胳膊里安放什么管子，只是握住他的手，不断地在他的手背上拍打着。一会儿，她拿起了针。

"哎，护士小姐，请等等，海鹰还没有做血管保护呢。"我急着叫停。

护士看着我，一脸茫然。

我急着说："不是化疗前都要往血管里放置一根胶皮管吗？有的从胳膊上埋，叫 PICC；或者从锁骨下埋，叫 CVC。不是说只有埋了那根管，才能避免化疗药对血管的伤害吗？"

"不是的。不是所有人都要往血管里安放那个东西。放与不放，要看具体情况。"

护士说。

既然不是护士忘了,我就不好争辩,我无奈地回头去看同室的另一位正在输液的病友——哦,他的针也是直接扎在了手背上。

哎,入乡随俗吧,别吭声了。

只见护士埋进针头后,起身将输液的透明胶管别进输液杆上的一个小装置里。别好后,护士又在这个装置的小屏幕上设定了药名、药量,以及点滴的速度。然后,她对我们说,"张先生的这次输液要2小时40分钟,药液输完它会自动停止。这中间张先生有什么不舒服随时呼叫我。"

她走了。我可以仔细观察这个小机器。原来,这个机器可以根据不同的药物对点滴的速度进行严格而精细的控制。比如,在输像美罗华这样一些易过敏的药时,它会根据设定的医嘱,一分钟只给几滴药,而对像吉西他滨那类刺激性强的药液,它又会一分钟给你推进几百滴。有了这个机器,就不必人为地去估计速度,也避免了患者和家属擅自旋拧改变,而最最重要的是,它可以以一种巨大的推力,确保药液以极快的速度通过微细血管,哒哒哒,哒哒哒,一梭子一梭子地射入粗大血管,这避免了药液对微细血管的烧伤。

待护士来给海鹰拔针时我问她:"使用这个小机器,会比使用PICC和CVC的方式更好吗?"

"当然。你不觉得长时间埋在身体里一条管子人会很不舒服?"

确实,她说的没错。当年,海鹰就是因为那条管子数月不敢伸胳膊,结果造成肩周炎。记得,他那次拔出管子时喜笑颜开,真跟解放了一般。而今天,这个小小的外置设备代替了那根内置的管子,海鹰心情大好。

当然,化疗中我也在想,那如迫击炮一样射出的一排排药液,如此快速地被推进人的血管里,人的心脏能受得了吗?海鹰会不会血管没事了,心脏又出问题?我密切观察着。

没有。海鹰很平静。

在后来的化疗时间里,我很注意观察周围有没有人采用血管保护措施。有,但是极少。而且基本采用的是锁骨下置入的CVC方式。问他们为什么要用,他们说,化疗的次数很多,总不能数十次地扎,而且,用的药也不同。这是因人而异,因事而异。

事后,我常想:发现问题,解决问题,这是人类进步的动力。三年时间应该不算长，在医学发展的历史长河中就相当于昨天与今天。那么，就血管保护技术这一点来说，我们的肿瘤医院，可能会有些悲哀，有些无奈——昨天刚刚引进的东西今天却说它落伍了，就要被新的技术替代了，但，或许他们会有更多的欣喜——毕竟医学在进步，患者的痛苦会更少。

我不知这个小小的装置何时才能够普及到我们各地的肿瘤病房，能使我们的患者在治疗时更多些舒服，更少些痛苦。

我关注着，并期待着。

谢绝"造血干细胞移植"

花园理论是医生一厢情愿的美好理想，
但它有悖于自然的规律。
既便它可能有百分之三十的成功概率，
但同时还存在着更大的风险。

一、我心疑惑

海鹰的淋巴瘤复发了。来势凶猛。

时隔三年后的化疗又开始了。尽管不愿可也无奈。

化疗的效果嘛，应该说与三年前一样，还不错。从脖子上看，肿瘤像慢撒气的皮球，一天天见瘪。海鹰又看到了生命的曙光。

然而，就在海鹰第二个疗程结束时，他的主治医生姹瑞打来电话，要和我们谈谈。谈话的内容是——建议海鹰做"造血干细胞移植"。

移植？这个建议对我们来说太突然了，因为，就是两年前，就是在这个癌症中心，就是在这个淋巴瘤诊室，我向海鹰当时的主治医生卡萨教授请教关于"造血干细胞移植"的技术，教授一听"移植"一词，立现不快，口气决绝地说："我从不建议患者去做什么造血干细胞移植！因为当今国际上没有一家癌症中心能够拿出一份像样的报告说他们的移植是成功的，是有效的！"此话尚且在耳，怎么说变就变了？

我心存疑惑，海鹰也不置可否。姹瑞看出我们的犹豫，就说："今天只是建议。我们要专门约时间详谈此事。"

回家的路上，我一直沉默。因为接受移植就意味着我对自己以往认知的否定。

确实，这些年来，我对造血干细胞移植从来都心存"敬畏"，从来都不敢"恭维"，从来都"退避三舍"，也从来都劝向我咨询的患者对此疗法"三思而行"。

为什么？

因为还在海鹰没得病的时候我就得知我北京广播学院（今日的中国传媒大学）

的学弟罗京在接受移植后元气尽失,不久便驾鹤西去。

因为我们一起在玉渊潭公园学练郭林新气功的癌友小马在自体造血干细胞移植后三个月复发,她说:"什么时候想起移植时的感觉都心有余悸——生不如死呀!"

因为我们同病房的山西长治人老李移植仅仅半年便肿瘤全面复发和转移,最后不治!而他仅仅是一个二期的淋巴瘤患者,并且在第二次化疗后身体的各项指标都很好,他完全可以像海鹰一样活下来。而他的主治医生"鼓励"他接受移植时是这么说的:"老李呀,你接受了移植,就再也不会复发了,就再也不用到医院来了,我们就再也不用见面了!"如此百分之百地打包票说得老李动了心。后来的结果还真如医生所云——老李再也不用来医院了,再也不必去见他的医生了。他去天国了。死时不到50岁。

还因为,我们温哥华好友阿峥的表哥,肠癌,复发后,本已经靠化疗、中医、气功控制住病情,可他治愈心切,2014年年底回苏州治疗,次年春天接受移植,移植完成的第四天,离世。

更因为,我的癌友们常常会跟我说,他们同病房的某某某在接受了移植后复发了、走了——每个病例都实实在在,每个患者都有名有姓!

是不是我专捡负面看?是不是人们特意在往我耳朵里灌输负面的消息?其实,作为癌症患者家属的我,最希望听到的是正面的信息,是希望有人来告诉我——"移植是有效的,我做了,我活了,我这么多年没复发!"——这可以为我家的海鹰,为我们的患者留下最后的路。我四处打听这样的案例。

不能否认,在2015年年初,我终于等来了这样一个消息——和海鹰姐姐当年一起插队的一个知青,而今的一位地产老板,淋巴瘤,二期,化疗完,主动请缨做了移植。听到此消息,我与这位患者加了微信,密切关注。还不错,他从无菌仓里走了出来,一年多了,他现在挺好。

这是我知道的唯一的一个有名有姓伸手够得着的"成功"案例。但是,这种案例毕竟太少了,少得不足以让我忘却那些数倍于此的离去了的鲜活生命。

我跟海鹰说:"我不想让你接受移植。但是我仍然想去见见姨瑞,想亲耳听一听西方的癌症医生怎么解释自体干细胞移植这个技术,想知道他们的理论出处与他们为保证成功所行的各种措施和努力。过去我对移植的认知是感性的,现在有个理性认知的机会,我不想放过。"

二、花园理论

2015年10月21日，姹瑞医生约我们见面。地点嘛，却不是癌症中心的淋巴瘤诊室，而是改在了中央医院十层的"移植办公室"。

姹瑞医生见到我们，显得非常高兴："非常感谢你们能来听我解释造血干细胞移植这个技术。看来你们对这个技术有兴趣。"

"是的。我们很想听听您的介绍。我不知道我是不是一定要接受这个技术。"海鹰说。

"是这样，张先生，鉴于你前两次的化疗效果很好，我们感到你的身体对药物非常敏感，这很适合做造血干细胞移植。你要知道，这是个机会——你现在已经化疗两次，肿瘤基本下去了。如果接受移植，只需要再做两次化疗，就可以直接进入移植程序。如果现在不做，就可能永远失去了这个机会。"

"既然我对化疗很敏感，那化疗完了不就好了吗，为什么还要做造血干细胞移植呢？"

"因为我们希望通过移植防止复发，通过移植达到治愈。"

"那么，移植的程序是怎样的？"海鹰问。

"首先，我们要对你的身体状况进行评估，看看你是不是适合这种技术。即使你张先生今天同意移植了，也并不意味着你就可以做了。我们要为你安排全身的各项检查，从头到脚，你的身体不能有一丝问题，心肝脾肺肾各种脏器自不必说，就是一些看似很小的问题我们也不能放过。如果有问题，我们会替你修补好。比如你的牙齿有问题，我们会先替你治疗牙病，该补的补，该拔的拔，如果皮肤有问题，我们就会先治疗皮肤。当你一切都没有问题以后，我们才能让你进入移植病房。而这一切预处理，都是为了防止你下一步大剂量化疗后的感染与并发症。

接下来是从你的外周血里提取你的造血干细胞，并把好的细胞分离出来，保存起来。这可能要花两三天的时间，这因人而定。然后是化疗。这个化疗会比你以往的化疗剂量要大，目的是尽最大可能地杀死你身体里的癌细胞，这个期间你会感到更难受一些。但是，这很快会过去。因为这时我们会将你的健康的干细胞再输回到你的身体里。待这些好细胞在你的身体里生长了、繁殖了，你就是健康人了，你就不会复发了。"

"你是说，我做了移植就不会复发了？"海鹰追问。

第一章
复发，如此沉重的话题

"是的。起码，不复发的概率很大。我给你换种通俗的比喻你就会明白。这就像我们在花园里种花。一片土地上，鲜花与野草共生。开始，我们上除草剂，但是鲜花和野草一起死去，这就像化疗，好细胞、癌细胞被一起杀灭了。我们只好每日拔草，又像手术。可是，野草的生命力远比鲜花的生命力强，我们今天拔了，它明天又长出来了，怎么拔也拔不干净。这是因为土地里有野草的种子。好了，现在我们发明了一种新的办法——移植。我们先把鲜花从园地里移栽出去，然后在土壤里大剂量地投放除草剂，以把地里的种子全部杀死，让它变成一片净土。然后，我们再把鲜花栽回到园地里。那个时候，花园里就只有鲜花，再没有野草了。"姣瑞沉浸在自己描绘的美丽图景里。

"姣瑞医生，你觉得这种技术的成功率有多大？"

"按常规统计，有百分之五十的成功率，就是说，有百分之五十的患者接受移植后就再不会复发，就彻底痊愈了。当然，也必须承认，移植还有百分之五的风险，这个风险是说，有百分之五的患者闯不过去大剂量化疗的衰弱期，会死亡。那么，对这点，张先生可以放心，我们会给你最大的帮助，如果出现问题，我们就不会继续。"

"我是担心我的体质一直不好，我可能承受不了那个大剂量的化疗。就是目前这种化疗，我都觉得太难受了。您能告诉我，移植的痛苦程度是多大吗？比如有一个坐标，健康的舒服是0，死前的痛苦是10，那我目前化疗的痛苦是几？大剂量化疗的痛苦又是几？"海鹰继续问。

"根据我的经验，我可以这样告诉你，普通化疗的痛苦或许在6，为自体干细胞移植所做的化疗的痛苦可能是8，为异体移植所做的化疗痛苦在10。我们这次是自体移植，痛苦不会比以往多很多。最后，我想提醒张先生，这次移植可能是你最后的机会，做了，就有可能痊愈，不做，就有可能复发，一旦复发就可能不治。而且，今天这个建议是医生提出的，尽管这个费用很高，但是你不必花一分钱。这确实是个好机会。"

那天，在那间小小的办公室里，海鹰不断地发问，医生努力地回答，而我就是用心地倾听。时间在不知不觉中过去了一个多小时。可能是时间太久了，也可能是姣瑞医生一直也没听到我们接受移植的痛快话，便主动说："今天的谈话就到这里吧。后面还有患者等着呢。你们回去再考虑考虑。下次见面时一定给我一个准确的回答。"

到家了。我坐在桌前拨通了温哥华癌友周先生的电话，他也是淋巴瘤，刚刚在这里接受了移植，只不过他的主治医生是另一位资深的女大夫。

"周先生，你好。今天海鹰的医生也建议海鹰做造血干细胞移植了，她说，成功率在百分之五十。"

"你别光听她的。我的医生动员我做移植时，也说移植的成功率在百分之五十。我当时也犹豫做还是不做，可是我肚子里还有一个瘤子，六次化疗也没下去，我也只好试试移植这最后的办法了。可是，你知道怎样？当我躺到了移植的病床上，来给我实际操作的医生跟我说：'周先生，你要知道，移植这种技术最大成功率是百分之三十。'我就问他：'不是说有百分之五十的希望吗？'那位医生说：'以我个人的经验看，是百分之三十。对此你可以再想想，是三十，不是五十。你可以后悔。现在后悔来得及。'徐晓，你说，我都准备了这么长时间了，都走到这步了，都躺在台子上了，我怎么后悔？我只能认了。所以，你们还是应该好好想想。"周先生说此话时带了很多的无奈。

是呀，对于此事，我们必须好好想想。

三、头脑风暴

那天，我跟海鹰坐在桌前，铺开一张大纸，就像几年前他在公司里要为某个议案展开讨论一样，任由与会者发表看法，鼓励不同见解。主持者要不带任何偏向地在白板上写下所有人的意见——正面的、反面的，积极的、消极的，绿色的、灰色的，甚至是黑色的。每写出一个正向的意见，便要鼓励参会者想出一个反向的意见去驳倒它；反之，也是如此。

那天，我俩拿着红笔与黑笔，为是否接受"自体干细胞移植"的议案开始了头脑风暴。

"医生说，做了移植，我就有百分之五十的希望不复发了。"海鹰说。

"此言还可理解为，你仍然有百分之五十的可能是复发。"我说。

"对。这个概率还可能是百分之三十不复发，百分之七十复发。"海鹰说。

"可是，据医书上说，你的滤泡性淋巴瘤是百分之九十五的复发率，那么，这就大过移植后的百分之七十的复发率了。单纯地从数学角度看，好像移植的意义更积极些。"我说。

"那你注意到姹瑞还说到移植有百分之五的风险了吗？那不是指复发的风险，而是指下不了手术台，或出不了无菌仓，立马呜呼哀哉的风险。"海鹰说。

"确实如此。如果，你出不了无菌仓，死在身体的脏器衰竭上，人家会说，这是那百分之五的概率，您赶上了，您事先被告知过，您签了字，您得认命。所以，为这一点，我不敢让你冒这个险。就是说，我不敢保证你就绝对不是那百分之五。而一旦你是那百分之五，我们没有一丝的办法，我再努力再学习再专业也帮不上你。就像阿峥的表哥，移植后的第四天去世。这是不是挺吓人？从这一点上看，那百分之七十的风险就被放大了。"

"说得对。可是我要是再复发呢？"

"你要是再复发那就再化疗呗。其实，我现在倒不怕你复发了。从你这两次治疗的结果看，化疗药还是很有效果的。尽管姹瑞说你再复发就不好治了，但是我觉得复发总不至于马上要命，我们有时间去跟肿瘤周旋。这次，你使用的吉西他滨和美罗华都是很多年前就发明的老药，连苯达莫斯汀都没用上，而今，新药层出不穷，万一复发，总会有药可用。所以，我感觉，从风险的程度看，移植远远大于复发。如果，我将复发的风险比喻为台风的话，那么移植的风险就是海啸。它们的危险程度绝不是一个层级的。不知我这个比喻你能不能认同。"

"我认同。"

"我还想到，就说复发吧，复发与复发还不一样。就像你这次复发，起因是你累着了，上火了，蚊子叮着了，这样的复发，好治；但是，如果你为了移植而经过大剂量化疗，最后仍然复发，那是身体里的阳气被彻底掏空后的复发，是没有一丝免疫力的复发，那个复发，是决堤式的，就如山西的老李，那时，就连医生都认为不好办了。"

"那你怎么考虑医生的花园栽花理论？"海鹰问。

"说到花园理论，我以前就听到过一些。尽管他们说得很美好，可我总觉得哪点不对。今天我想了一路，我想明白这样几点，你看对不对。"

"你说。"

"首先，他们说，为了杀灭野草，先把鲜花移出去，然后通过大量使用除草剂，让花园的土壤成为一片净土。试想一下，什么样的除草剂可以杀死全部草籽？还能一劳永逸？可能吗？我给花园上过除草剂，我认为不可能。除非用火烧，使它成为一片焦土。其实，即便是焦土，春天一到，仍有野草生出。这是大自然的生命力。

如果真想除尽草籽，还有一种办法，就是将土壤全部铲进炼钢炉，让它化为一炉石灰水泥般的东西。那样，草籽是死了，可鲜花种到上面也活不成。当然，土壤只是他们对身体的比喻。而实际上，身体里的癌细胞也是极其不易清除干净的。就像《淋巴瘤、白血病及软组织肿瘤》（人民卫生出版社出版）一书中所说的：'自体造血干细胞移植的主要缺点是复发率高，其原因一方面是缺乏移植物抗肿瘤效应，另一方面是因为回输的移植物中可能残留有肿瘤细胞。'而残存的肿瘤细胞又何止存在于提取的移植物里面，就是身体里，你没有把人化疗到死，谁能保证癌细胞就斩尽杀绝了？这就是我要说的第一点——土壤里的草籽是除不净的，身体里的癌细胞也不可能除净。"

"你说得对。我记得，曾有一位医学科学家形容人体里的细胞，说它'多如恒河之沙'。什么意思？就是多到你无法计数。反说回来，土壤也是如此。如果是一碗米，里面有再多的沙子我们也能捡净，但是，对土壤，我们不可以捡净里面所有的草籽；对人体，我们想除尽自身的癌细胞似乎也不太可能。"海鹰附和着。

"我要说的第二点是——身体不是土壤。姥瑞医生把分离出的好细胞比喻为鲜花，把人的身体比喻为土壤，认为只要鲜花移出，就可以在这片土壤里肆意地使用除草剂了，可是他们忘了，身体并非土壤。或许，在他们眼里，土壤是死的，但在患者眼里，身体是活的；在他们眼里，鲜花重要，而在患者眼里，身体更重要，因为身体与生命相连；在他们眼里，即便土壤死了，鲜花换个地方仍然可以活，但在患者眼里，身体完了，生命也就结束了。没有了身体这块土壤，即便我们保存下一些"鲜花"——那些被提取出来的健康的干细胞，却再也无处安放了。"

"可能，他们正是把身体误作一种无生命的土壤，才敢大剂量地使用化疗药。"

"或许如此。我曾在《淋巴瘤、白血病及软组织肉瘤》一书里看到过这样的描述，作者说，为移植而做的预处理的化疗药品剂量'是常规剂量的数十倍'，而且说，这种剂量为'致死剂量'，它'毒性大，并发症多''如果没有造血干细胞移植的支持，这种预处理方案将给患者造成致死性的并发症。'所以，但凡施行此技术的医生如能想到手下是一个鲜活的生命，在用药的剂量上就会有所顾忌，就会手下留情。而一旦留情，癌细胞也就有了藏身之地。可不留情呢，那就让患者处于那百分之五的死亡风险之中。这真是两难！"

"我想，我对常规化疗都快受不了了，要再用上数十倍的化疗剂量，我很快就完了。"海鹰肯定地说。

第一章
复发，如此沉重的话题

"第三，我还有一点想不通——为什么医生总喜欢找一些已经化疗得不错、基本上已经度过危险期的患者来做移植？你记得以前卡萨教授说过这样一句话吗？他说，即便他使用移植，也是给那些走投无路、再没有其他办法好使的患者，同时，也一定是考虑移植能给这位患者带来更多的生存希望，有了这两个前提，他才会提议他们来试试。卡萨医生说，但凡有路，他都不建议患者做移植。是不是？"

"是，他是这么说的。当然，那样的移植，对于医生来说可能更难。毕竟，患者的身体会更差，痊愈的希望会更小。"海鹰说。

"所以，反向推理，动员年轻的、体力好的、治疗效果已经不错的患者接受移植，就显得多此一举。而且，建立在此基础上的成功率就显得不真实。如果，我们将所有的患者——老的、少的、重的、轻的、初患的、复发的、体健的、病弱的、对药品敏感的、不敏感的，只要是癌症患者，都来做一次移植，我想，这里的成功概率——不复发、彻底痊愈的概率，又能是几？能达到百分之三十吗？绝不会。估计，连百分之三都到不了。"

"那我说问题的另一方面——对那些年轻的、体力好的、治疗已经初见成效的患者，只要他们改变自己以往不健康的生活方式，好好生活，他们的复发概率就不会大。而做了移植，即便当时好了，如果不注意，瞎折腾，好日子也持久不了。所以，我们这些'条件好的患者'还是应该把痊愈的砝码压在健康生活上，别压在移植上。这是我的逻辑推导。"海鹰说。

"同意。这也是我要说的第四点，也是最后一点。我想说，花园理论的发明人忘了最根本的一点——癌症来源于哪儿？如果癌症来源于体外，是细菌、病毒造成，我们把这些细菌清理出去就解决了问题，那么，花园理论尚可成立。但是，癌症来源于我们自身，来源于老化，来源于我们自身DNA的缺失，来源于我们违反常理的不良的生活习惯，来源于我们免疫力的低下和我们自身所具备的生癌的体质。所以，你这次清理了表面的灰尘，尽管彻底，但是它还会生长。据此，我认为，移植，只是一个被神化了的理念，只是那些无数的尚在试验中的远不成熟的新技术中的一种。如果为此而对它抱有过高的希望，做出过大的付出，去冒生命的风险，不值。反过来说，你海鹰，如果真能像你自己说的，改掉以往不良的生活习惯，早睡早起，正常作息，你就完全不必去做什么移植，你就可以不复发，就可以享受生命的长度。这全在你自己。"

那天，我和海鹰讨论了很久，报纸一样大的白纸写了一页又一页。最后，我们归纳为以下 4 条。

（1）花园理论是医生一厢情愿的美好理想，但它有悖于自然的规律。既便它可能有百分之三十的成功概率，但同时还存在着更大的风险——这里包括的不仅是百分之七十的复发风险，还有不可避免的百分之五的死亡风险。

（2）海鹰既然对目前使用的化疗药品敏感，这次就能够闯过复发这一关，也就不必冒险再去做"移植"。

（3）尽管海鹰今后仍有复发的可能，也不必过于担心。医学在进步，新药在不断推出，海鹰并不急于用今日的"风险"去换取未来的"保险"。

（4）海鹰可以用健康的生活方式代替"移植"，走出自己活命的路。

鉴于此，在一周后再见到姟瑞医生时，我跟她说："非常感谢您给海鹰推荐移植这个新技术。但是，我们经过认真的考虑，这次就不做了。无论如何，我们非常感谢您的好意。"

姟瑞叹了口气，笑了笑，"没关系。其实我们建议张先生移植，也是为了防止他复发。因为，根据我们的经验，只要复发过一次，以后的复发在所难免，间隔的时间也会越来越短。既然你们不接受移植，那就一定要完成六个疗程的化疗啊。这对张先生好。"

"您放心，我一定努力。"海鹰赶紧回答。

姟瑞医生跟我们握手告别，看得出，她并不快乐。也是，费了那么多口舌，可白说了。

我和海鹰都有丝丝的歉疚。按说，但凡有一点碍于情面，我们都应接受"医生的好意"。可是，我更看重海鹰的生命，我不敢冒险，我心已定，不后悔。

谢绝"第六个疗程的化疗"

> 使用细胞毒性化疗药的原则应该是：
> 在有效的前提下，用得越少越好。
> 如果确实无效，就不应该再用。
> ——《化疗的真相》

记得那是 2012 年的夏天，我常陪海鹰到玉渊潭公园学练郭林新气功。

一天上午，我正坐在长椅上与他人聊天，过来一位女士，小心地挤坐在我的身旁。看她的脸，铺着一层暗暗的铅灰色，不用说，这是一位化疗中的癌症患者。她那么抱有歉意："对不起，让我坐会儿。"我赶紧说"没关系，这本来就是三人座。坐吧。"刹那间，女人的眼里充盈了泪水，"我太累了，站不住，真想躺会儿。"

我马上起身，跟她说，"那就躺会儿，没关系，躺吧。"顺手也拉起身边的聊伴儿，"这位女士太虚弱了，咱们给她匀个地儿，让她躺躺。"

女人躺下了，在公园的树荫里，在数十位练功者的众目睽睽下。我想，她得虚弱到什么程度才能这样放下尊严把自己放平？那次，我知道了人到虚弱时是个什么样子。

又有一次，还是在玉渊潭公园，还是在这块练功场地，来了一位山西的患者，50 来岁，政府官员，胃癌，到北京治疗，先是手术，后是化疗，刚从医院出来便到这里来学习气功。他相貌堂堂，衣冠楚楚，不多言语。那天，是他的太太和女儿陪着他来的。男人告诉我，他是那么难受，肚子涨呀，快憋死了。一会儿，他不说话了，闭着眼，像强忍着什么。我说："你是不是太累了，是不是想躺下？"他点点头。我转头跟他的女儿说，"先让你爸爸躺会儿，歇歇，你们去公园大门口借个轮椅，带他回家吧。他太虚弱了。"可女儿说，"不用。这种场合，他不会躺的。"可是，我理解患者的虚弱程度。我跟男人说，"躺会儿吧，这个时候了咱还顾忌什么？"男人顺遂地躺下了——这可能是他这辈子感觉最放松的时刻，霎时间，他那一直在眼眶里转悠的泪水夺眶而出。"老弟，没关系，都是患者，都能理解。"我安慰着他。

半个月后，他的女儿打来电话，"父亲走了，从痛苦中彻底解脱了。"那时，我明白了，那种极度虚弱的感觉就是元气尽失，行将就木的征兆。

时间到了2015年，到了这一年的深秋。

海鹰因为复发，已经化疗到第四个疗程了。应该说，这次化疗的反应比2012年的反应看着要小些，起码头发没有掉，没有发烧，也没有严重的肺损伤，只是头疼、牙疼、恶心、无力。但是，随着疗程的增加，药物的毒性在身体里的沉积，不良的反应也一次重似一次。他感到越来越虚弱了。

那天，他如以往，起来后独自到附近的大操场练习郭林新气功。中间，我有事情要去找他。操场很大，足有十数个足球场的面积。我左不见他，右不见他，以往他行走的道路上根本没有他的踪影。他到哪儿去了？就在不经意的回身间，我看到远处的一条长凳上似有个人躺着，那定是他，不会是别人。我慢慢朝他走去。他盖着自己的外套，枕着手臂，歇息在操场瑟瑟的秋风里。

我知道，海鹰已经极度虚弱了，非此，他不会躺下。

那么，接下来海鹰还有两个疗程，他能够承受吗？他需要继续吗？

要知道答案，就要知道海鹰这三个月来的治疗效果，知道他身体里的肿瘤目前处于什么状态了——是全部瘪了？还是没有？或是尚有残存？如有残存，那它是多大？

我们的患者都知道，在国内的肿瘤医院，通常是两个疗程后做一次CT检查，医生和患者都可以据此及时地知晓治疗的效果。而在温哥华不同。医生为了避免射线对患者的损伤，是能少做就少做。他们的规矩是四个疗程后才给做第一次CT检查。医生不给开处方，谁也做不成。无奈，只能等。

医生的CT处置单开在11月23日，而24日就是海鹰第五个疗程开始的日子。我知道，如果我们看不到CT报告的结果，不知道海鹰肚子里的情况，就不敢贸然停止化疗，即便自己敢停止，也不能给姟瑞医生一个拒绝的理由。所以，化疗只能继续。

12月2日，是海鹰化疗第五个疗程的第二次化疗的日子。报告仍然没有出来，海鹰只能咬牙坚持。

12月8日，CT检查报告出来了。

整个报告洋洋洒洒，说到了海鹰身体的各个部位的状况，细密而周详。其结论是：全身未发现肿大淋巴结；心肝脾肾脑，各器官正常；肺损伤仍在。这与2012年时的治疗结果大体一致，说明海鹰又闯过了复发的鬼门关！

现在，我们可以做出这样的决定了——放弃第六个疗程！

然而，当我的一个好友知道了我的想法后，跟我说："徐晓，你们总这样拒绝医生，这不太好吧。不就剩最后一个疗程了吗，为什么不再坚持一下？"

确实，这也是一种说法。

可我想到的是海鹰的身体，是患者为大，是能让他少一分药物的毒性伤害就少一分，能给他多留一分生命的元气就多留一分！这个决定，基于我对化疗的认知与思考。

我曾读过一本上海科学技术出版社出版的《化疗的真相》，此书对化疗的来龙去脉讲得十分清晰。我理解，人类发明用化学药品对付癌症，真的实属无奈，真的是以毒攻毒。那每一颗药片，每一袋液体，都如毒蛇之胆，都如鸩酒砒霜！当这些毒药进入人的身体后，癌细胞在死，而好细胞也在死！明着说，是药物与肿瘤的厮杀，暗地里，是癌细胞与自身体力的博弈！

那么，为什么我们还要使用这些药物呢？

因为癌的特性。

癌细胞有个特点，它生长的速度比好细胞快，它吸收"营养"和"药物"的速度也比好细胞快，这样，医学科学家正是利用了"枪打出头鸟"这一规律，让癌细胞在化疗时更多地遭受打击。换句话说，叫"出头的椽子先烂"！顾名思义，当人们发现癌症肿瘤时，正是癌细胞的活跃期和增长期，当化疗药首次进入人体时，癌细胞抢先喝了个大半，随后，它便气息奄奄。这也正是为什么化疗药在初使期显得十分有效的原因。

接下来，癌细胞瘪了，它与好细胞一样动作迟缓了，再用药，不是它喝得多了，而是好细胞喝得多了。人们会发现，肿瘤下去得慢了，而药的副作用却越来越明显了。

这就是我要及时停止化疗的原因——防止药物毒性的累积与伤害。

说到化疗药的副作用，有些是暂时性的，如化疗期间的脱发、头疼、恶心、皮疹，停止化疗后，这些症状会逐渐退去；可有些副作用却是长久性的，叫做"毒性伤害"，它会在以后的岁月里逐渐显现——它的肝毒性可使肝脏损坏，肺毒性会造成永久性的肺损伤，心脏毒性会引发出心包炎甚至致命，肾毒性可能会使患者在癌症退去后却要靠透析来维持生存，还有造血系统毒性、血管毒性、眼毒性、性腺毒性，等等。而这些毒性又不是仅存在于少数的化疗药品中，而是普遍地、广泛地存在于我们每日所用的常规药品里。例如：紫杉醇、吉西他滨、长春新碱、多西他赛、环磷酰胺、博来霉素、甲氨蝶呤、顺铂、链脲霉素、氟尿嘧啶、丝裂霉素，等等，只要它是为杀癌而来，就没有一种不含毒性！

我要说的是，在我们无奈地使用了化疗这样一种对付癌症的办法时，为什么不能见好就收呢？为什么非要等到它"图穷匕见"呢？

《化疗的真相》一书的作者刘定干先生在书中写了这样一段话：

"我们现在还缺乏高效而安全的抗癌药物，现实是残酷的。这样的现状说明，寻找高效安全的抗癌药物仍然是我们科学家和药学家们的重要的、紧迫的任务。另一方面，在实在没有别的办法、必须用细胞毒性化疗药的时候，要采用各种补救措施（如中药），尽量减少这些化疗药的毒性，减轻癌症患者因化疗药所致的痛苦。这应成为临床治疗的常规。同时，应当坚决避免滥用化疗药。使用细胞毒性化疗药的原则应该是：在有效的前提下，用得越少越好；如果确实无效，就不应该再用。"

我牢牢记住了最后的这句话"在有效的前提下，用得越少越好"！这就像我在《抗癌：第一时间的抉择》一书中讲的那位美国医生说的话——"每一次化疗都如在你身上割块肉，你愿意我再割一块吗？"

说到患者要"服从医生，谨遵医嘱"这一点，我的想法是：医生与患者，在常规疾病面前，是施救者与被救者的关系，但在癌症面前，他们是一起面对世界难题、共同探讨、相互切磋、携手共进的战友关系。

我还想，从根本上讲，医生给你化疗，向你施救，目的也是想帮你战胜肿瘤，帮你活下来。你活着，就是他的成功。而今天，癌长在你的身上，你最能体会你还有多少气力坚持下去，以便能在走出医院大门后逐渐康复。医生不是你，他无法体会你的感受，他只是根据以往的经验在写下他的处方和指令，而他的经验又常常基于西方人的治病经验。但西方人不是东方人，东方人的体质会稍弱一些。从这一点看，是不是可以推导出这样一个结论——在我们得知身上的肿瘤已被杀灭，减少一个两个疗程，或许更为恰当，或许更是对医生治疗的积极回应（这一点真的要患者和医生去用心体会）。

当然，有些医生会认为，做满六个疗程，复发的概率就少一些。但我对此说法始终抱有疑问：何以见得做了六次就比做五次好？如果按照这个逻辑，莫不是做七次就强于六次？如果真是这个逻辑，岂不是该多多益善？但是，身边患者的治疗现实却告诉我，多——未必康复，少——未必就死！

当然，有人会反问：按照你的逻辑，是不是做化疗越少越好，是不是不做就好？

非也！我从来主张在癌症突发时，在肿瘤争城夺地时，不要犹豫，要第一时间求助西医，因为，只有那些毒药才会在第一时间抑制住肿瘤的发展。但是，我们要学会把世间的事物合理运用，并运用得恰到好处。这些年来，每当有患者前来问我要不要坚持化疗时，我都是这样回答他们：如果是我，看两条——一是化疗有效没效，二是患者受得了受不了。二者缺一不可。只要有一条不具备，我都会马上叫停。而且我还会特别强调：患者的耐受力与"坚强"无关！

我的想法是：第一，当患者的身上已经没有了实体瘤，那还化什么？化潜在的吗？我相信，如果化疗以化潜在的癌细胞为目的，那将是一场没有尽头的战争，因为，谁都不敢说自己身上没有潜在的癌细胞！第二，如果肿瘤尚存，可药物已经没效，那还硬化什么？那时，除了对自身的伤害，一无所获！第三，如果，看似化疗尚有效果，可患者的耐受力已达极限，极度虚弱，那就必须停了，因为，保命第一，有命在，才有与肿瘤周旋的时间！

这就是我的一贯想法。今天，到了海鹰的抉择时刻，我不该有丝毫的犹豫。

几天后，就是与姣瑞医生见面的日子。我跟她说："检查报告我们都看到了，海鹰的治疗是有效的，成功的。为此我们非常感谢您，感谢淋巴瘤科室的专家们，谢谢你们为海鹰选择了正确的治疗方案。但是，鉴于海鹰目前的身体状况，我们打算放弃第六个疗程。"

可能姣瑞医生已经习惯了我们的拒绝，她只问："确实不打算做了？"

我们回答，"确实不做了。"

姣瑞医生说："那好吧。这是你们自己的决定。我尊重患者的选择。"

走出医院大门，夜色已然降临。温哥华的冬季不冷，空气中带着潮润与清凉。我深深地吸了口气，对海鹰说："尽管你现在非常虚弱，但是，我知道，你仍然会像 2012 年那次一样好起来。"

"一定会。我现在就感觉好多了，起码精神上先好了。"他也深深吸了一口气，"嗯，我的底气还在，康复没问题！"他紧紧地攥了一下我的手。

月亮在云层里穿行，皎洁的月光映衬着云层的厚重，明暗互换，相互映衬——有云的月夜真美。

谢绝"气管镜检查"

每一次面对治疗方案的选择，
都如面对一盘复杂的棋局。
你每动一颗棋子，不仅要想到这一步，
还要想到下一步、下两步。
你不仅要想到自己的布局，还要推断出对方的反应，
从而推演出整个治疗的结局。

　　海鹰在 2012 年的化疗后出现了药物性肺损伤。治疗后，虽然没有再发烧咳嗽，但常年的白痰不断，加上 2014 年，他的肺上新长出两个一厘米大小的结节，淋巴瘤科医生怀疑他有了肺转移，便把他介绍给肺癌专家萨潘迟医生。

　　萨潘迟医生给海鹰做过几次检查，发现他肺上的结节并没有继续增大，半年后还有明显缩小，认为他肺上的结节有更多的可能是炎症，所以没有给予药物治疗，只是观察。

　　然而，时间到了 2016 年年初，也就是海鹰在经历了复发和 5 个疗程的化疗之后，姥瑞医生为完成整个治疗的终结性报告，又为海鹰安排了增强 CT 和 PET-CT 等项目的检查。应该说，检查结果整体看还不错，但是在 PET-CT 报告里，却出现了这样一段话："胸膜下有许多短径在 5 毫米左右的结节，这与先前的检查从外观上看没有变化。但是，在他的右肺叶的下方的后侧，出现了一个新的不透明的 8 毫米的肉芽肿。"并说，"如果需要制定新的治疗方案，建议做进一步的活体检查。"

　　那天，就因为报告上的这句话，萨潘迟医生跟海鹰说："如果是这样，你应该做一个气管镜检查。"

　　我一听要下气管镜，先倒吸一口气——又是一个创伤性检查。"萨潘迟医生，一定要做吗？"

　　"不做就不知道这个肉芽肿的性质，就没法制定下一步的治疗方案。所以，还是应该做的。至于手术时间，我们会尽快安排，过后，护士会通知你们。"

　　走出医院大门，我又开始犹豫——海鹰真的需要做这个气管镜检查吗？

第一章
复发，如此沉重的话题

我先向两位温哥华的癌友咨询他们下气管镜的感受。一个说，打了麻药，没感觉太疼，只是回家后咳了几天血；一个说，一共下了三次，第一次下了40分钟，没有够到怀疑物，第二次够是够到了，但量不足，不足以说明问题，后来又做了一次。过程挺痛苦。

我把这些情况跟海鹰说了，希望听听他自己的意见。他倒是挺坚强，说："要是真需要做，那就忍忍做吧。不就是难受几天嘛。"

可是，我不这样思考，我打算拒绝。

我把我拒绝的理由讲给海鹰听：

其一，检查的结果不外乎两种——是癌与不是癌。不是癌，好说，不治疗就是，只是白挨了一下疼；是癌，怎么办？化疗？但是，你海鹰刚刚从化疗室出来，刚刚拒绝了第六个疗程，你准备再接着化？再换种药化？如果你不准备接受化疗，那么，拿到这个"是癌"的结论就没有意义。

其二，既然没有意义，为什么要下这个管子？为什么要刺激那个病痛之中的"小瘤"？可能，你不理它，吃吃中药，练练气功，这个肉芽肿就下去了，但是，你下去个物件搅和它、刺激它，它一定发炎，一定长大。所以，无积极意义的事情不要干。

其三，从报告上说，这是一个不透明的结节性占位，这应该跟你上次药物性肺损伤一样，出现了磨砂玻璃状物体。试想，为什么化疗后一切大的淋巴瘤都下去了，单单肺上出现这么一个新的结节，你不怀疑它是新的药物性肺损伤吗？我想，即便这次更换了治疗方案，从 R-CHOP 换成了 GDP-R，对肺的损伤小了一些，但也绝不是没有。如果这个结节真的是药物性肺损伤造成的，就更不能化了。歇息，可能是最好的办法。

所以，基于以上三点考虑，我认为，你可以放弃这个检查，你就把肺上的这个结节，或叫肉芽肿的东西想象成一个介乎于癌与非癌之间的东西。你要靠自己下一步的努力化解它，就如你2014年将肺上的两个结节化解了一样，而不是马上手术切掉它或接着化疗化掉它。

海鹰想想，"也对，听你的，不做了。"

三天后，当癌症中心的护士打来电话，通知海鹰做气管镜检查时，我们又一次谢绝了。

今天，我把海鹰治疗路上的经历写在这里，只是想告诉读者我们曾有过的治疗的思路——仅仅是思路，是某一特定时期我根据海鹰当时身体状况对治疗方案的选择性思考，它绝不代表我提倡拒绝医生、拒绝检查、拒绝治疗。

　　我只是想告诉患者：走在抗癌的路上，每一次面对治疗方案的选择，都如面对一盘复杂的棋局。你每动一颗棋子，不仅要想到这一步，还要想到下一步、下两步。你不仅要想到自己的布局，还要推断出对方的反应，从而推演出整个治疗的结局。当你想好了，你就不会举棋不定，一定是落子千钧！

　　我愿我的癌友和你们的亲人们，都能把这盘抗癌之棋下好。

第二章

应对癌魔的策略

准备死，不怕死，争取活。
——高文彬、于大元

抗癌，靠坚强，更靠智慧

生命第一，给自己留下那起死回生的底气

> 抗癌：防治复发
> ——癌症康复之策略

把希望交给时间
——对晚期癌症患者救治的思考

世间万象，道理一致
——任何事物不会一成不变，
变，就不是今天的样子。
既然今天已经是最坏，我们还怕什么？！
我们期待着明天！

医学的进步使癌症的治愈率大大提高，那种"十个癌症九个埋，还有一个不是癌"的状况已经成为过往，我们在生活中也常常会遇到不少癌症康复者。癌症，真的不像早年那么可怕了。一些肿瘤学的教科书上明确写着：癌症早期患者经过治疗其生存率很高。

但是，晚期的呢？晚期的患者怎么办？你说早期的好治，言下之意是晚期的不好治；你说早期的患者治愈率高，言下之意是晚期的患者没有生的希望？可是，我们很多患者都是在出现症状时才去医院就诊，那时，基本都是中晚期了，甚至有些患者，更是晚晚期了，就连医生都感到无从下手！

面对这样的情况，怎么办？真是凄风苦雨愁煞人！

我见过这种即将失去亲人而自己又束手无策的痛苦与疯狂。我的一个最好的战友，当她的丈夫被诊断为肝癌晚期时，她的痛苦是我无法用文字描述的。平时文静腼腆的她在找到我们另一个战友的父亲——一位中国首屈一指的肝癌老专家时，就在推开门的那一刹那，她情不由己，一下就跪了下去——"田叔叔，救救他吧，救救他吧！"

老专家也被女儿的好友深深感动，但是，事情会怎么样呢？他说："当肝癌到了这个程度，西医唯一的办法就是换肝，但是，它的成功率不让人乐观。我可以给你联系最好的手术医生，但是，我劝你不要做了，有些事情我们必须面对！"

老专家说这些话时不是把她当成患者的家属，而是当作女儿一样来开导的，他说的是实话。后来，我的战友听从了专家的意见，没有让丈夫受罪，使他平静地走完人生最后的时光。那是2004年的事情。

这是一种境界。当然，这种境界包含了不能言说的无奈。

十年过去，我对晚期癌症的救治又多了些思考，这也正是我今天要说的一种建立在正视现实之上的更积极的做法——以一种积极的心态等待翻盘的机会——把希望交给时间！

怎么做？听我说来。

第一，从心理上不要放弃希望，要有"最坏不过如此，但是，我要拼一把争取生的希望"的心态。毕竟，有人是在开了膛不能手术又缝上的情况下最终没死，活下来了。他们能活，为什么我不能？起码，我也该试试！

第二，保存实力，尽量不要再去尝试那些有伤身体的疗法。不要受"或许有些作用"的说法的利诱，不要做杀敌八百、自损一千的事情。切记，你身上的每一分气力都珍贵无比。

第三，找到一位有经验同时沉得住气的中医，帮你慢慢调理身体。他绝对不能急，不能急着给你进补，急着帮你化瘤，而是能帮助你托住不多的底气。记住，肿瘤不长就是胜利。

第四，学练郭林新气功。郭林新气功使数万癌症患者受益。我们亲眼所见不少晚期患者在练习气功的路上走着、活着！20世纪80年代，作家柯岩就是有感于郭林新气功的巨大威力喊出了"癌症不等于死亡"的话语，惊世骇俗！

第五，这点很重要，就是想办法让患者快乐起来。很奇怪，那种发自内心的快乐，往往在癌症康复中起着不可思议的神奇的作用。

最后要说明的是：有些患者和亲属以为不接受手术和放化疗就是放弃治疗。非也！我们说，中医、气功、调整心态、积极锻炼、合理饮食，都是治疗，只不过这是一种可以与你目前身体状况相匹配的温和的治疗方式。

这种方式可能见效慢，不易一下就见到成效，它不像化疗，今天化了，明天肿瘤就小了，但是它没有副作用。即便瘤子还那么大，但是你活着，你还有那口气，这就比什么都强！

可能这些办法需要很长的时间才能见到成效，但是，要明白，只有持久的等待才有翻盘的希望。这有些像打仗。熟悉战争打法的人都会明白，当敌强我弱的时候，

抗癌：防治复发
——癌症康复之策略

给敌人让出一些地盘，撤退，那是为保存实力；如果硬拼，鸡蛋碰石头，那是自损长城！想想中国的近代史，想想艰苦卓绝的抗战史，其最后的胜利哪个不是弱者的胜利？哪个不包含这朴素而又深刻的道理？持久战，正因为持久，人民胜利了！

世间万象，道理一致——任何事物不会一成不变，变，就不是今天的样子。既然今天已经是最坏，我们还怕什么？我们期待着明天！

快乐是抗癌的最高境界

> 快乐，整个身心的快乐，从里到外的快乐，
> 这可能就会让身体产生奇迹
> ——这奇迹就是肿瘤的退却，
> 就是免疫系统的恢复，
> 就是身体里的乾坤大扭转！

自我先生海鹰患病以来，我研究癌，琢磨癌，加上与患者的广泛接触，我对癌症与情绪的关系有了一个逐渐清晰的认识。我从没有像今天这样强烈地感觉到，情绪对身体影响巨大，它甚至可以决定病情是恶化还是好转。

我将患者的心情分为三种境界：一是痛苦——癌症来临，凄惨无比，感觉世界不公，从此闷闷不乐；二是想开——有一种豁达的胸怀，既来之则安之，一切归于平淡；三是快乐——把癌症的降临视为一种人生的涅槃、人生的财富，心里带有一种潜在的自豪感，平时说呀、唱呀、笑呀，满脸春光。

我观察，这三种不同的情绪常会带来三种不同的结果。

2014年夏天，我在公园遇到一个姑娘，她说她的父亲得了胃癌，已经做了手术，也化疗了，可是情况不好，仍有转移。这天她带父亲到公园来学气功，也希望遇到我让我帮助出点主意。姑娘的父亲50多岁，一表人才，是山西一个县的办公室主任。他静静的，不爱言语，眼睛常常凝视着远方。姑娘说，她爸心事很重，平时就不多说话，得了病后就更不说了。我说，那是职业的习惯，他的职位决定他不宜多言。但是，现在到了这个份儿上，做女儿的就要跟爸爸多聊天，让他把心里的郁闷说出来，让他心里敞亮起来。女儿摇摇头，说，不容易。

那天，我过去坐在这位患者的身边，拉住他的手，跟他说，"您是不是心里特别难受，身上特别难受？要是累了，没劲儿，你就在长椅上躺躺，没关系，这里没有那么多讲究，你觉得自己舒服就好。"他没说话，但所有的表情都认同我的提议。他在长椅上躺下，眼泪也终于没有忍住……我知道他会把他的委屈告诉我。我跟他

抗癌：防治复发
——癌症康复之策略

说好，我一定到他女儿家去看他，我们聊聊，毕竟我们都是老乡。但是，很可惜，第二天，他的女儿告诉我，他父亲情况不好，紧急订了机票回家乡了。又过了几天，姑娘打电话给我，她说，父亲回家乡后腹胀，不能排气，痛苦万分，当地医院给紧急做了肠梗阻手术，医生跟家属说，从没见过这样满肚子都是瘤子的。三天后，他的父亲解脱了。

我为我没能帮上他而难过。我知道，他是好人，他的眼睛告诉我他的善良，只是他的心事太重，太重了！

然而——
同样是胃癌，同样是手术，也同样是化疗了，还同样是转移了，但是，最终的结局却截然不同。

这是我在同一公园同一场地遇到的同一病症的案例。

那天，几位癌友围着我聊癌，有位先生一直在旁侧耳听着，当人们散去，他坐到我的身边，对我说："我看您对癌症挺了解，分析得也很有道理，您能劝劝我爱人吗？"我问怎么回事。他说，他太太是胃癌，手术了，6次化疗也做完了，但是还是有转移，他太太的心理负担很重。

这时，教功课间休息，他太太过来了——虽说60多岁的人，但很漂亮，只是脸色沉沉的、灰灰的。她不多说话，对什么也没兴趣的样子。那天，那位先生记下了我书的名字，说要买本学习学习。

几天后，在公园里又遇见这位先生，他主动跟我打招呼，告诉我，书他买到了，正在给太太读。一会儿，他太太也过来了，跟我说："我家老陈这两天抓空儿就给我读书，读到感动的地方他自己先就哭了，他一边流泪一边读。"又说："你说得真好，得了癌，没什么可丢人的，咱们没赶上地震海啸什么的，得个癌，治就是了。"

接下来有一个多月我没去公园，再去，见到了完全不一样的陈太太。"徐老师，你好啊，我得告诉你，我不郁闷了，我快乐着呢！"边说边做了一个舞蹈动作，潇洒利落，浑身洋溢着一股年轻人的"阳光之气"。

就在9月，在我即将离京前的那个周末，我到玉渊潭跟癌友们告别，陈先生过来跟我说："徐老师，太好了，我们刚取了检查报告，那报告说我太太的瘤子小了不少，这事我一定得告诉您。"

我回头去看陈太太,她正跟新患者交谈——热情、开朗,眼睛、眉毛、嘴唇都向上翘着,浑身散发着一种新生的活力!看着她,我心里突然升腾出这样的想法:快乐,整个身心的快乐,从里到外的快乐,这可能就会让身体产生奇迹——这奇迹就是肿瘤的退却,就是免疫系统的恢复,就是身体里的乾坤大扭转!

后来,我向见到的每一位癌友宣传快乐,希望他们走出阴霾,快乐起来——快乐吧,快乐是抗癌的最高境界!

抗癌：防治复发
——癌症康复之策略

抗癌，靠坚强，更靠智慧

这里有许多的学问，
仅仅靠坚强二字应付不了，
一定要靠智慧，
要靠患者自己的大智慧！

常常遇到这样一些患者，他们希望听听我对他们治疗方案的意见，可我说的意见他们似乎并不能马上领悟。比如，我说化疗很伤身体，要适可而止，他会说"我不怕，我能坚持"；我说放疗有时会伤到口腔，吃饭喝水都疼痛难忍，他会说"为了消灭瘤子，我能忍受"；我说造血干细胞移植风险很大，而且极端痛苦，他会说"为了不复发，我不怕"。总之，他们告诉我，他们在癌魔面前很坚强，他们做好了一切准备，来迎接那场惨烈的战斗。

望着他们那坚定的脸，我很心疼，我知道他们求生的愿望，他们是希望用这种坚强，笃定地换回自己的生命。

但是，抗癌，仅靠坚强够吗？

我先生的一个同室病友，就是在一次次化疗，一次次无效，还要一次次更换方案，在一次次的坚持中走到了生命的尽头。他是如此坚强，但是，结局呢？

每每望着这些患者的眼睛，我会说：战胜癌症，是要靠坚强，但是，更要靠智慧！

我接着说：这个智慧，包括正确的诊断、正确的治疗方案，以及作为患者和家属的正确配合。再说得细致些，你要选对医院，你要找对大夫，以便你是在正确的时机正确的部位实施手术，在正确的时间以正确的剂量进行化疗或放疗；当你的身体对治疗的副作用不能耐受时，懂得适机停下来，不犹豫，不拖泥带水，好给自己保存下可以恢复的体力；懂得借助中医和气功，使其成为托住自己身体的支撑；懂得吃什么、不盲目乱补；懂得解除心结，放下以往的不快，让心胸彻底敞开，才可能铲除癌症的根基……这里有许多的学问，仅仅靠坚强二字应付不了，一定要靠智慧，要靠患者自己的大智慧！

其实，听着很复杂，说到底就是要学习，要思考，要多些自信。

我常说，癌症与其他疾病不一样，人类至今没有完全看清它的真容，一切都还在探索中。既然是探索，我们就与医生同处在一个起跑线上，没有高下，也不能"谨遵医嘱"。我们应该尽量将自己身体的感受作为第一手的治疗资料提供给医生，使医生将治疗的方案修改得更精细一些，更贴近你的身体状况一些，以便能找准那个生与死的分界点，让治疗真正成为一段求生的佳话。

我的一位患胃癌的战友与我交流后，真的开始动脑筋，敢于自己做主了，她在手术后没有马上化疗，而是等着，直等到能够吃饭了，体力如正常人了（可以上街买菜、在家做饭了）才开始化疗，而且，每次化疗都待自己体力恢复了，感觉身上有劲儿了才开始。现在，这位患者快乐地生活着，每天到公园锻炼。她说，她自己都不敢相信她能从晚期胃癌的手术台上挣扎出来，能恢复到今天这个样子。

我说，癌症是"伟大"的，不"伟大"，就不会有数辈的医生和科学家为它呕心沥血、前赴后继地去探索研究和实践，不"伟大"，就不会有这么多患者因它而失去生命。所以，对待它，同样要拿出自己全部的精力与智慧——抗癌，靠坚强，更要靠智慧。

我相信，所有康复了的癌友都是这么走过来的。

抗癌：防治复发
——癌症康复之策略

患者，要给自己留下最后那口气

一切的战术要由战略统领，
一切的小战役均对最终的胜利负责；
癌症的治疗也是如此，
不论我们采取什么疗法，
一切的目的都是赢得生命！

自从我先生海鹰患癌症以来，我看了不少癌症方面的书。其中有一本是韩国医生韩万青写的，叫《不要和癌症抗争，要跟它做朋友》。书中有一个比喻，讲到治疗癌症如同下围棋，给我印象深刻。因为这个比喻十分贴切，所以我很想与大家分享。

作者说，他非常欣赏李昌镐下围棋。因为李昌镐下棋时从不与对手过分纠缠在一个个局部的胜负上，而总是静静地布自己的局，将着眼点放在最终的胜负上。很多时候，李昌镐战胜对手，仅仅是因一子的领先。但是，就因为这一个子，他赢了。作者说，我们治疗癌症，是不是也应该有这种精神？

我认同这位韩国医生的比喻。因为，我了解一点围棋，也了解一点癌症。

在我小学四年级的时候，也就是10岁吧，被老师推荐到北京少年宫围棋组跟沈辅导员学围棋（沈辅导员也是聂卫平最早的老师）。记得第一天，老师讲围棋有361个子，分黑棋和白棋，以谁占地多为胜。围棋的美妙之处就是看棋手战术的变化多端和战略的高瞻远瞩。那时年纪小，很懒得听老师讲那些具体的棋谱，就是想下棋，很享受那种攻城略地的厮杀。但是，我棋艺不高，总输。原因后来才明白——我不会看大局，却喜纠缠，对方一个进攻，我就纠缠不放，非要在那一边一角、一子一目上争出个所以然。到头来，常是小块棋活了，可大局丢了，总体一算账，总是差那么几个子。那时年纪小，不懂得动脑筋，也确实领悟不到围棋的奥妙。

如今，面对癌症，我看清了很多，拿癌症的治疗去比围棋的攻略，我深感它们是如此地相通！

首先，围棋讲究局部与全局的关系，而治疗癌症也讲究肿瘤与生命的关系。依我看，瘤子是局部，生命是全局。瘤子是要杀的，但是决不能让治疗的副作用伤了我们的生命。当然，不杀瘤子可能也会姑息养奸，它发展起来可能要危及我们的生命。但是，哪个离生死的界限更远？是奋力治疗活三月，还是姑息治疗活一年？我们该选哪一个？

其次，围棋讲究进攻与防守，讲究在这进与退的较量中看谁最后多出一口气，而治疗癌症也讲究对肿瘤是勇猛地绞杀，还是在绞杀中更顾及自己的体力，小心谨慎地量力而行？围棋的棋手是要让自己比对手长出一口气，患者也是要让自己最终能活下来。

还有，围棋讲究先手与后手，讲究主动与被动，讲究将原本的后手变为进攻的先手，变被动为主动；而抗癌，也不能总跟着瘤子跑，它长出一个，你切它一个，长出两个，你切它一双，或者再化疗一个、放疗一个、消融一个。这样，你不断地刺激癌细胞，它生长更快。我们是不是应该想办法改变生癌的身体环境，铲除生癌的根基，在抗癌上更加主动？

围棋还讲究战术与战略的关系。一切的战术要由战略统领，一切小战役均对最终的胜利负责；癌症的治疗也是如此，不论我们采取什么疗法，一切的目的都是赢得生命！

所以，我要对我的癌友们，特别是那些"晚期"的、身上还有拿不掉的瘤子的患者说：我们是不是应该学学李昌镐下棋的心态——就让对手占那几块地儿去，只要多的那一口气我占着，我就是赢！这就好比，你的癌癌确实还在身体里停留，但是这又怎么样？我活着呢，我饭照吃、觉照睡、屎照拉——中医步云霓大夫说了，有这三样，你死不了！这就是硬道理！

只要活着就有希望，只要今天活着就可以期盼明天——明天我可能多一些力气、我可能多吃一些、可以多锻炼一些、可以再找位好的中医开些中药调理一下身体、我的免疫力会有些提高、我的肿瘤可能会缩小、医院可能进口了更有疗效的药品，还可能下次检查时我身上什么癌细胞都没有了……总之，明天，一切都有可能！

只要我们留着那最后一口气！

抗癌：防治复发
——癌症康复之策略

面对癌魔，你凭什么拯救自己？

在生命的长河里，
知识就是那助你穿越急流险滩的橹，
就是那帮你跨越生死鸿沟的竿。

面临癌症，我们怎样才能从那血肉模糊的战场中突围，怎样才能在很多人不治的情况下拯救出自己？今天，我想给大家讲一个故事。

那是2005年的事情了，有位年轻的姑娘患了胃印戒细胞癌。这是一种不常见的胃癌，它呈弥漫浸润性生长，侵袭性强，属高度恶性肿瘤。当时，她的家人不敢告诉她真相，只说是胃溃疡复发要手术。但是这位聪明的姑娘感觉到了，她知道自己一定是得了不一般的病。

当她被手术车推回病房，她没有哭泣，她请家人找来了一摞医学专业的书，那是《肿瘤学》《外科学》《免疫学》《药理学》，以及各种消化系统类的、生理解剖类的书。她说："这时候，我需要的不是《钢铁是怎样炼成的》，我需要尽快地了解癌，了解自己的病，我要找到活下去的路！"那年，这位姑娘29岁。

在接下来的数年间，她同所有癌症患者一样，沉浮于癌症的茫茫夜海中，时而平稳，时而颠簸，时而如雨过天晴，时而又如惊涛骇浪——复发、转移的阴影也一直追随着她。即便如此，她从来没有放弃学习。2006年，她通过了药师的资格考试；2007年，她发表了有关肿瘤的药学专业论文；2008年，她读完了中国药科大学的药学课程，拿到了毕业证书；更神奇的是，2012年，她开了一家属于自己的药店！现如今，她又在参加国家的执业药师的考试。她说："如果没有患癌，也许这些我不一定能够做到，但是，正因为有了癌症，使我懂得了如何对待生命，懂得了什么叫不抛弃、不放弃。今后，当我再面对苦难，我知道我迈得过去，我信我能行！"

九年来，这个姑娘通过学习拯救了自己，通过学习开辟了自己的职业之路，通过学习让自己达到了一个全新的人生境界。我由衷地佩服她！

其实，这个姑娘我并不认识，她仅仅是我的博客的一个来访者，但是，就在我回看了她的博文后，我知道我们的心相通，我愿将她引为忘年的知己。她的名字叫

"草药仙子"。

　　与"草药仙子"类似的故事我曾在我的书里写到过。那是我曾经的领导老王,一个"文革"前毕业的老大学生。当他的太太得了乳腺癌,他在第一时间把自己武装成乳腺癌的专家,医生的治疗方案他懂,药物的剂量他知道,如有偏差他会去纠正,就这样,他帮太太从一个晚期的患者活成今天的健康人。

　　轮到我先生得了癌症,得了淋巴瘤,悲痛之余,我猛然觉悟,我也要把自己变成淋巴瘤的专家,我不能完全地靠别人,只有自己懂了,才能把我的亲人从癌症的乱阵中救回来!那时,我学习的书籍是作为一名淋巴瘤专业医生才要看的书,是当前世界最新的治疗淋巴瘤的理论,同时,那些涉及遗传学、基因学、癌症史的书我都愿读一读。可能有人以为这类书枯燥,不是的,那些医学大家用他们斑斓的文笔描绘生物世界的奥妙,讲述万物进化的逻辑,从而让你知道人的生命的意义和你在那无垠世界中的地位。此时,再看癌,那就是别样的角度,别样的感触了。这时,我知道,我可以领着我那病弱的亲人慢慢走出泥潭。

　　英国科学家理查德·道金斯在他的《基因之河》一书里说道:"所有生物都有一种倾向,那就是拥有成功的基因。"我想,这种成功的基因在远祖时期大多指体质的强健——强健,助他们战胜了洪水猛兽,助他们传宗接代绵延久远。然而,今天的地球早已不是荒蛮的世界,作为人,要能混迹于此,可能除了体健还要有智力。尤其,当我们的身体出现问题的时候,智力的弥补就显得尤为重要。

　　智力来源于哪里?来源于知识,来源于学习。

　　我说,在生命的长河里,知识就是那助你穿越急流险滩的橹,就是那帮你跨越生死鸿沟的竿。

　　所以,要向"草药仙子"看齐,学习癌症知识,自己拯救自己。

那位患乳腺癌的姑娘，你还好吗？

马航都失联了，你不觉得你能活在当下挺幸运？
所以，放下吧，快乐起来吧，我的那些让人心疼的患者！

时间真快，又是一年了。回想过去的2014年，我跟先生出了一本书——《抗癌：第一时间的抉择》，从而让我与那么多患者结缘。在我与患者和他们的家属的交谈中，我享受着被信任的感动。当然，在感动的同时，我记住了他们，他们的样子和故事会常常来我心中萦绕，我也会对他们充满惦念。

这两天，我常常想到一位姑娘，一位我在北京玉渊潭公园遇到的患者，我不知她是否还好，她是否真的快乐了……

那是去年八月初的一个周二上午，因为与几位患者相约，我来到公园的郭林新气功习练地。在跟患者谈话的过程中，我发现不远处有个年轻的姑娘坐在轮椅里始终看着我，而轮椅的旁边有个小伙子席地而坐。他们没有像其他患者那样凑过来听听，或聊聊，也没有去追着树荫找块凉快地方安顿下来，就是那么木然地在被雾霾遮蔽的阳光下坐着。

我忍不住了，轻轻走到姑娘的轮椅前。

"姑娘，你哪里不好？你怎么不过来坐到树荫下，也跟大伙聊聊？"

"不用了，太味儿了。"

我没有明白"太味儿了"是什么意思，就说："没关系，坐过来吧，这边凉快。"小伙子站起，将轮椅推到了树荫下的长椅边。

"姑娘，你哪里不好，看看大家能不能帮你。"

"乳腺。"

"几期了？"

"四期。"

"怎么治的？"

"没法治了。"

"手术？"

"没有。医生不给做了。"

"化疗？"

"做过。但是现在不做了，医生说没有意义了。"

沉默。我握住她的手。冰凉。尽管天气炎热。

我看着姑娘，她脸色苍白，头发只有半寸来长。即便如此，她的美丽仍在那里。她告诉我她姓高，是江苏扬州人。高考后进入北京理工大学读书，毕业后进入一个国家部委工作。她的丈夫，就是今天推她来公园的小伙子，也是她的同学和同事。一年前他们有了自己的孩子。如今，她32岁。

随着她细细的语音，我的脑海里勾勒出一幅幅美好的图画：一个南方的聪慧姑娘与一个北方的憨厚小伙相爱、结婚、生子；一对小夫妻名牌大学毕业，又一起在京城找到让人羡慕的工作，开始了自己的新生活。多美好啊。可是，这一切却因为一场癌症而休止！

姑娘在给我讲述她的故事的时候，不时撩起衣服的下摆伸手到里面去擦些什么。我看到了，那拿出的手纸上沾着乌色的血。

"我乳房上的瘤子已经破了，长不上口了，一直往外渗血流脓，很难闻。"

这时，一阵小风吹来，我闻到了，那是我从没有体验过的味道，我也发现，我一直在下意识地用手轰赶着落在姑娘身上那不断聚拢来的苍蝇！原来，这就是姑娘说的那个"味儿"。为了这"味儿"，她一直远离着人群！

我想不出有什么更好的治疗办法，但是我也希望能安慰她。"别放弃，你还有孩子，为了孩子，你也要振作起来。现在，你必须调整好心态，别让自己这么压抑。我相信乳腺的肿瘤一定与心情有关。你当初得病时一定是心情不好，现在，改过来，心情好了，郁结之气散了，你的瘤子就会化开。"

听我说到心情，姑娘深深地叹气："心情好不了了，家里天天在吵，我想，只有我走了，家里才能安静。"

"为什么？"

一个"为什么"，引出姑娘无尽的泪水。

原来，那个跟她一直怄气的是她的母亲！

姑娘说，从小，她就受到母亲的宠爱，母亲代替她做一切事情，直到她上了大学，直到她结婚生子。母亲不舍得让女儿一人承担家务，便从扬州跟过来帮她打理一切。但是，付出与唠叨同行，所以，在小两口的生活中始终伴随着没完没了的唠叨。以前，母亲对女儿的付出可以说心甘情愿，但是，现在，有了女婿，就不是十分情愿，对女婿的埋怨就多了。开始，女儿还要站在母亲一边说说丈夫，但是久了，她心里非常难过。"阿姨，您说，我妈天天这么说我老公，我能好受吗，怎么说他也是我的老公啊！"

"是啊，不能这样。你应该跟妈妈谈谈，要知道现在大家谁也不容易。"

"可是我妈就说我病了是因为我老公没照顾好我，所以就看他不顺眼。"

这时小伙子也插话："就说昨天，我下午睡了一会儿，老太太就不高兴了，说，家里那么多事情，你倒睡了，家里有病人，你倒睡得着！可是，阿姨，她不想想，我夜里陪我太太，我几乎一夜合不了眼啊……"

"是啊，如果这样，我倒希望这时候让妈妈回扬州去，你们两个一起面对疾病。自己可能家务活儿多一些，辛苦一些，但这总比生气好。这样下去，得病的可能就是三个人了。"我说。

"唉，没办法。但是真让妈妈离开好像也不行，我们也离不了她。"小伙子说。

仔细一想，也是。妈妈代替了一辈子了，吃喝拉撒睡，一日三餐，真要一下离去，两个年轻人准抓瞎！生活，决不是你看着我、我看着你就能过的。

"既然这样，你们三人就要坐下来好好谈谈，因为你们三人是世界上关系最紧密的人，你们三人是世界上最为相爱的人，没有比这更清楚的。你妈是怕失去你，看你不能痊愈她难过，她生气，她也是非常可怜的母亲，要原谅她以往的叨叨。但是必须让她知道，癌症不同于感冒，这个病与心情的好坏关系密切，只有快乐才能康复。所以，家里要形成一条心——她为了救女儿，你为了救妻子，全家人必须一起营造一个快乐的气场，让姑娘生活在快乐里。这样，她的康复才有希望。"

小两口一直在点头。我说："去谈吧，妈妈是爱你们的，她会理解，会改变的。另外，以后来到公园，别顾忌什么，这里的人都善良，大家聊聊，心情会好些；如果身上有劲了，也可以起来走走，这比闷在家强。"

太阳当午了，小伙子推着轮椅回家了。我不知道他们与母亲的谈话能不能顺利。我转头跟周围的功友说："这位姑娘太不容易了，下次她来了，大家多关心关心她，多跟她说说话。"众人点头。

说来，在以后的日子里，我还遇到过几位心情郁闷的患者，有的因为夫妻猜忌，有的因为婆媳不和。遇到这样的患者，我都是跟他们说：如果你们真的想康复，真的想活命，就一定要放下！都到什么时代了，人都能上月球了，电话都改微信了，你还拿着那点陈芝麻烂谷子不放下，是不是落后了？马航都失联了，你不觉得你能活在当下挺幸运？所以，放下吧，快乐起来吧，我的那些让人心疼的患者！

不知为什么，说着让他们快乐，可我的眼里充满泪水——我很惦记他们。

抗癌：防治复发
——癌症康复之策略

当心，久治不愈的瘙痒可能与癌有关

我们要学会把外在的病患与内在的病患联系起来看，
把皮肤的明暗光涩看成身体内部健康与否的外在信号。

很小的时候看过一本小说，叫《斯巴达克思》。其中有个细节至今记忆犹新。书中说，公元前300年，意大利的统治者苏拉患有一种不可治愈的皮肤病，瘙痒难耐。他为了使自己忘却瘙痒，居然出钱让全城的罗马市民狂欢三天！

当时，我就想，这是种什么病呀，连国王都治不好。

后来，看中国历史小说，发现清代的高官曾国藩也是这个病，终日瘙痒，不能治愈。

为此，我很感慨今日的医药水平，一支"益富清"或一支"艾洛松"马上可以让瘙痒远离，瘙痒在现代医学的光照下，如此不堪一击！

然而，就在我先生海鹰查出癌症的前三四年，他得了一种皮肤病，这病让我知道我错了，世上还真有些瘙痒是无药可医的。

记得海鹰刚开始说身上痒痒时，我也是推荐给他"益富清"软膏。他抹了几次，不见效。我说，不能三天打鱼两天晒网，要坚持抹，起码七天，一定能好。他这样做了，没管用。再后来，痒痒的面积逐渐扩大，从大腿到胳膊，再到前胸后背。夜里常常痒醒，身上也被抓得一道子一道子的。他去看医生，医生说是湿疹，开药、取药、抹，不见效；换医院，换医生，说是北方天气干燥，要多上些润肤霜，结果，海鹰每天洗完澡，恨不得把整瓶润肤霜都倒在身上，仍不顶用。他屡试屡败，每天都在瘙痒中煎熬。无奈，只能忍着，只能忙着，如古罗马的苏拉，也如清代的曾国藩。

2012年3月，海鹰被诊断为非霍奇金淋巴瘤，三期B，在中国医科院肿瘤医院化疗。奇怪的事情发生了。先不说化疗药对肿瘤的作用如何，光说对身上的瘙痒，从第一天化疗药滴进去，痒就没啦，一身清爽！但是化疗停了，十几天后瘙痒会慢慢泛起。海鹰化疗四次，四次后的结果都是如此，只是痒痒的程度降低了些。这让我恍然大悟——原来这痒与癌有关！

看医书，在对非霍奇金淋巴瘤的症状描述中，没有皮肤瘙痒一项，而在霍奇金淋巴瘤的症状里却清楚地写着：皮肤瘙痒是霍奇金淋巴瘤的典型症状。这是怎么回事？难道诊断有误？我带着这个疑问向其他患者求教。我发现，好几位非霍奇金淋巴瘤患者也都有瘙痒的症状，而且他们大都是中晚期患者。那为什么医书上没写？左思右想，我想明白了：医书是洋人写的，书上记录的是洋人的病情与症状，那么，具体到亚裔人种怎么表现，他们没见，当然也就不会写上。但书上没写的未必现实中就没有。我们可以自己总结出来补充医书的不足。

再回头说海鹰。他在2012年6月，也就是在做了四次化疗后，因为实体肿瘤已经未见，而肺部却有了明显的药物性损伤，便决定停止化疗。7月，他身上又出现一丝瘙痒的感觉。我心里马上犯了嘀咕——会不会是癌细胞卷土重来？如果真是如此，我们该怎么办？

前思后想，左右掂量，我们最终决定依靠中医和气功来调理身体，恢复体力，对那个瘙痒先忽略不计。

时间到了2013年5月，海鹰在富氧的大树林里练功数月，他能吃能睡，脸色从青灰变为红润，身体感觉也越来越好。

也就是在那个时候，有一天我突然问他："哎，怎么好长时间没听你说痒痒了？"

"哎，是啊，怎么没有痒痒了？什么时候停的我都不知道！"

确实是，他的瘙痒在不知不觉中没了。到如今，已经两年多，没有再犯！有一天我还跟海鹰说："用治疗癌症的办法治好了难缠的瘙痒，也算值了。"

由此，我想了很多。

第一，我想到，一些久治不愈的瘙痒可能是癌细胞活跃的外在表现，是癌症来临时的一个先兆。如果，人们早点意识到这一点，癌症就可以治疗得更及时一些。

第二，我想到，我们要学会把外在的病患与内在的病患联系起来看，把皮肤的明暗光涩看成身体内部健康与否的外在信号。

以前，我们总感到对身体里的免疫力看不见摸不着，对身体里还有多少支撑生命的体力看不见摸不着，对癌细胞的发展和退却看不见摸不着，不知那些内在东西的量度在哪儿、生命的刻度在哪儿。那么经过这个病例，我知道了——任何事物绝不会没有踪迹可寻，只要我们学会思考，我们就会找到窥见天机的缝隙。比如，海鹰几年前身上开始痒，那是癌细胞正在酝酿、集结和发展的外化表现；化疗时不痒，说明癌细胞正遭受打击；又痒了，说明癌细胞又缓过气儿来了；但是，海鹰整日练功不怠，他的痒就没了，说明身体又回到了正常的大循环里，他的免疫力恢复了，癌细胞就逃遁了，身体就健康了。

第三，身体里的正气上升就可以化解肿瘤，就可以使聚集的癌细胞溃散。

如果说，海鹰身上的瘙痒症是他身体里的癌细胞的外化表现，那么，在他四次化疗后，瘙痒并没有根治，说明半死的癌细胞仍在挣扎。但是，海鹰走到了大自然中，吸氧、运动、快乐地生活。当他的体能真正恢复到健康人的水平时，瘙痒就没了，也就是说，那可怕的癌细胞散了。这正是逻辑里的反证法。

第四，我很想跟医生说：当遇到一种久治不愈的病症时，要建立发散式思维模式，这会帮助患者更快地找到病因。比如遇到长年的瘙痒症时，不能光想到湿疹或皮肤干燥，还应该想到更多——比如癌症。因为，当癌细胞侵袭了皮肤上的网状淋巴结构时，红疹和瘙痒等症状就出现了。这也是我后来遇到多位癌症患者出现红疹和瘙痒时想到的。这里不仅有淋巴瘤患者，还有肺癌、胃癌、食管癌、肠癌等患者。

再以我90多岁的老母亲的病为例。

我母亲2013年被查出患了骨髓抑制综合征。这种病有多种亚型分类，其中有些就被视为癌症。好在我母亲患的是5q缺失症，很少概率变为白血病，但是其自身也不会再造血，要完全靠输血维持生命。好在她多年以前跟随我妹妹到加拿大生活，那里医生会给她每月输血。在输了一年多后，有一次，她突发奇痒，每天总是在说："抓抓，抓抓，使点劲，使点劲。"带她去看医生。医生上来就说：先开一盒药膏抹一抹，如果不顶用，就来检查肾脏和肝脏。因为，肾和肝出问题都会引起皮肤瘙痒（而这种诊断逻辑，我在国内从没听说过，皮科的医生只会想到湿疹或干燥）。听了医生的话，我心里真犯嘀咕：莫不是老太太快不行了？

还好，事情其实还有更多种可能。老母亲在痒了一个月后，瘙痒症自动好转。这又是为什么？后来，当我把她输血的记录一点点铺开，其中的原因就凸显出来。原来，她的瘙痒与所输的血液有关。

医生们一定会知道，从人体里抽出来的鲜血也是有生命期限的，其保质期也就是一个多月的时间，过期作废。患者要输血，医院一定是选择最接近过期的那包。那么，我母亲所输的绝大部分的鲜血都是距离保质期还有十来天就要过期的，而就是在瘙痒出现之前输的那两包血液却是刚刚抽出来的非常新鲜的血。记得老妈那次输完血后，很有精神，说话声音也大了，比平时也有劲了，接着就发生身体瘙痒了。一个月后，那些输进去的红血球消耗完毕，她的瘙痒也就停止了。想想也对，母亲，一个瘦老太太，一下有了那么多新鲜血液输进来，而且血液来自一位洋人，说不定还是一位身体倍儿棒、活力四射的小伙子——这让老太太的身体多少有点不适应。想明白这其中的道理我就不担心了，也就避免了更多的治疗与检查。

逻辑推理就是这样。

如果我们能透过现象看本质，我们对疾病的治疗就会做到更清晰、更理性，这可以避免很多不必要的治疗弯路。

前不久，在博客圈里发现一位叫丽桥的女士，她正收集癌症前期表现的信息，要给后来者提供借鉴。她的倡议得到上百人的响应。她写的一篇《癌症发现前皮肤的提前信号》记载了53位癌症患者提供的自身症状，其中30多位都提到他们曾有瘙痒出现。这就是说，癌魔来临时并不是悄无声息，而是有它的喘息声和脚步声。至于我们要做的，就是安静下来——附耳倾听。

谢谢丽桥女士为大家做的，谢谢那些不认识的老患者为后人贡献的经验。正是基于此，我写了这篇博文，以此与他们遥相呼应。

抗癌：防治复发
——癌症康复之策略

癌症初临，是尽快手术，还是等等看？

正确的分析是决断的先导。
每一次的抉择都要建立在对自己身体全面分析的基础之上，
不要盲从，也不要恐慌。

昨天，我的一个朋友告诉我，她的表哥走了。这事在我的意料之中——突然，也是必然。

这位表哥曾找我先生海鹰学过一次气功，那时他的脸色就很不好，满脸的青灰色。表哥给我讲了他的患病经历和治疗过程。我听的时候就替他惋惜——他是自己错过了最佳的治疗时间啊！只是当时我不能跟他这么说。

表哥是上海人，患病那年69岁，刚刚投奔女儿移民来到加拿大。2012年10月，因为便血求医，被诊断为肠癌，一期。洋人医生说，表哥应该马上手术，但是在加拿大，手术需要排队，排这个队可能需要较长的时间。

表哥的家人当时也考虑是不是回国治疗，尽管国内挂号也不容易，但是托托人还是可以尽快看上的。但是，表哥表嫂犹豫：回国看病吧，就要托人，托人吧，就要送礼，送礼吧，那送多少？而且听说还要给医生送红包。送红包吧，自己会不开心；留在加拿大等待吧，虽说慢一点，但是医疗条件好，还不必花一分钱。最终表哥下决心原地等待。谁知，这一等，就等了三个月，等到了第二年的2月！

待上了手术台，大家才知道，肿瘤已经长大，远不是一期那个尺寸了，他成了肠癌三期患者！医生安慰他说："手术十分成功，切得很干净，应该没问题了。"

手术后的表哥自我感觉也不错，长好伤口就到在美国生活的小女儿家去住。待5月回到温哥华复查——肝上有了很多像芝麻一样的占位——肝转移！

接下来的治疗之路表哥是在焦躁和恐惧中走过的。他前后化疗过很多次，每次都是医生认为没有效果时他来寻找气功和中医，稍微有点力气，他又去化疗。就在2014年11月，加拿大医生跟他说已经无药可用时，他选择了回国，并在上海的医院做了造血干细胞移植，没几天，他走了。前后坚持了两年。

其实，对这事，我认为他输在了最初的抉择上。他在最开始的时候，因为没有马上手术,没能在病情一期时把肿瘤消灭在"摇篮"里,这就让他在大局上失去了"先手",使自己处于被动的境地。这样,后面的棋就不好下了。

所以,对某些癌种(如肠癌和肺癌)的患者来说,在他们的癌症初期,我从来建议:能手术尽量手术,万不可耽搁。

但是,事情又不绝对。近来,我对这条建议,持谨慎态度。我会对患者说:病与病不同,当你听到自己可能是癌症时,要经过慎重的思考再决定是不是马上手术。

比如,我在去年年底,遇到一位姑娘,她是肺上出现占位,初步诊断为肺腺癌。医生建议手术。我问姑娘最近发生了什么,她说,她有好几年的肺结核病史,一直在吃抗结核药。前段时间,结核已成阴性。这次发现占位,很可能是肺上出现病变。我问她,最近有没有感冒发烧的事情,她说有。我就建议她可以观察一下,花些时间把这次的感冒、发烧、咳嗽"消化消化",如果能好,她就可以免了一刀。这个姑娘还真的接受了我的建议。就在今年 1 月,她给我回信,说她吃了两个月的消炎药和抗结核药,现在肺的问题已经好转,医生也不认为那是肺腺癌了。她十分高兴——她不用手术了!

类似情况我又遇到过两例,都是等一等,治一治,观察一段时间,其结果大不相同。

那么,在医生告诉我们身体某处有占位时,我们应该怎么办?是等,还是马上手术?哪种选择对患者更有利?

总结过往经验,我认为,正确的分析是决断的先导。每一次的抉择都要建立在对自己身体全面分析的基础之上,不要盲从,也不要恐慌。

例如,第一位患者,表哥,已经出现便血,这时不论是肠息肉,还是肠肿瘤,拿下去绝没坏处,手术本身对身体的伤害也不大,这就不该等、不该拖。拖的结果是肿瘤对肠壁的侵害,对周围器官的侵蚀。而第二位患者,肺上的占位不是空穴来风,她可以找到直接的发病根源,那么患者就应该在排除这些病因的基础上等等看。如果没有近期的感冒咳嗽,没有多年以来的肺结核,就要想到那可能是一段时间酝酿出的癌肿,这种癌肿不会轻易消除,只有手术才是尽快消除的好办法。当然,现在医学发达,我们完全可以借助 Pet-CT 来进一步确诊那个"占位"是不是癌。如果是,早拿掉早踏实。

总之,癌症因人而异,正确的治疗办法也是因人而异、因病而异、因程度而异、因时机而异。我们要想活命,就要当聪明的患者,要善于思考。只有思考,才能把握住治疗的方法、时机和程度,才能为自己找到正确的救治之路。

抗癌：防治复发
——癌症康复之策略

患者不要做过度治疗的推手

只是因为恐惧——一种深深的对肿瘤的恐惧，
才使一些患者对治疗表现得那么急切，
那么奋不顾身。

常常，我们一说过度治疗，就把矛头指向了医院和医生。但是，细细想来，我们患者也有责任。往往正是我们自己因为对癌症的恐惧，做了过度治疗的推手。

有一位乳腺癌患者，单位体检时发现乳腺有占位，在协和医院手术，定为一期A。专家不建议她化疗，说伤身体，没必要。但是她自己强烈要求化，遂转到肿瘤医院，一下就是6个疗程。做满了疗程，她放心了。可在我看，那些本来就不需要的化疗毒药被她自己灌进了身体里。

还有一位跟海鹰在玉渊潭公园里一起练功的姑娘，就因为胸膜上有一个不大的瘤子，她一直在化疗。先在人民医院化，瘤子没变化，又转到中日医院化，仍是无变化。她总是这家不给治了就找另一家。开始时，你看她很好，说说笑笑，每天都能来练功。可是，就因为不断地化，她的身体一天比一天弱，终于有一天，她没能回到公园，又终于有一天，她不再接听电话了……

每当遇到这样的患者我心里就会想到"过度治疗"这个词。可我又不能强烈地劝人家别治。因为，谁都不敢断定哪种疗法就能活命，哪种疗法就一定要死人。我的想法只是基于我所看的书、我所接触的患者、我先生的治病经历，以及我对癌症的思考。

相反的例子是一位叫"快乐的家"的博友讲述的她老父亲的情况。2006年，博友的父亲在上海复旦大学肿瘤医院做了胃癌手术，大夫让他化疗。可一个疗程没完，老人家就觉得自己吃不消了，毅然放弃，回到家乡，每天家常便饭，田间劳作。他说："我能活八十多岁，已经很知足了，我不想再折腾自己的身体了。"而今，九年过去，老人很健康。

我常跟患者说：对付癌症，就像打仗，你能打过它，你打，不犹豫，稳准狠；打不过，杀敌八百、自损一千，就不打，就拖着，慢慢寻找再进攻的机会；对付那种惰性的肿瘤,还有一种办法,就是高挂免战牌,哄着它,就像对一个淘气的孩子,给它存在的空间,不刺激它,不给它发生激变的机会。这样做,只为了保存实力,减少手术和药物对自身元气的伤害,用时间说话,靠时间的延伸,提高自身的免疫力,逐渐消耗肿瘤,最后换来翻盘的机会。

我知道,道理谁都明白,只是因为恐惧——一种深深的对肿瘤的恐惧,才使一些患者对治疗表现得那么急切,那么奋不顾身。这种恐惧很容易与大剂量、多疗程的治疗方案相契合,也容易给一些旁门左道的治疗办法大开绿灯,成为过度治疗的推手。

我相信,只有活过来的人才明白,癌症不等于死亡。这就像趟过河的人才会告诉你"水虽深,只要小心谨慎照样可以渡过"。所以,初临癌症的患者还是要冷静下来,听听专家的意见,听听活下来的患者的经验,不要盲目地冲进河里,自顾自地瞎扑腾。那样,河水即便再浅,你也有呛水的可能。

抗癌：防治复发
——癌症康复之策略

不要让抗癌输在起跑线上

确保进入专科医院，
而不是找一个全科医生。
——英国医学科学家简·普朗特

昨天，一位姑娘给我来信，说她父亲可能到了生命的最后时光，她心里十分悲苦，可又无能为力。她不知道怎样才能拉回父亲，怎样才能改正以往所有的"不该"。

事情是这样的：姑娘的父亲早在2008年就摸到锁骨下方有个小瘤子，但是当时没有其他的症状，不疼不痒，就没当回事。到了2014年的秋天，瘤子大了，父亲便到家乡奉化的一个医院检查，医院给他做了活检。可能因为瘤子位置较深，医生费了很大力气才把它掏出来，搞得创伤不小，患者感到疼痛难忍，以后整个手臂都肿胀起来。即便这样，活检也没有说明什么问题，随后又做 Pet-CT，医生说，也没有发现什么癌的信息。

也就是在这个时候，姑娘远隔重洋联系到我："徐老师，我父亲整个手臂都肿了，活检伤口非常非常疼，可又查不出什么病因。你说，能不能就不查了，就靠中医来调理？"我说："不能。手臂的症状这么严重，一定是有未发现的问题，即便不是癌，也会是其他的病。建议你们到专科医院去确诊。"

姑娘带着父亲转了几家医院，从奉化到宁波，又到了上海，终于查出原发癌在食道，多发淋巴结转移，已是晚期。

在以后的日子里，姑娘陪伴父亲化疗、放疗，看中医，学气功。但是，那最初的活检创伤使父亲一直不能轻松，疼，使他不能快乐；疼，使他没有力气；疼，使他不能运臂练功；疼，让他时有求死的心。后来他伤口溃烂，流血流脓，每天只能靠大量的吗啡才能入睡！医生说，那是锁骨下的癌肿大了，治不了了。

姑娘看着痛苦的父亲，又无回天之力，她给我发微信说："最初还希望有奇迹发生，但是现在前途渺茫，这半年，因为疼，父亲是心力交瘁了。看来，我们能做的就是帮助父亲提高生活质量，让他少些痛苦了。"

事已至此，似乎也只能这样。

夜深了，我与姑娘的谈话结束了，可姑娘父亲的病情一直在我脑海里沉浮——他的问题出在哪呢？他哪一步走错了？我们应该从哪方面总结出教训？

我这样推想：

患者早年的小瘤子一定不是癌，是癌不会五六年里一直相对稳定。当然，那也不是什么好东西，可能是当时患者为什么事生了场气，气瘀在锁骨下变成了结节。以后，事情过去了，生活稳定了，结节也没再往大里长，可也没消。但是，到了2014年，患者又因为什么原因身体里聚集了大量的癌细胞，并形成肿瘤。在癌细胞的转移过程中，原有的那个小结节长大了。

其实，到了这个时候情况尚能挽回。如果他们选择一家专科医院，或遇到一位经验丰富的医生，能够在活检之前找到原发癌，事情就会好得多。因为，如果是食管癌转淋巴，就完全不必去掏那个锁骨下的肿瘤，就不会有那么大的创伤（可能手术医生也没有足够的临床经验），就不会有半年以来持续不断的疼痛。是食管的问题，该手术手术，该化疗化疗，单纯很多。

但是，正因为患者有了手术的创伤，问题就变得复杂——内科医生应该在什么时间开始给患者化疗？很多有经验的外科医生都知道，经过手术的患者一定要在伤口愈合之后才能化，否则，伤口将很难愈合——毕竟化疗药是毒药，它在杀灭癌细胞的同时绞杀着一切健康的因子！但是，这位姑娘的父亲，他的活检伤口不像通常的活检伤口那样小而浅，而是大而深，久不愈合，而医生又觉得癌细胞的发展速度不能让他们等待，就这样，化疗开始在伤口尚未愈合之时。这时，化疗的毒性就成了刺激伤口进一步恶化的诱因，那里的状况一发而不可收拾！

与此同时，那个过于疼痛的伤口一直压抑着患者对康复的希望与信心，疼痛每时每刻地提醒他：他是一个癌症患者，他病得很重，他康复无望。

这是我的想象与推测，不知是不是真相。但是，这个病例确实告诉我：当我们感到自己病了，可能是某种大病，就要在第一时间进一家专科的医院，找一位经验丰富的医生，这对救命实在是太重要了！

我在《抗癌：第一时间的抉择》里提到，一位从国外回来的癌症专家曾跟我说："徐晓，你要救你的先生，就要把握好两条——进专科的医院、看明白的大夫。"

近日，读一本英国医学科学家简·普朗特写的《战胜乳腺癌》一书，其中，她也提到治疗的正确做法是:"确保进入专科医院,而不是找一个全科医生。"

可见,专家的意见一致,那是他们从癌症生死场上总结出来的经验,我们当遵从,不要让抗癌输在起跑线上!

肿瘤与元气，对于生命，谁重谁轻？
——从母亲的骨髓抑制综合征所想到的

哪种结果与死亡的距离更远，
哪种做法与生命的距离更近？
——是带瘤生存，保留下元气；
还是极度绞杀，让身体没有一丝的气力？

很多癌症患者都在为身体里那久治不去的肿瘤纠结：到底是不是应该继续化疗？是不是应该继续做那些没有尽头的消融与介入？做吧，身体已经明显地顶不住了；不做吧，肿瘤还没退去，万一它发展了、转移了怎么办？

每当遇到这样的患者，我都会小心提醒："还是要保留下自己那最后的底气吧，不要把自己治得起不来床。"其实我的言外之意是想提醒：个把肿瘤的存在不见得马上要命，但是过度的治疗可能就伤了身体里的元气，生命就危在旦夕了。所以，患者要仔细掂量！

我只能说到这里，因为更深的道理我也并不清晰，仅是一种见多之后的感觉。但是，最近，因为母亲的病，使我一下子觉悟到很多。

母亲今年已经92岁了。她年轻时吃苦多，腿脚好，很皮实，80多岁时还跟我们绕世界旅行，上山爬坡一点不输给年轻人。但是在90岁那年，她得了骨髓抑制综合征——她的造血功能正在丧失，生命要靠输血维持。我上网查了一下，这种病靠输血平均可有81个月的生存期。这就是说，只要有血输，我母亲应该还有六七年的寿命。庆幸的是，母亲十多年前就跟随妹妹在加拿大生活，享有加拿大的医疗保险。人家也不含糊，只要需要，新鲜的血液按需供应。

输血的头两回，效果明显。本来有些无力，一输上血，马上就来了精神，好人一个。但是，很快，输血的周期在缩短，从三个月输一回，到两个月输一次，再到一个月一回；从一次输500毫升到一次输750毫升！开始时，输完血的精气神能顶20多天，后来顶两个星期，再后来就一周左右，现在——输了也不见多大起色。她就是睡、睡、睡，连起床的力气都没有。仅仅一年多，她与原来判若两人。

我疑惑：这是为什么？老太太五脏六腑没一点毛病，她就是缺血，缺红血球，可是输了啊，而且输的量还不少！那为什么就不成了呢？我百思不得其解。

前不久，我读了一本中医学者佟彤写的《不上火的生活》，这使我豁然明了。书里有这样一段论述：

清／唐宗海《血证论》："夫载气者血也，而运血者气也，人之生也全赖乎气，血脱而气不脱，虽危犹生，一线之气不绝，则血可徐生，复还其故；血未伤，气先脱，虽安必死。"

其大意是：血是气的载体，而推动血的是气，人的生命全赖于气。如果失了血可气没失，虽然危险但还可以有生命，如能留有一线不绝之气，血可以慢慢地生出，身体也可以恢复。如果是血没少，但是气已失，虽然看似安然，最终必死。

正是这段话让我明白，母亲是因为年纪大了，她缺少了年轻人那种推动生命运行的元气。尽管医生给她输了血，但是她本身失去了带动血液运行的气力，血就成了一腔不能运载氧气去往各个器官的死血。所以对于母亲来说，缺的，表面看是血，从深处看，是元阳之气！呜呼，血可以输，气又如何补？

说起"气"，又牵出了中医与西医的不同。西医的强势在于解剖，重视人体的结构；中医则更强调身体各系统间的相互作用，重视的是运行的功能。从人体解剖学看，西医可以将中医讲的人体疾病纷纷对应，但是唯独不能对"气"做出解释。气，确实玄妙，你看不见摸不着，但是，谁又能否认它的存在？

就像有的人，他心脏不好、肺有哮喘、还常胃疼，甚至有的还缺了肾，切了肝，但是他不因少了这些器官而失去生命；而有的人，从器官上看没大问题，哪个也不缺，各项检查指标也正常，但就是脸色青灰，手脚冰凉，经不得风吹，随时，你就感觉他要不成了。我们说，那是没有了生气。

所以，对于生命来说，我们是该更重视身体局部的完整，还是应该更强调整体运行的功能？

我们还是回到癌症的话题吧。

谁都知道，对于患者来说，那些可能的复发、那些尚未消灭的肿瘤、那些还在不断滋生长大的结节，都是他们心里巨大的隐痛，是怎么都挥之不去的死亡阴影。

为了从身体里拔掉它，患者不惜付出任何代价——不论是金钱上的还是身体上的。

但是，我们的患者有没有想过，既然我们治病的目的是活命，那么，哪种结果与死亡的距离更远，哪种做法与生命的距离更近——是带瘤生存，保留下元气；还是极度绞杀，让身体没有一丝的气力？

当然，我们希望两全其美，我们希望肿瘤没有了，人还气壮如牛。但是，有时真的是天不作美，发现时已是晚期，治疗成了一桩艰难的事情；有时初始的治疗出了差错，一个一期的小瘤子弄得全身转移。在这个时候，我们的患者能不能在治疗已经无效的时候，敢于停下来，守住自己的元气？这真是一个令人难以抉择的事情！

然而，在我们的抗癌队伍里，确实有这样一些在生死关头敢于给自己做决定的勇者，就像我在《抗癌：第一时间的抉择》一书里提到的淋巴瘤患者魏大姐，就像《健康时报》报道的胰腺癌患者中粮集团总经济师郑弘波先生，就像新浪博客圈里的乳腺癌患者"勇敢的海燕"，还有激昂雁阵的领队者"广品山人"，他们都曾是晚期的患者，也都曾见过死亡的招手，但是，他们够聪明，也够勇敢，他们都能在最后的关头停下来，留下了自己可以翻盘的那口气，让自己有时间去恢复体力，去消化肿瘤，去赢得抗癌的最后胜利。

他们的故事成为我鼓励新的患者不要过度治疗的最生动的范例。

我想，西医在给我们治病的时候，更多地关注微观，帮我们找到病灶，并用现代的技术帮我们革除它、消融它；而我们自己，是不是还要长只中医的眼睛，关注宏观，把握住生命的全局？

记住清代医学家唐宗海的话吧："一线之气不绝，则血可徐生，复还其故。"

患者，你要为自己留下那一线的生机啊！

抗癌：防治复发
——癌症康复之策略

有时，医生在等着你的拒绝

这种拒绝，是对当前癌症治疗水平的认知与正视，
是对自己生命的自我掌控和担当，
更是对自己身体自愈力和生命力的充分信任与信心！

前天，一位温哥华的病友找到我，跟我讲述他的治疗近况。

这位病友是上海人，60多岁，就在去年秋天因为肠胃不适去温哥华医院检查，发现在腹腔里有一肿物，后做Pet-CT，看到脖子上也有结节，经活检，确诊为非霍奇金淋巴瘤，弥漫大B，遂上R-CHOP方案化疗。化疗中常常发烧，也有各种副作用的药物反应。但是，此位仁兄身体基础不错，六个疗程都坚持下来了。半年来他常给我打电话，说自己蛮好的，不像其他患者让化疗搞得起不来床，他还能到外面走走，很多家务事情都能做。前天他登门拜访，那是我们第一次见面，应该说，他面色很好，就如一个健康人。

但是，他说，上月做Pet-CT检查，发现在腹膜上还有一个2厘米的肿物，遂又做了活检，依然是癌。医生跟他说，到目前为止，常规的治疗办法都使上了，按理说，治疗应该停止了。但鉴于这种情况，如果患者要求继续治疗，他们还有一种办法，那就是"造血干细胞移植"。

我一听"造血干细胞移植"，心里马上咯噔一下，以为我听错了。因为，就是在这家癌症中心，就是在这个淋巴瘤诊室，就是他们这里最权威的专家曾跟我说过这样的话："我从不向患者建议造血干细胞移植，因为截至目前，世界上没有一家癌症研究机构能拿出一份像样的报告来证实此法有效！此法风险太大！"

然而，这位上海先生的主治医生却说，如果患者要求继续治疗，就可以试试这个移植！

我将造血干细胞移植的风险讲给上海先生，告诉他，我写的《抗癌：第一时间的抉择》的结束语里讲到的那个令人痛心的故事说的就是移植的风险与后果，告诉他我接触的几位患者在移植后的结局，我希望他慎重考虑此事。

上海先生说，他也是在看了我的书后对移植这事很犹豫，所以，他去问他的主

治医生："移植是不是风险很大？"洋人医生说："是的。所以你可以拒绝。"

当听到医生说"你可以拒绝"这句话，我有些震惊：为什么医生要这样说？莫非医生在引导患者拒绝？莫非医生对这项治疗也在犹豫？莫非医生希望"停止治疗"出自患者之口？我琢磨着，我似乎在这句话里体味到西方癌症界在治疗上的医患相处之道。

想来也是，癌症不是一种容易治疗的病患，很多患者在手术、化疗、放疗后仍然不治，这是一个不争的事实。人类在医学上所取得的巨大成就在癌症面前常常显得十分渺小，很不给力，一些很知名的专家在癌症患者面前也经常陷于无奈，甚至很没面子。即便这样，当医生面对患者求助的眼光，哪一位也不愿说出"我没有办法了"这句话，因为，这会让患者陷入绝望之中。有时，医生会小心翼翼地建议患者试试新的办法，即使这种办法在医生心中都不见得有效！面对患者，拿出新的办法，给患者以希望（仅仅是希望），可能也是医生的责任，也是他的为医之道。

那么，作为患者，该怎样面对自己那拿不掉的肿瘤，怎样抉择医生给出的那些"无法之法"呢？

我常常设身处地地做这种设想：如果患者是我，我该怎样做？我会怎样做？

我想，我该拒绝，我想，我会拒绝！

因何？

其一，以我的见识，我知道一些长在"膜"上的肿瘤并不好治。我遇到过几位患者，他们的肿瘤长在膜上，或腹膜，或胸膜。结识他们时，他们都很好，有说有笑每日练功。就因为太想把这个瘤子拿下，他们一次次地化疗，这家医院进，那家医院出，每家医院都没少治，结果瘤子不见小，身体却垮了。最后体力不敌药力，人先于瘤子走了。这是我对"膜"上肿瘤的粗浅认识。所以，我不想跟膜上的瘤子较劲。放它一马，也是放自己一马。

其二，我不愿拿自己目前的好的身体状况去赌未来那不十分清晰的治疗前景。着眼当下，我身体感觉不错，说明我的肌体正朝着好的方向运行，这是大的趋势。只要我保持住这个趋势，我就有救。虽说我身上还有个把肿瘤，但是，我可将它视作正规军溃败后的散兵游勇，视作猖獗之后的强弩之末，视作已经断气的僵尸或皮囊。它虽在，但它不关我的生命。如果我看不到这大的趋势而过分纠缠，极有可能就是自毁堤坝，就保不住目前的身体状况，风险就在眼前。

其三，我相信人们都有与生俱来的对病患的自愈能力。这一点，在医学发达的

抗癌：防治复发
——癌症康复之策略

当今很难有机会体验，但是，在缺医少药的边远农村，在我们年轻时上山下乡的岁月里，"自己得病自己好"却是大家一致的看法。

记得年轻时我在去内蒙兵团以前，身体极差。鼻窦炎、黄水疮、胃疼腹胀常年相伴。但是，边疆的艰苦劳动，居然把我锤炼得十分强健，那曾经每年都犯的黄水疮在第一年就好了，那北京同仁医院多年治不好的鼻窦炎也彻底根治，胃病更没了踪影。这让我知道，身体壮了，病就好了。

还有一次，那是我到兵团第二年的秋天，不知因为什么，我染上了一种莫名其妙的病——四肢奇痒，先是长了一层密密实实的疹子，疹子落下就变成了一层完整的黑皮。这种黑皮就像是一层鳞，很硬，手掌却是白的，像动物的掌。那段时间我不敢在人前伸手，不敢递东西给别人。因为不疼不痒，不妨碍我出工劳动，所以生活依旧。第二年春天，我感到我的胳膊和小腿开始蜕皮，每天蜕一点点，它蜕一点我撕一点，当夏天来临的时候，我的黑色的硬皮蜕光了，我又有了一双细白的手和正常的脚！我真快活啊！这期间我没有去过一次卫生室，没见过一次医生（赤脚医生），我知道，那是我年轻的生命治好了我的病。

半年前，我先生因为感冒、劳累，肺上生出了两个结节，医生马上警觉，担心淋巴瘤转移。但是，他没有去化疗，而是在大自然中抓紧练功，现在又红光满面，结节也小了不少（从1.7厘米到0.7厘米）。这些都说明人体有着非常强的自愈能力。

其四，我相信人是可以带瘤生存的。人体是一个伟大的机器，它给自己设置了很多层的防护。一个局部零件的损伤不会影响整个机器的运行，个把肿瘤的存在也不会影响到生命。所以，如果肿瘤不肯走，不妨带着它，不要刺激它，要等待它疲惫，等待它衰老，等待它慢慢退出人体的舞台。这样，我们可能会享受更长远的生命。

前些天读《我与癌症这九年》一书，很受启发。作者"杰人天相"是一位年轻人，一位学者，在他最需要脑子的时候脑子里生了癌，又在脑子生癌的岁月里考了博士，读了博士，拿了博士！堪称奇迹的是，他没有因此累趴下，而是坚强而快乐地活着！他说："目前，在治疗上也可以分为激进的'鹰派'与温和的'鸽派'。鹰派主张对待肿瘤一棍子打死，不给它喘息的机会，把一切癌细胞都扼杀在摇篮里，采取的措施为大剂量的放化疗。而鸽派却认为，肿瘤的'种子'——肿瘤干细胞是对放化疗不敏感，也就是说目前的放化疗手段不足以全歼敌人。既然无法彻底消灭对方，就要采取相对温和的措施，在保证自身的身体状况不受大的影响的前提下，控制住肿瘤的发展即可。这是一种持久战的策略。甚至有人建议'怀柔'的措施——仅以中草药来对身体进行调理，以期达到长期与肿瘤和平共处的目的。""杰人天相"的抗癌策略最终帮助自己闯过了一次次的复发和转移，成为抗癌队伍里的一面旗帜！

我想，正是基于上述原因，如果我是这位上海先生，我就会接受医生的提议——拒绝"造血干细胞移植"。这种拒绝，是对当前癌症治疗水平的认知与正视，是对自己生命的自我掌控和担当，更是对自己身体自愈力和生命力的充分信任与信心！

我想，在治与不治的两难抉择时，作为患者主动拒绝风险巨大的治疗方案，或许对医生也是一种解脱——他不必再面对你追问的目光，不必纠结于下一步可能更糟的治疗后果，他可以长出一口气：愿上帝保佑你！

所以，学会拒绝，或许是抗癌领域里一个更高的境界。

> 抗癌：防治复发
> ——癌症康复之策略

癌症患者该怎样旅行？

对于癌症患者来说，
旅行是件好事，也是件危险的事。
是好是坏，全在于自我的把握。

又是旅行季，又是艳阳天，又是人们打起行装准备远行的时刻。"出发"，多么诱人的字眼儿！但是，作为癌症患者，你该怎样加入这支激情澎湃的队伍？

可能有人要问：你为什么要提起这样一个问题？

因为，就是在今晨，我的一个战友发来微信，告诉我，那曾经从胃癌晚期挣扎过来的战友在从泰国旅行回来后，癌细胞多处转移，肝、肺、纵膈，星星点点撒向各处，这使她又跌入化疗的艰辛痛苦中。

应该说，这位战友能从晚期癌症走出来真是奇迹。2014年3月，她急性胃出血入院，被诊断为胃癌四期，急急做了胃切除手术。当她的先生找到我时，那真是愁云惨雾了。然而，正确的救治办法使她奇迹般地活了过来。几个月后，她完全可以像一个正常人一样操持家务、外出活动，连医生都觉得"奇迹啊，是不是诊断有误？"后来，再见这位战友和她的先生，他们没有提过半个"癌"字，似乎他们从没有经历过癌，癌与他们无关。这也使我不能再提此事。我想，他们可能希望那是一段该被忘却的记忆。

然而，2015年5月，连队的战友们组织去泰国旅行，因为价格便宜，很多人跃跃欲试。有人问到我要不要去。我说，我去过，那里确实有很多值得看的地方，只是，那里更适合冬天去，夏天太热，身体好的没问题，身体差的就要当心。

后来，战友们晒出在泰国的照片，我惊讶地发现，那位胃癌患者也在其中。我心想，看来她真的好了，可以这般任性地享受生活了，可是，她真的受得了吗？

没想到，我的担心还真成了现实。

首先，泰国的食物与她不匹配。酸辣刺激了她那不健全的胃，恶心、呕吐，一下就让她缴械了，加上炎热的气候和乍凉的空调，让她病了。出发时活蹦乱跳，归来时步履蹒跚。回京后，她坚持了一段时间没去医院，希望能自己缓过来，但是，总是没劲儿呀没劲儿,只好去查。一查,就是不好的结果。医生让马上化疗,而且是大剂量,密集型!这让她懊悔不叠!

因旅行复发的案例远不止于此。

山东一口腔癌患者缓解两年,在去越南旅游归来后复发;北京一子宫内膜癌患者缓解四年,在一个大西北、大西南的全景扫荡式旅游后癌细胞转移到肺;北京一年轻的肺癌患者手术、化疗后缓解,以为好了,遂与女友到处旅行,跋山涉水,胡吃海塞,三个月后,全身转移,血尿不止……这些,不能不引起我们的警惕。

按说,旅行是件好事,人们在远足中放松了心情,释放了压力,或与虫鸟草花相亲,或同山水树木为邻,丰沛的氧气、润泽的空气,使疲劳的身体得到修整,使紧张的神经得以放松。甚至一些病痛都可以在旅行中缓解。这就像流传很广的一对欧洲老人的故事:癌症晚期,无药可治,抵押了唯一的房产,去做生命结束前的最后远游。谁成想,一年后归来,肿瘤已经没了踪影,患者成为健康人!

这是多么好的案例呀!

如果"旅游治病"可成为一个规律,我希望每一个患者都应紧随其后,砸锅卖铁出门豪游,将脚下的旅程化为金蝉脱壳般的蜕变!我更希望,全世界所有的肿瘤医院都将医生变为导游,换上国际旅行社的招牌重新开张!

这里我没有一丝的讽刺,我完全相信这两位欧洲老人经历的真实性,我也能想象出他们旅行时的悠然与快乐。只是,我常想,我们中国的游人,有几个能像他们那样行得潇洒而从容?能像他们那样可以海边一坐,消磨整个黄昏?

想想吧,我们绝大多数的旅行是在奔跑:华东五市七天游、台湾环岛八日游、欧洲八国半月游,这种赶三关式的旅行比比皆是。起五更,睡半夜,日行数百里,这对身体十分脆弱的癌症患者来说,怎么吃得消?

最让人感叹的是,一位患肺癌已经康复五年的患者,在去泰国旅行时,感到身体疲惫,提出那天不想跟团走了,就在宾馆休息,等待大部队回来。可导游坚决不同意,说他的职责就是要带着全团的人行走,如果你不走,全团人都不能出发!就这样,这位患者只好上了车。回来后,复发。

所以,成也萧何,败也萧何。我们该怎样找到那个成败转换的节点?该怎样将旅行真正变成一篇抗癌的佳话?

总结一些患者的经验和教训,我想给将要出门的病友提几点建议。

其一,最好顺应季节,哪里舒服哪里去。夏季找清凉,冬天寻温暖。尽量不要相反，尤其不能酷暑时偏往赤道跑，严寒时更往风里钻——尽管那时的机票价格很有吸引力！

其二，寻求自在和逍遥，不要将时间安排得过于紧张，保证睡眠，如能有个小小的午休，那会更好。

其三，量力而行。别人要爬百米高的山，你一定半途知返，笑他人大汗淋漓，享自己清风拂面。这里没有什么好汉可言，"我是癌症患者"，这又怎么了？嬉笑间，显露的是闲云野鹤般的大智慧。

其四，尽量保持自己平时的饮食习惯。可以尝试各地美食，但记住，尝试，就意味着"小小"，决不过量。尤其对辣，对海鲜，对很少食用的"鲜果"（有些水果极易上火），对极其甜腻的西点（癌细胞喜糖），尽力保持一种敬而远之的态度，不要一尝好吃就开戒。这样可使身体处于优雅的习惯性大循环中，不会因环境的变化而出现应激反应。

其五，不得不说的要事——性生活要适度。旅行中，新鲜的场景、华丽的宾馆，都可引起性的激情。不是说不可以，而是说要节制。万不可过于频繁。我们说的免疫力，说白了，就是体力。一番云雨，过后是彩虹，这就可以；但是，风雨过后，疲惫不堪，体力没了，身体怎能不弱？

最后，切忌感冒。旅行是个累差事。劳累，一定使虚火上升，加上饮食不当，或者热后着凉，感冒在所难免。而身体的虚弱，正是癌细胞酝酿萌发的时机。所以，预防感冒，是旅途中的大事，万万不可小觑。

总之，对于癌症患者来说，旅行是件好事，也是件危险的事。是好是坏，全在于自我的把握。我希望所有的患者，都能随亲人、朋友一起投身到愉快的旅途中，在游览多彩世界的同时享受亲情与友谊，同时把握好劳逸的分寸，慢慢走，缓缓行，让身体处于最好，让精神达到最佳，让每一段行程都留下康复的足迹！

患者，不要让电影《滚蛋吧，肿瘤君》吓着你

"如果，人的一生必须要得一次癌症，我选淋巴瘤！"
——淋巴瘤专家朱军

昨天看罢电影《滚蛋吧，肿瘤君》，一晚上都处于亢奋中——为故事的主人公，为同样病患的丈夫，也为更多的淋巴瘤罹患者。

电影是根据青年画家熊顿的同名漫画书改编的。这本书刚一出版我就买来看，从而知道了北京城里有个北漂的姑娘患了癌症，治疗期间，她用画笔记录下患病后的心路历程，诙谐幽默，积极乐观。漫画中，她不仅晒出自己全裸式晕厥，还揭秘自己看到帅气军医时的怦然心动。她用自我调侃的方式告诉人们：即便死亡在即，人们也需要爱，有爱便是永生！

我喜欢熊顿，我遗憾她的离去，当知道她的故事终于要以电影这种形式被更多的人们所了解时，我由衷地替她高兴。

看罢电影，我要说，电影是个好电影，有矛盾，有冲突，有令人忍俊不禁的情节，也有让人泪奔的细腻表演。尽管有些场景显得过于"神侃"，但也都在电影风格的可容忍范围之内，为了熊顿，我要替它点赞。

但是，有一点非常遗憾——剧情夸大了淋巴瘤的危险，以梁医生之口说出："此种病非常凶险，只有百分之二十的人可以治愈。"这样的台词，在我的眼里，是为了电影的戏剧冲突，是为了能以一种最简约的方式接下熊顿父母的悲痛镜头。这，我完全理解，可是我很担心，这话在广大的淋巴瘤患者心里又会产生怎样的影响？

回家的路上，我问陪我一起来看电影的海鹰："作为淋巴瘤患者，你对梁医生的话有什么想法？"

"不舒服。似乎熊顿的死预示着我们所有淋巴瘤患者的结局……"

所以，就有了今天这篇文章，就有了后面这一系列的唠叨话。这话是说给现实中的淋巴瘤患者的。

第一，我要说：别怕，淋巴瘤是目前最好治愈的一种癌症，梁医生的台词仅仅是为了剧情的发展，与淋巴瘤真实的治疗情况无关。

抗癌：防治复发
——癌症康复之策略

说来也是，国内这些年拍摄的仅有的两部涉及癌症的电影，居然没有一部涉及肺癌、胃癌、乳腺癌那些大众化病种，而全都是盯上了淋巴瘤。这可能因为淋巴瘤是近年发病率迅速增长的一个病种，它的患病人群也有特点——多为公司白领，高学历、高工资、高智商，他们有令人目眩的工作场景，承受着超负荷的工作强度和经济压力，生活不规律、情感多跌宕，他们有故事，经历多曲折。而这一切，不仅成为他们本身容易罹患淋巴瘤的诱因，也成为艺术家们要搜罗追逐的戏剧人物和故事情节。为此，就有了陈凯歌导演的《搜索》，有了韩延导演的《滚蛋吧，肿瘤君》。剧中，在医生解释这种病时，他们的台词几乎是一致的，都是直指此病的不治。其结果，是《搜索》的主人公叶蓝秋受不了巨大的心理压力自杀身亡，是《滚蛋吧，肿瘤君》里熊顿的父母深陷绝望。

但是，淋巴瘤的治愈率真的如此之低吗？不是的！恰恰相反。

第一，淋巴瘤是目前所有癌症种类里被肿瘤界称为治愈率最高的癌种。在国内，它的治愈率在百分之五十到百分之六十之间（见搜狐记者对北京肿瘤医院党委书记、淋巴瘤科主任朱军的采访），在西方发达国家，这个比率更高（参见2010年出版的美国癌症协会临床肿瘤学系列图书《恶性淋巴瘤》）。

第二，我要说：淋巴瘤是个与心情、精神、生活习惯紧密相关的疾病，熬夜不睡、承受工作压力、精神高度紧张，都是淋巴瘤的患病诱因，而纠正它们，将自己回归到健康的生活状态中，不急、不躁、摆脱压力、放弃功名，疾病可好一半。再加上正确、规范的治疗，我们每位患者都有康复的希望，起码，可以得到长期的缓解。所以，命运掌握在自己的手中。

第三，我要说：淋巴瘤是个分型十分复杂的病种，在它的旗下聚集着七八十种亚型分类（加拿大淋巴瘤医生说可细分到一百三十多种），每种疾患都有其不同的发病及预后特点。属惰性的，要缓治；属急性的，要强治；有的治好后再不复发，有的腻腻歪歪来，也不肯痛痛快快走；还有的会时时光临不断骚扰，但也不是马上要命。它们的来病方式不同，治疗方法也不同，其预后结果也各有特点。所以，淋巴瘤患者最好知道自己是个什么分型、什么特点、该怎样对付它——是急火猛攻？还是迁就它哄着它？或是与它和平共处？这些真的是因人而异，因病而异。为此，患者要多学习（既然是白领，应该有这个能力）。我想，只要治疗得法、生活得法，我们每个患者都能闯过这个难关。聪明的患者多了，那个生存的比率会更高！

第四，我要说：尽管美女画家熊顿因为淋巴瘤走了、新闻主播罗京因为淋巴瘤走了、电视剧女演员李钰因为淋巴瘤走了，然而，更多的淋巴瘤患者却活下来了，我认识的就有玉渊潭公园里练习郭林新气功的魏大姐、有做了造血干细胞移植后复发再康复的马秀华、有北京师范学院的武教授、有从上海移居到意大利的吴女士、有赴澳大利亚留学的小刘狄……当然，还有大名鼎鼎的李开复、有《我与癌症这九年》的作者"杰人天相"，以及很多很多叫不上名字的普通人。他们都曾经历苦难，但他们现在都好好的！（顺便说一句，故去的各有各的原因，其原因也常让淋巴瘤医生扼腕！）

当我先生海鹰在2012年被诊断出淋巴瘤时，他是三期B。我们也曾绝望，但是，当我们听到了这样的一句话时，我们就不怕了。

"如果，人的一生必须要得一次癌症，我选淋巴瘤！"——说这话的正是淋巴瘤专家，北京肿瘤医院的淋巴瘤科主任朱军。

所以啊，我们的淋巴瘤患者，当你看了《滚蛋吧，肿瘤君》电影，不要被梁医生的一句台词吓倒，抬头向前，大路通天，一直走，我们的未来依然灿烂！

（说明：此文没有一点否定电影的意思，也无意让梁医生修改台词。我说的是现实中的淋巴瘤治疗。只是给观看了电影可能有些心虚的淋巴瘤患者提个醒：那是戏剧，不是现实，别怕！）

孩子，你们本该活！
——电影《送你一朵小红花》观后感

我在他们身上还特别感悟到——年轻真好！
正因为他们年轻，他们的身体自带着超强的自我修复能力。
只要你爱护它，珍惜它，善待它，它就会帮你恢复健康，
而且恢复得那么好，让你成为一个全新的人！

  2021年春节刚过，儿子从北京给我发来一条短信："妈，我刚从电影院出来，刚看完《送你一朵小红花》，特想你，特想我爸。"

  嗯？《送你一朵小红花》？什么题材？它怎么就触动了平日很少情感表达的儿子，让他说了这样动感情的话？

  5月，我终于能在网上搜到这部电影的完整版了，我可以在国外，利用电视投屏，独享这部电影的情节，就如我坐在电影院一样。

  原来，这是一部有关癌症的电影，主要讲的是两个得了脑瘤的年轻患者的故事。

  说实在的，我见过的癌症患者多了，谁没有一肚子的苦水，谁没有一段不能言说的苦难？所以，我很难被两个孩子的感情纠葛所打动，直看到乐儿的父亲提着孩子的遗物孑然一身走出医院的大门，颓然地坐在马路边上，我的心才开始涌动。再看到这位父亲端起那碗快递小哥送来的牛肉面时突然的嚎啕，却还不断把面条往嘴里塞，试图用它压住哭声的时候，我一下就崩溃了——这也是我这一年多来不断重演的场景！我跟乐儿的父亲一样，都是失去至亲的人——他失去了女儿，我失去了丈夫——那剜心的痛苦只有我们知道！

  可能编剧和导演是想通过这么一些故事再现人间的苦难，告诉人们该怎样面对生活、面对疾病、面对生死。可是，电影的篇幅太小了，容不下人们如何克服困难战胜疾病的更多外延。那么，当疾病来临，我们又应该怎样去想，怎样去做呢？特别是，当得的这个病是癌症，是人们眼里的不治之症时，我们又该如何面对？再说得残酷些，万一，得病的不是我们成年人，而是涉世不深的孩子，那我们又该怎样

第二章
应对癌魔的策略

承受？孩子又能怎样承受？

电影《送你一朵小红花》提出了这个问题。

剧中的两个主人翁，男生叫韦一航，女生叫马小远，他们的年纪都是十七八岁，那是未成年、将成年的时候。虽然他们两人得的都是同一种病——脑瘤，但两个人的性格却完全不同，面对癌症的处理方式也不同。韦一航内向，自从做了手术就闷在家里，关闭了自己的心，无声地等待着死神降临的那一天。马小远开朗，她不怕说自己是癌症患者，她在网上开直播，以极端方式吸引大众的注意，尽力地去彰显自己视生死为儿戏的大不吝劲头。马小远是勇敢的、向上的。在她的影响下，韦一航活过来了，他愿意走进生活，愿意争取自己下一段美好的人生。然而，现实是残酷的。那个鼓励了韦一航，让韦一航喜欢上她、希望与她能够携手活到老的活泼美丽的姑娘，却在开启人生旅途的最初一刻，倒下了，离去了。

为了这个结局，我要倾我全身之力，喊出这样一句话："不！孩子，你们不能这样！"

"那我们应该怎样？"

"听我说来。"——我要接着《送你一朵小红花》的故事讲下去，讲出很多人不知道的现实。

这些年，随着我接触的患者越来越多，我确实感到孩子的病不好治。这个不好治，不是因为孩子的体质弱，也不是因为没有适合孩子的药，而是因为孩子的不懂事，因为他们的任性和淡漠生死！

不是吗？韦一航在得了病之后先是封闭自己，再是喝大扎的啤酒，在暴雨中去敲击马小远的家门，后是为了挣钱外出旅行，竟然去参加什么精神药物的实验组，全然不顾父母的担心和自己的身体。马小远也一样。她看似坚强，可那种自己糟蹋自己的"混合饮料"的乱喝，那种"春花秋月何时了，啤酒脏腰小烧烤"的胡吃，那种"咱们不是已经得癌了嘛"的心态，都让她一步步走向复发！

我遇到过一些得病的年轻人，他们的心态和处事方法与这两个剧中人如出一辙！

温哥华的晓晨：男生，32 岁，肺癌。他手术过，化疗过。病情刚刚平稳，就与女友一通的疯跑，天南地北；一通的海吃，火锅、撸串、麻辣烫。其结果是没两个月就复发了。我跟他说："这次治好了，一定不要再疯跑了，先不要去工作，好好休息，要在生活上约束自己，稳定三年再说。"可他说："那活着还有什么意思？"言外之意，他做不到。可老天也没给他更多的时间，两个月后他走了。

一个河北的小伙子，小墨，28岁，左纵膈长了个10厘米的大瘤子。母亲陪着他到北京看病，几乎所有的知名医院都去了，也不能确诊到底是淋巴瘤还是胸腺瘤或是什么其他性质的肿瘤。那些天，他的母亲几乎天天跟我联系，每天都报告着孩子的病情——高烧、咳嗽、胸水、心包积液、喘不过气来……三个月后，协和医院通过对他胸水里带出的肉样脱落物的分析，最后诊断为"肉瘤"。但是，这肉瘤到底是髓系还是淋系，还有待进一步确诊。可那时，小墨的病情发展很快，不治就来不及了。无奈，对他的化疗只能试着来。这个疗程按髓系，下次按淋系，哪种有效就坚持哪种。他的母亲跟我说，真难啊，真的不知道下一步会出现什么结果。好在一年多后，小墨的病情终于缓解了，这让母亲看到了希望。有段时间，母亲跟小墨说："我出来太久了，得回家看看，安顿一下家里的事情。你自己在北京好好生活，等我回来。"可是，就在他母亲离开的那十几天，小墨晚上又不睡了，不是追剧就是打游戏；吃饭也不遵循"营养清淡"了，顿顿叫外卖，而且都是麻辣烫一类。待母亲回来，他说："妈，我又感觉没劲了。"一查，复发！再想扳回这一局，难了。没过多久，他走了！他的母亲悔呀："我为什么要回家呢？我应该天天守着他呀！"

可我说："你能守他一辈子吗？他不小了，快30岁的人了！他应该知道那个缓解来之不易呀！"

其实，这样的年轻患者很多。他们共同的特点就是任性、不听劝。其原因是涉世不深，对生命没有理解，对家庭没有担当。得了癌症后，他们心灰意冷，对"活着"不做努力和争取，随着性子来。有时，他们破罐破摔，酒照喝，夜照熬；有时，他们乱发脾气，觉得天下人都欠他的，还美其名曰："我这样闹，是为了我死后，家人不必想我！"更有时，他们拒绝治疗，就等着死亡降临！

如果是这样，谁也救不了他！

我想，年轻人之所以这样做，可能还因为他们的心里有个想法——得了癌症就意味着死亡，既然是死，不如先潇洒眼前。就像电影里韦一航所说："我怕我刚把心掏出来，我就死了。"可他们不知道，"癌症意味着死亡"的说法早就被改写。四十年前，诗人柯岩就描写了一群癌症患者向命运抗争的事迹，并告诉世人"癌症不等于死亡"。而今，回看几十年来的抗癌历史，更说明，只要走对抗癌的路，我们的患者就能活！而其中，就尤以年轻人活得最结实！

第二章
应对癌魔的策略

这些年，我接触了不少社会上的抗癌组织，发现这样一个现象：那些抗癌组织的领头人本身就是癌症患者，而当年那一纸"死亡通知书"发到他们手上的时候，却都是在他们二三十岁的年龄，都是在他们的花样年华！

上海市癌症康复俱乐部的会长袁正平，31岁时确诊——淋巴瘤。那是他刚入洞房的第七天！

原青岛癌症康复学校的校长、著名的传授郭林新气功的老师赵继锋，肠癌，腹腔广泛转移，他上手术台做肛门再造术的时候是32岁。

山东淄博抗癌乐园园长李英伟，35岁确诊，淋巴瘤。中国医科院肿瘤医院的专家端详着他的CT片子，看着那个挤弯了胸骨的20多厘米的大瘤子，说："如果这个患者还活着，他活不过两个月呀。"

具本艺，老一辈郭林新气功老师，在她确诊为双乳乳腺癌的时候，她刚刚26岁！

杨文辉，广东珠海的教功老师，他把郭林新气功传到了澳门，传到了香港，救助了不少的海外同胞。他得病的时候31岁，那年，他的儿子刚刚出生。可他得的病是脑胶质瘤，位置还不好。专家说："这种情况，通常只有一年的生命。"

……

可是，这些年轻人，这些中晚期的癌症患者，他们经过治疗，病情缓解了，他们活过了五年、十年、二十年、三十年，甚至四十年！他们没有复发，他们活着，活得还那么结实！而且，他们不仅自己好好地活着，他们还在帮助更多的患者，让他们也活下来！

那么，你想知道他们是怎样活下来的吗？让我来告诉大家。

首先，他们都有一颗强烈的求生的心。他们知道，生命不仅仅属于自己，还属于亲人！他们要活，要为亲人活——袁正平有新婚的妻子，他不能让妻子独守空房；赵继锋、李英伟、杨文辉除了妻子之外，还上有白发的老母，下有绕膝的小儿。那一声声"爸爸，爸爸"的呼唤，他们怎能撒下不顾？具本艺呀，能歌善舞，她是文工团的漂亮演员，她爱自己，爱事业，爱亲人。她不能放弃，不能让自己的离世而伤了亲人的心！所以呀，他们要想尽一切办法——争取活！

正因为有了这颗不死的心，他们才能克服困难，才能战胜虚弱，才能摆脱羞耻心，才能塌下心来去学习、去思考、去寻找逃生的缝隙和门路。俗话说得好——苍天不负有心人。他们终于找到了逃生的路——那就是恰当的治疗加上学练郭林新气

抗癌：防治复发
——癌症康复之策略

功。为了活，他们风里雨里，摆手翘脚间，走过了一个个严寒与酷暑，沐浴了一季季春雨和秋风。阳光、空气、雨露，滋养着年轻的生命，他们活了，他们的体魄变得健康，他们的思想变得成熟，他们以自己个人的康复换来了家庭的完整和幸福。我在他们身上还特别感悟到——年轻真好！正因为他们年轻，他们的身体自带着超强的自我修复能力。只要你爱护它，珍惜它，善待它，它就会帮你恢复健康，而且恢复得那么好，让你成为一个全新的人！

电影的最后，有个情节：韦一航问他的妈妈，世上她最怕什么。妈妈回答："怕你生病，怕你受欺负，怕你不学好，现在就怕失去你。"接着一航又问妈妈："可我要是真的不在了，你和我爸怎么过？"韦一航的父母拍了一组镜头来告诉儿子他们仍会像常人一样活下去。

那么，我来告诉大家：电影里所有的描写——街上的行走、日常的工作、平日的生活，看似一切照旧，但是，那只是表象，而事情的本质已经完全不同——他们的灵魂随你去了，剩下的只是身体的躯壳，伴随的，是对你们无尽的思念。

我的一位战友，事业有成，可当他的女儿离去之后，他说："我的一生彻底失败了！"

晓晨走了。他的爸爸妈妈又不远万里飞回到温哥华，把儿子的骨灰撒在温哥华的松鸡山上——因为那里有儿子最喜欢的滑雪场，他们要成全儿子。

小墨走了。小墨的妈妈回忆起儿子曾表示过想有个孩子的心愿，便一心要帮他实现。她说，小墨化疗前留下了精子，她要去国外找个姑娘，完成配型和代孕，她要给儿子留个后代！可这事，说着容易，做起来难呀。我问小墨的妈妈，今后有了小宝宝谁来带？她说："我们！"我想，她和小墨的父亲都已是50多岁的人了，如果再重来一遍育儿养儿教儿的过程，那得有多大的决心？他们不年轻了，如果不是过不去想念儿子的这道坎儿，他们怎么会选择这条艰难的路？

郑女士的丈夫走了。郑女士说，丈夫在的时候，她常与他开玩笑，说他是个小笨熊。而今，郑女士走到哪里，背包里都带着一个玩具熊。每到一个景点，就掏出小熊，把它凑在脸边一同合影留念。她会轻轻地跟小熊说："看，这是你一直想来的地方，今天，我们来了……"

那么，我呢？我想，别人一定会看到我的坚强——我每天生活依旧，该写作写作，该讲课讲课，该吃吃，该睡睡。但是，我可以告诉大家：我无时无刻不想念海鹰，真的是行动坐卧，无时无刻！而我现在所做的一切又都是为了他——做事，是想在见到他时，能把他未尽的事情一一有个交代；做好事，做善事，是想修得有一天我真的能在那无边的宇宙里、在那浩瀚的星海中找到他，能跟他重逢……

这就是我们——那些失去至亲的人们，这就是我们的生活——心灵永远与故人相伴，从未分离！

所以呀，我们的患者一定要珍惜自己，不要让自己的离去伤了亲人的心。珍惜自己，就是珍惜亲人。

特别是年轻的患者，你们不该死，你们应该活，你们必须活，你们能够活！

这就是我看电影《送你一朵小红花》后要跟年轻患者说的话。

抗癌：防治复发
——癌症康复之策略

为家贫的患者出出主意

在抗癌的过程中，
钱，确实与治疗的方案有关，
可是很多时候，钱，与生命无关。

  一位吉林的姑娘一直为父亲的治疗状况纠结，经临床的患者介绍联系到我。我首先感谢她的信任，但告诉她我不是医生，跟她一样，仅是一名患者家属，如果她仍然希望听听我的意见，就先说说她父亲的情况。
  接下来，便有了以下这个病例。
  姑娘的父亲是位农民，49岁，正当壮年。一段时间发现咳嗽不断，到当地医院检查，发现肺部有阴影，初步诊断为肺癌。当时看，肺上的结节只有1厘米，不算大，也没有任何转移，应该算是一期。但是，癌症，这个词在当地农村就意味着不治。所以，怎么对待这个病，就成为家里很闹心的事情。
  "治吧，怎么治？花多少钱？家里本就经济拮据，要是借了钱，举了债，而人没救了，岂不是更冤？可不治，又怎么说得过去？"——这是家里部分人的心思。
  "人们说得了癌就是死，既然是死，就不花钱治了。小女儿说她给我治，可她刚刚在城里安了家，也不富裕，怎么忍心让她出钱给自己治病？唉，能活几天算几天吧。"——这是父亲的想法。
  就这样，一家人在没有想明白的情况下拉拉扯扯进了城，进了医院。
  不出所料，此病的治疗方案不外乎手术和化疗，而这些都需要钱。作为父亲，他没有接受这些，他说害怕，其实是怕花钱。这时，医生便提出新的建议：从患者的身体状况看，瘦小，有些营养不良，既然不做手术化疗，可以先做几期营养治疗，以提高身体抵抗力。这个方案最终被患者和家属接受。
  但是，住了三个月医院，一照CT，肺上的结节由1厘米长到了4厘米！
  我第一次听说营养治疗。我问患者的女儿，怎么个营养法？吃什么？还要住院吃？女儿答：每天吃营养餐。里面有蛋白粉、五谷杂粮。
  我愕然——一个居家辅助式的饮食建议，居然可以作为一线的治疗手段，怎么可以这样？而且还让一个本就无钱的农村患者住着院地吃？

无奈，姑娘的父亲回到农村的家中。不久，他的癌瘤又有了发展，是女儿生拉硬拽才把他带回医院接受化疗的。但是，仅做了三个疗程，他就想放弃了，他实在不想给女儿添负担。

面对这个案例我想了很多，我想到我们的农村尚不富裕，医疗保障体制尚不健全，想到一些农民的家庭可能会因病致贫，因病返贫；想到亲情可能在疾病与贫困的压力下变得脆弱与冷漠；想到患者面对现实的无奈和挣扎；也想到，有关癌症的知识在我国农村远远没有普及，或者说，就是一片荒漠。当有人患了癌症，可能治疗尚未开始，人心已经死去，这是多么可悲的事情！

我跟这位姑娘说：救人，先要救心，你要给父亲治疗，就要让他相信他的病是可以治好的。他那么年轻，尚属中年，他自身有着旺盛的生命力，只要他自己想活、争取活、努力活，生命就有希望，医生的治疗才有意义，女儿的一切付出才有可能得到回报。所以，当务之急是要跟父亲认真地谈一谈——为了女儿有个亲爹，他要活，一定要活！为了家，他必须坚强！

姑娘哭了。她说，从来没有人跟她说过这样的话，几个月来，她始终处于惊恐与迷茫之中，不知该怎样撑起那片将要塌毁的天。

我说，姑娘，我想你是一个有文化的孩子，有些事情你可以领会，我现在给你几个建议，你看看是不是可行。

第一，救人先救心，就是我刚刚跟你说的，要给父亲做工作，给家人做工作，让大家明白，今天得癌已经不是过去得癌，医学的进步使治疗癌症的办法多了不少，相比以往，人类有了很多十分有效的药品和治疗方法，生存率大大提高，所以，得了癌症并不意味着死亡。只要患者本人坚强乐观，亲人又能给他营造一个舒心的环境，这个病就好了一半。

第二，计算好家庭的经济底线。家人最好能坐下来，比较正式地开个会，把每个人的想法都说出来——有什么担心，有什么顾虑，在救人上咱家有哪些资源，又有哪些困难，是人力的，还是金钱的，家庭能为此付出多少，哪一步就是最后的底线了。当把这一切想好，救人就有了方向，遇到治疗上需要花钱的时候，也就不会瞻前顾后，左右为难。这样，既不耽误治疗，也不会让身边的当事人感到尴尬和纠结。

第三，要明白治疗的几个关键点，以便把钱花在刀刃上。根据我的经验，我认为有几项费用一定要花，不能省，也有几项完全可以根据自己的经济状况省略。

比如，**确诊的钱一定要花**。因为，正确的诊断是治疗的前导，也是医生下药能否有效的关键。这就像我在《抗癌：第一时间的抉择》那本书里说的，对癌症的确诊需要强大的病理分析机构作为后盾，一般的医院很可能没有这样的人力与财力。好的病理分析师是医生的医生。那种模棱两可、似是而非的诊断报告不可能推导出正确的治疗方案。所以，在诊断上不要心疼钱，要尽可能地直奔权威的专科医院。待确诊之后，全世界的治疗方案基本一致，只是会根据患者的身体状况进行微调，那时，如果资金紧张，完全可以回到家乡去做，把在外漂泊的食宿费节省下来。

再者，**正规的一线治疗方案的钱要花**。可能患者会问：何为一线的治疗方案？答：就是在医疗行业内，一种约定俗成的对某种疾病的最普及、最大众化的，也被实践证明是最有效的治疗方案。比如，肺癌，当发现时，癌肿没有转移，位置也合适，医生会建议手术切除，这就是一线的方案；乳腺癌也是这样，未转移的先行手术，这也是一线的治疗方案。对于这样的治疗，患者要接受，这钱不能省。因为，这种治疗有效，而价钱不贵，完全可以控制，并且都在医保报销的范围之内。至于，要不要给医生送红包，我觉得大可不必。越是大医院里的医生越不会收你的，他们有自己的清高和自律，至于你的地方医院，我不知，但我想，你的困难和窘迫，医生一目了然，只要你们心存真诚的感激，医生会领情。

同样，化疗的一线治疗方案的钱也不能省。至于有些医生建议使用的自费靶向药，可根据自家情况酌情而定，拿不出就不用，这没什么大不了的。

还有，**一切的自费的检查项目都可以省**。当医生给你开出自费检查项目时，诚恳地向医生说明，手里的钱不多，是不是可以换一种普通的基础的检查办法？比如，Pet-CT，它好，但是它贵，我们就可以不做，而用增强CT代替。毕竟，没有Pet-CT时，这么多年不都是用的CT？

婉言**谢绝一切的高档营养品的推销**，这份钱一定要省，必须要省！我陪我先生住过院，也曾陪他在患者聚集的地方驻足。所以，常常会遇到一些营养品的推销人。他们可能也是患者，会说自己吃了此药感觉怎么好，对杀瘤怎么有效，经他手购买怎么便宜。我劝患者不要轻信，不要花这个冤枉钱。我们的家常便饭可以代替一切补品。其实，这还不全在于省钱，更在于安全。

俗话说，好钢要用在刀刃上。那么对于我们来说，确诊和一线治疗方案就是刀刃。这两样不要省，其他的量力而行。

最后，我跟姑娘说，就是退一万步说，如果父亲实在不愿在医院看了，执意要回到家乡，也不是绝路一条。我的博客群里有一位读者，他在给我的文章评论时就说，他的老父亲 70 多岁时患了胃癌，化疗两次后坚决不化了，回到家乡，每天就是田间地头，风里雨里，到现在已经七八年了，他已经 80 多岁，活得好好的。

另外，我们还有不用花钱也治病的郭林新气功，患者完全可以先找个教功的老师学学，然后回到家乡找片林子练起来。练功，不花钱还没有副作用。所以，哪条路也堵不死人。关键看自己。

我跟吉林姑娘的对话一条条，铺排在微信的银屏上，长长的，找不到头。

这些话，我是说给那位姑娘的，也是说给边远地区和经济不发达地区的患者的。我想说，老乡啊，得了病，别灰心，积极想办法，我们完全可以根据自身的情况找到一条救治的路。

记住，在抗癌的过程中，钱，确实与治疗的方案有关，可是很多时候，钱，与生命无关。

癌症的治疗来不得一丝任性
——你为了保肛，可能要丢了性命

活着就是天，就是地，
就是王道，就是硬道理！

妹妹的好友辛玲得了癌症——子宫内膜癌，她的姐姐急着把她带来让我劝劝。劝什么呢？

原来辛玲在选择治疗方案时坚决推掉了医生给她的第一方案，而选择了第二方案，其原因是第一方案的药力强，会使她的头发马上掉光，而第二方案的药力和缓，可能头发不会全部掉完。

就因为这？就因为头发？我真真切切地觉得不可思议。可是辛玲就是这么想的，她是那么坚定地站在我的面前，一副心意已决、你完全不必开口的架势。

应该说，辛玲的头发确实不错。都快60岁的人了，还是一头密密长长的黑发，真是少见。

"可是，脱发是暂时的呀！这不像切除乳房，切了就没了，这是掉头发！而且，化疗一旦停止，头发马上长出来，甚至长出来的会更好看！怎么能为个头发就改变治疗方案呢？"我几乎是喊着在跟她说话。

"你光头就光头了，都这岁数了，给谁看呢？"我妹妹也急了。

"给自己看。即便死了也不能没有头发！我不能想象，我躺在棺材里没有头发是个什么丑样！"

话都说到这份儿，也就不能再劝了。只好摆碗吃饭。

吃饭间，我们聊起来身边遇到的一个个癌症的病例——康复的、复发的、走了的。其中辛玲姐姐讲的一个案例让我很是震动。

患者是一位外交工作人员，也是一位大使夫人。几年前，她得了直肠癌。得病后，先在北京诊治，北京的专家建议她马上手术，并说肿瘤的位置距离肛门很近，不能保肛。她不同意。遂到广州找自己的好友拿主意。她的好友也是一位癌症医生，同时也是辛玲姐姐的同学和同事。他们为了让这位大使夫人信服，又找来广东的一位权威的专家一起商量。最后，商量的结果与北京专家的意见一致：肿瘤距离肛门不足 5 厘米，如果保肛，就很可能切不干净，这样复发的风险就很大，所以，应该完全切除，另做造瘘处理。

大使夫人听到这个结果，脸马上就耷拉下来："什么？造瘘？亏你们想得出来！你们想过吗，我是外交工作人员，我在国外代表的是中国的脸面！如果带个粪瘘，我怎么与外国人接触？如果让人家闻到了不好的气味，那丢的是中国人的脸！"

"可是，打开了，癌细胞已经扩散到肛门了怎么办？不切干净？你复发了怎么办？"她的好友追问她。

"我不管。反正我醒来，只要发现我的肛门被切了，我身上带着粪瘘，我就从窗子上跳下去！"

说得那么决绝，谁还敢给她动刀？

但，毕竟是从小一起长大的好友，这位医生还是哄着专家给这位大使夫人做了手术，方案嘛，自然是遵从了患者的意愿。

半年后，大使夫人的肠癌全面复发并转移。临终前，好友到北京看她。她拉着好友说："你们都是医生，怎么就不告诉我不切肛门就会要了我的命呢？你们当时怎么就不说呢？"

人到了这个份儿上，她的好友也不能争辩了，更不好说"不是没告诉你，是你太任性了，是你没听大家的劝！"

听着辛玲姐姐的讲述，大使夫人的形象那么活灵活现地出现在我的眼前。"我代表的是中国的脸面"，那是她说的话，那是她们那一类人的语言！我说："她太把自己当回事了，太把自己的身份当回事了。初得癌症的时候，她还是没有看透人生，心里还是认为那些外部的光鲜非常重要，放不下大使夫人的架子。但是，真的看到了死亡，她才醒悟过来。可惜呀，晚了。这可能就是宿命。"

辛玲不吭声了。

我接着说："每个人的生命只有一次，对于有家庭的人来说，生命更为重要。得了癌症，那是在跟死亡博弈。为了胜利，为了活，我们可能要付出一些东西，比如一头秀发、一对乳房、一片肺叶、一个肛门，或者是部分的肢体，这都是无奈之法。这就像下棋，我们必须学会丢卒保车，以获得最后的胜利。在我们尚未找到更好的活命办法时，我们只能接受这个现实。因为，活着就是天，就是地，就是王道，就是硬道理；没有生命，一切美丽都归零，一切尊严都归零；只有活着，我们才谈得上美丽，谈得上身份与尊严，才有机会去创造生命的另一种境界——自然、质朴、纯真，而高尚。那是更高层次的美丽和尊严，那是全新的境界！"

所以呀，抗癌，一定不要任性！

累，那是复发的罪魁

> 不是不可为，而是要量力为。
> 不让小马拉大车，
> 避免"以酒为浆，以妄为常"，
> 要悠然自得，闲庭信步。

记得那是第一次去看中医步云霓大夫的时候，他给海鹰开好药方，我们站起来告辞，他说："记着，别累着。一定别累着。"

"不累。我现在什么也不干，就是上午练练气功。"海鹰说。

"就是练功也不能累着。"

"哎——"

那时我们应承着，可是不知道这话到底是什么意思，也不明白这里包含了什么内容，它意味着什么。而今不同了，我们深深知晓此话的分量。我也会常常跟癌友们说："注意呀，别累着，千万别累着！"尽管我的声音不高，可心里却如同呐喊。

因为，这里都是教训！

2014年夏季，我跟海鹰写的书《抗癌：第一时间的抉择》出版发行。出版社很希望我们一起配合宣传推广，我们也乐此不疲。

8月，盛夏季节，我们踏上南行的列车。南京、苏州、杭州、台州，会媒体，见患者，读者恳谈会，电台数个节目的直播，时间紧凑，马不停蹄。我和海鹰处于演讲的亢奋中，那时没有感觉到累。然而，就在到杭州的第二天，海鹰感冒了——户外受了正午的热，回到酒店又遭遇了空调的冷。他说没关系，不严重，坚持着又走了下一个城市。回到北京，他发烧数日。到了十月，例行CT检查，医生说他的肺上新长出两个结节，左一个右一个，高度怀疑肺转移。

2015年春，海鹰身体恢复了，脸色又现红润，他又有些忘乎所以。晚睡——上床时间从11点推到12点，再推到1点、2点，甚至凌晨起来给年轻人讲课——所谓的分享。其结果，7月，淋巴瘤全面复发，再一轮化疗重来一遍！

这是海鹰的教训，是我亲眼所见。

抗癌：防治复发
——癌症康复之策略

那么身边的患者呢？

我的中学同学涵冬，肠癌。40多岁时确诊，手术、化疗，效果不错。因为她本身是牙医，有自己的牙医诊所，所以病好后没敢休息，很快上班。不久，她父亲病重住院，她只能诊所和医院两头跑，加上孩子小，需要照顾，这都让她感到忙不过来。累呀，真累，不光身体累，心更累。很快，她肠癌复发，并伴随多处转移，没多久，她走了。

我微信圈里的癌友秋阳，一位医学院的外文资料员，40岁时患乳腺癌，治疗得很好，康复后按部就班地工作与生活，身体始终平稳。十几年过去了，就在快退休的时候，单位评职称。一些同事过来怂恿她："你是咱们图书馆最有资历和成就的，高级职称非你莫属，你不申请谁还敢申请？"秋阳禁不住这么煽乎——"那就试试？"但她没想到，申请高级职称是一件十分累心的苦差，要有那么多工作去做——论文、译著、获奖证书、陈述文章、申请文件，人家需要什么，你得马上递上什么，时间不会等你，时不时还会有新的要求传达下来。就这样，秋阳折腾了几个月。待她把所有材料整理齐全递交上去，她却突然发现，自己是那么疲倦——癌症复发了！

这是工作中的累。

还有家庭生活的累。

装修、搬家，谁都知道这是好事，可也知道这是最辛苦的活儿。它曾引数人复发——北京的刘姐，广州的大张，温哥华的小雨……

照顾孙子，这对老年人来说，再平常不过了，可也能引起复发。我的兵团战友许宁，卵巢癌，2014年发现，手术、化疗，出院后带孙子，三个月后复发。我说："你大病初愈，怎么能带孩子呢？"她说："孩子太小，不能去幼儿园，我不带谁带？我不带，儿媳妇马上就得辞职。请保姆？经济上没那么宽裕。"确实，一个家有一个家的难处。这是无奈。

可是上个月，一个江苏的小伙子给我来信，咨询他母亲肺癌复发的事，谈话后，我就知道了，我们更多的无奈是来源于无知。

我问小伙子："你妈妈是不是累着了？"

"没有，她在家什么事没有，就是做做饭，帮我哥照看俩孩子。"

"什么？做做饭，还要照顾俩孩子？"

"是呀，在农村都是这样呀。"

"你不知道照顾孩子是最累的活？"

第二章
应对癌魔的策略

"照顾孩子累吗？"小伙子的回答脱口而出。

"回去告诉你的家人，照顾孩子不仅是体力劳动，还是精神劳动，那是个不能错眼珠子的活儿。接了这活儿，就没有休息的时间。你哥倒好，让一个癌症患者照看俩孩子。这样真的不行！"

还有旅行的累。

都说旅行可以放开心胸，对癌症的康复有利，可就我听到看到的，已有数人在旅途的劳顿中复发。那种小旗一摇，大队人马立即跟上，不管是凌晨起床，还是半夜入住，是五六个小时的汽车颠簸，还是整夜的红眼飞机，都极大地损害着患者的健康，摧毁着那刚刚建立起来的尚不牢固的免疫力——复发便在所难免。

还有锻炼的累。

我在癌症化疗病房遇到的一个大男孩就是例子。他是那么急切地要让自己强壮起来好去上学，所以拼命在健身房里奔跑、举重、骑车，其结果是肌肉尚未长成，肿瘤却先一步回来！

还如我的一些初学郭林新气功的癌友，他们在刚刚接触郭林新气功的时候，仿佛一下抓住了救命的稻草，便起早贪黑，一天数小时地户外疾走，结果却适得其反——因为自己的身体一下承载不了这许多的辛苦。

还有性生活的累。

适度的性生活本可以带来身心的愉悦，让康复的患者再次体会生命的美好，但是，一旦过度，肾虚，肿瘤卷土重来！

所以，真的不要小瞧了这个"累"。

可能有人不服气，难道一朝得了癌，就从此与健康告别？就要一辈子抱个药罐子时时做出病态状？就永远不能再像正常人一样工作生活？是肿瘤不放过我们，还是你在这里吓我？

那么，还是听听中医步云霓大夫的话吧，他的话说得朴实而真切。他曾跟海鹰说："得了病，身体就像一个破了瓷的碗，锔上了，小心捧着，能使一辈子；再折腾，碎了，恐怕就不好锔了。"

其实就是这个道理。身体的器官一旦受伤，就不再如同以往，就造下了"病根儿"。正像，糖尿病，得上了，谁还敢再敞开吃糖？高血压，只要戴了帽子，哪位还敢停药？青光眼，一天不滴眼药就是麻烦；肾病，也是一朝罹患，便要终生服药小心生活。那么癌症呢？我们都知道癌细胞并不轻易退出舞台，它虽在强烈的化疗放疗面

抗癌：防治复发
——癌症康复之策略

前低了头，但它并没有死，它龟缩一隅，等待时机，一旦发现本主身心疲惫、气血两亏，马上反扑回来。

这是现实，是被无数患者无数次地验证了的事实。所以，患者需要慢生活，癌症患者尤其需要慢生活。当然，这对老年患者来说容易接受，但是对中青年患者来说，让他们慢下来，仿佛是在剥夺他们未来的事业与重返正常生活的希望。

可是我要问：什么是人们应该有的正常生活？

是上班要超过八个小时吗？他们说，没错——大小会议、销售任务、创意分享、应酬客户——上班不超过十小时的员工不是好员工；

是不熬夜就不是现代青年吗？他们说，没错——要学习呀，白天时间都被工作占了，夜里不学什么时间学？就是不学习，还要陪客户去喝酒呀！哪一单合同不是酒桌上的成功？还有，要回微信呀，这时候不回难道上班时间回——不熬夜在今天太难了；

是旅行就要拼命跑吗？他们说，没错——一年就这几天假期，可旅游的圣地不断涌现，你们过去就知道个杭州、桂林、西安城，今天，不说欧美远的，就是国内那些犄角旮旯的地方都在向你招手，撩拨着你的心——脚步不快怎么行！

爱好是那么的多，目标是那么远，生活的压力越来越重，钱挣的速度永远赶不上花费的需求！

这就是我们今天的生活状况。

可是，我们的身体背负不了这许多的累！这要怨我们的祖先遗传下来的基因太脆弱了，这么不经折腾！

也是，纵观人类的进化史，从四腿爬行的动物到两腿直立的人，可能用了千万年的进化，从茹毛饮血到能够发明工具又经历了数万年的磨砺。人类的进步缓慢而扎实，人体的基因变化也一路小跑地尽量与其相适应。但是，从20世纪开始，社会经济技术的发展一日千里，人们都像打了强心剂一般，行为的节奏加快了数倍、数十倍，而人体基因的进化真的是跟不上了，它仍停留在数百年前的农耕时期，它适应的生活方式是：日出而作，日落而息，粗茶淡饭，闲步当车——缓慢而恬淡。

回想我们当初得病，不就是过度地使用了自己的身体，让它累了、疲了、乏了，肾虚脾亏，才积蓄起了肿瘤？而今，我们万幸地医好，就该回到本初，回到与我们身体的基因相适应的生活状态中。

前些日子翻阅《医海珠玉》一书，编者选录了晋代医者葛洪撰写的《抱朴子》

里的一段话，读来深感认同。

"才所不逮而强思之，伤也；力所不胜而强举之，伤也；深忧重恚，伤也；悲哀憔悴，伤也；喜乐过度，伤也；汲汲所欲，伤也；戚戚所患，伤也；久谈言笑，伤也；寝息失时，伤也；挽弓引弩，伤也；沉醉呕吐，伤也；饱食即卧，伤也；跳走喘乏，伤也；阴阳不交，伤也；积伤至尽，尽则早亡。"

一切的一切，在于度，在于不可"积伤至尽"。不是不可为，而是要量力为。不让小马拉大车，避免"以酒为浆，以妄为常"，要悠然自得，闲庭信步。总之，有劳而不过劳，劳逸结合，只有这样，我们的患者才能颐享天年。

这是我对海鹰和所有癌友的叮嘱与希望。

做最坏的准备，做最好的争取
——与一位晚期患者的谈话

准备死，不怕死，争取活！

——高文彬、于大元

2016年夏季的一天，夜深了。我的微信圈里有人@我，"徐老师，很想跟您私聊。能接受我吗？"

此人叫"风和"。从她微信名字的后缀看，她是肠癌患者。

几乎就在我按下"接受"键的同时，那边马上回过话来："我能跟您语音吗？"

"太晚了。家里人睡了。不好出声。你有问题先把详情写给我，我们明天起床后通话。你看好吗？"我在黑暗中写道。

天明了。打开微信。风和的来信直扑眼前。

"徐老师好！我于2011年1月12日被确诊为直肠癌3C期。做了手术、化疗。化疗方案是奥沙利铂、亚叶酸钙和佛尿嘧啶。2014年3月复发并转移盆腔，进行了30次放疗。复查时发现肺部有了新的病灶，又做了10次大剂量放疗。本计划再做化疗，但白细胞就是上不来，没做成。当时，Cea57。我去学了郭林新气功，也去看了中医，想靠这两样控制住，但效果不好。这期间，发现阴道子宫尿管受侵。2015年春天，又做化疗，方案是伊立替康，肿瘤没有变化，又行粒子植入。之后医生建议吃卡培他滨三个月，肿瘤仍有增长，便又更换成靶向药安维汀，到了12月底，靶向药只完成两个疗程便没法再继续。因为2016年1月，阴道大出血，先堵后查，发现不是子宫出血，而是动脉出血，遂行动脉栓塞。医生说，这可能是靶向药安维汀的副作用，也可能是粒子植入后出现了穿孔。出血反反复复好几次，直到4月才止住。那时身体虚弱无力，盆腔的肿瘤压迫神经疼得无法走路。去了几家医院，医生都不建议再化疗放疗了，只能回家靠中药维持。现在，我不知道该怎么办，家人也是干着急。难道我只有那一条路了？可我才45岁，我不甘心啊！徐老师，您能有什么建议吗？您知道还有什么治疗方法吗？"接下来是一连串的"抱拳"！

第二章
应对癌魔的策略

我知道我遇到了一位最难的患者——她试过了西医几乎所有的治疗手段——手术、化疗、放疗、靶向，甚至粒子植入，也尝试了中医和气功，但都没阻止住肿瘤的发展。她现在的身体如同一个筛子，千疮百孔，哪都需要修补，又如一摊烂泥，想扶，却无从下手。这是一位典型的从身体到精神都走向低谷的晚期患者。那天，就在她最无助的时候，她在群里看到了我，希望能拉住我，求得一条逃生的路。可是我呀，真愧对那一连串的"抱拳"！

我清楚地知道，我不是医生，我拿不出任何可以马上见效的治疗办法。我心疼她，可真的不知该怎样救她。说什么呢？我不知道。可我仍习惯性地呼叫了她。

"是徐老师吗？呜……"风和哭了，哭得那么伤心，"没想到真的能与您通话，呜……对不起……"

"没关系，哭吧，哭出来就好了。"我安慰着她。我想，也许我的意义就是听听她的哭，听听她的讲。

风和慢慢平静了。

"风和，你在哪儿？"

"北京。通县。"

"有孩子吗？"

"一个儿子。"

"多大了？"

"十七岁了。今年上大一。其实，我们家孩子以前学习特好，就是我一病，让他分了心。本来能考上一本，现在只能上个大专。我刚得病那会儿，孩子小，我躺在床上，远远地看着他写作业，可我发现他总瞥着小眼睛偷偷看我，一会儿一眼，一会儿一眼……"风和又说不下去了。

"可你的儿子是不是一下懂事了？"

"你怎么知道？还真是。自从我病了，儿子就一下长大了，家里的活儿总抢着干，刷个碗呀，扫个地呀，他都不吭气地干了。对人还特有礼貌。邻居、老师都夸他懂事。他特有人缘儿。"

"这就是你的福气呀。你虽然病了，可换来儿子懂事了，成熟了，也就不亏了。"

"没让孩子考上理想的大学，想着都难过。"

"嗨，这个你倒不必遗憾。不是都说吗，一流的学生当高管，二流的学生当老板。今后成功不成功，靠的不是哪个大学毕业的，靠的是人缘儿，是会处事。"

抗癌：防治复发
——癌症康复之策略

"我也是这么安慰自己。可一想到自己要走了，还是舍不得孩子，舍不得这个家。"风和又哽咽了。

"能告诉我你是做什么工作的吗？"

"嗯……原来是英语老师，现在就是一个农民。"

"为什么？"

"有些事跟你们城里人说，你们不会明白。当年我上中学的时候，农村教育质量不高，一个班五十来号人，高考时能考上的，能有学上的，也不过四五人。我就是这四五人里的一个，也算农村中的佼佼者了。当时我考上了一个'英语师资培训班'，出来当中学英语老师。当年，这可了不得，是村里的大喜事，人们那个羡慕呀！因为，那会儿，只要考上了大学，考上了中专技校，就自动'农转非'，就意味着你是城市户口了，就是城里人了。可是，等我进了这个师资班才知道，他们这个'农转非'的指标没落实。学校跟我们说，别急，正审批着呢，毕业时一定给你们，放心学吧。就这样，我们学了三年。直到毕业，这个城市户口也没拿到。学校又说，先工作，以后批下来再补上。我被分配到一所农村中学教初中一年级英语。那时，学生多，一个年级14个班，700多名学生。真忙。我们算民办教师，没有人家正式教师待遇高。正式的，一个月工资两千多元，我们是三分之一，700元。而且，学校总把差生班甩给民办教师，教的全是些调皮捣蛋成绩不好的孩子，教着真累。领导每年都说，'再等等，今年就能转正，再等等。'就这样，我教了十五年，我等了十五年！可十五年没等来'农转非'的批文，到头来，等到的却是'取缔民办教师'的文件！我跟所有民办老师一样，被辞退了。我又回到农村，成了地地道道的农民……"

风和跟我唠叨着她的人生。这时不是她想哭，是我想哭。如果这个故事的主人翁是我，我会怎样？得癌。一定的。

"那你现在靠什么生活？"

"我老公是个下岗工人。现在自己做些小买卖。勉强够用吧。前两年国家给农村人上了医保，看病能报销70%，一年两万元封顶。这就很不错了，原来一分没有。去年，我的肿瘤复发，家里为了救我，拼死一搏，拿出了全部积蓄给我买自费的靶向药。可是又失败了……"

我们的谈话终于回到癌症，回到治疗的办法上来。

"风和呀，你知道我不是医生，对肠癌也不熟悉。可能我今天不会给你什么治疗上的建议，但是，我想帮你理理思路。你愿意听吗？"

"愿意。我想听您说。"

"是这样，风和，从你的信里和话里我知道你对自己的身体和治疗很失望，甚至想到了那最后的结局。我感觉，你的心很乱，有点慌不择路，这让你在治疗上没了章法。在心态上呢，也是起起伏伏，一会儿看到希望，一会儿又彻底失望，有时想到孩子，就想拼力再搏，有时又想到家里的经济条件就打算放弃。你一直处在这种左右摇摆、心无定数的状态下，用中医的说法，你的心火很重，这对肿瘤会有刺激作用，对康复不利。我想，你的当务之急是让心静下来。你目前的状态不行。"

"徐老师，您接着说。我听着呢。"

"其实，有些话说出来挺残酷，可是，为了能让晚期患者真正踏实下来，我会跟患者讲到死，讲到我们要为死做好准备。我不知道你风和介意我说这个字吗？"

"不介意。我早就想到过我可能没多长时间了。"

"其实，作为癌症患者，都会想过死，只不过有人想得深些，有人想得浅些，有人是主动地想，有人是被动地想，有的人见到了治疗的效果，就不去想了，可有人复发了，还会接着想。当然，有人害怕'死'这个字眼，躲着它，即便死亡真的来临，他也是被动地接着；可有人不怕这个字眼，直面它，思考它，从容面对它。古人说得好'人固有一死'，谁也逃不脱，只是时间的迟早而已。你风和，既然知道自己的病已到晚期，知道哪个医院的医生都不建议你治疗了，那就是到了要认真思考死亡、为死亡做好准备的时候了。这么做，是为了让自己活得更从容，走得更踏实。我建议，你可以找个合适的时候，一家三口近近地坐在一起，说说自己的人生，聊聊自己的家庭，告诉他们家里还有什么家底儿，家产打算怎么安排，嘱咐老公要善待儿子，告诉儿子要理解父亲。你还要说明，跟他们相处的这段人生你很幸福，现在你要提前走了，不是不要他们了，而是换个地方，到天上看着他们了……"

我慢慢地说着，能听到风和静静的呼吸声。

"这是我要说的第一点——你要为死做好准备。这样做，是为了使自己的心能真正平静下来。心静有两点好处，第一点是你不再焦躁，焦躁，在中医里说，叫引起虚火，在西医里说，叫引起'过氧化'，这都直接伤害你自身的免疫力并促使肿瘤长大；心静的第二点好处是，你不会轻易地再受什么'新技术'的蛊惑了，这可以避免身体继续遭受那些无用而有害的治疗，能为自己保留下目前尚存的这点儿元气。"

抗癌：防治复发
——癌症康复之策略

"我要说的第二点是——当你把死想明白了你就不怕了。不怕，是绝地反击的基石。怕死亡，你总觉得自己离死很近，每天都在接近死，走向死，结果是越活越悲哀；可是，当你不怕死了，或者说，你确定自己已经是死过一回了，你就发现，你活一天就赚一天，每一天都在走向新生。你知道吗，我们在玉渊潭抗癌乐园里有一位刘大哥，他也是肠癌患者，他说得非常好——咱们是从八宝山往回走的人，活一天赚一天，越活离八宝山越远！他如今活了四年了，他说，他已经往回走到公主坟了（公主坟是北京长安街上的一站）。"

"第三点，我想说，虽然我们准备好了死，但我们从主观上并不放弃活，而是要尝试着给自己的身体找到一种平衡，孕化出一团正气，酝酿出一种更沉稳、更坚实的心态，目的是要'争取活'！你要靠自己的悟性去感知身体，学会对付着它，争取活一天，再活一天。风和呀，你可以先给自己设定个目标，比如，'我要活到这个周末'，到了周末，小小鼓励一下自己，再设定一个目标——'我要活到儿子下次考试'，或者'我要看着老公把这批货卖出去'……就这么以一种积极乐观的心态，一小步一小步地往前走，走出自己生命的长度。我年轻时候听过这么句歇后语，不知你听说过没有，叫'穿着毛窝踢足球——蔫拱'。人生有很多时候，就是靠这种不惹眼的小动作，溜着边儿，一路带球慢跑，一不留神，球拱进球门，赢了！"

当我在给风和讲这些话的时候，眼前会浮现自己当年考大学时的情景。

1978年，国家恢复高考。那时的我跟所有年轻人一样，想考，可从没学过，什么也不会。政治、语文、数学、历史、地理，哪门也不行。文科好说，背就是了，可数学呢？硬碰硬。公式、定理，不懂就是不懂，蒙不了。但是，时间紧呀，从我决定参考到开考，只有两个月时间。妹妹帮我找来了数学书，从初一到高三，12本，山一样落在我的眼前。我想放弃它，可我的一个好友跟我说"你想凭高考从山西回到北京，你就必须拿高分！文科考生，谁不会背那些历史地理题，要想拿高分，只有拼数学！你没有退路！"为此，我只能啃那12本数学书。我给自己规定了时间，初中课本，两天一本，高中的三天一本，一个月必须学完。一个月过去了，书是看完了，但是看完后面的，忘了前面的。这时候，真是心乱如麻。为了学数学，没时间背历史、地理、政治，到时候可能什么都丢了。怎么办？可是，为了回北京，我仍然不能放弃它。最后一周了，我让自己又把这12本书看了一遍，仅仅是看，是理解，没有时间做题！就在考试的前一天，我告诉自己：文科的分我基本有了，数学的分，有一分算一分吧，只能凭着自己的理解，能做一道是一道了，不要挑题，不要跳题，不让自己心乱，反正就是这个水平了！那天，在数学的考场上，我出奇地冷静，拿到卷子，眼睛绝不往下扫，从第一道题慢慢做起，一道，两道，三道，我头脑清晰，心静如水。铃声响了——"啊，再给我几分钟，我能拿满分！"我知道，我这次真是创造奇迹了，我以一种笃定失败的心态换来了冷静，又以冷静换来了成功。那年的秋天，我从山西回到了北京。后来，在我人生的几个转折点上我都遇到过相似的情景。这些经历反复地在告诉我，有一种成功叫"置之死地而后生"！

我跟风和说："上面讲的三点是心态，至于方法嘛，我建议你还是应该找个好中医，请他给你开个方子，不要急着化瘤，而是帮你托住底气。再者，你要运动，'生命在于运动'这句话不是口号而是真理，因为只有运动才能推动身体里正气的运行和血液的流动，才能吐故纳新，才有生命的希望。你学过郭林新气功，可以根据自己的身体状况对它做些调整，能练多少是多少。你说你不能走，是不是可以先坐着轮椅出去，找棵树，起来站一站，伸伸腰，挥挥臂，或练练静功？总之，不能在家躺着。躺着就把自己躺软了。"

"对，我家门口就是运河，我出去活动活动，跟邻居们聊聊天，心情也会好。"

"风和，你可以上网，到新浪博客里找一个叫'广品山人'的博客看一看。你一定会有启发。山人是一位胃癌的晚期患者，复发后，胃全切。当年，一个30多岁的大小伙子，瘦得只剩70斤，谁都以为他活不成了。就在那种情况下，他放弃了一切激进式的治疗手段，慢慢对付着，终于走出了麻缠。十几年了，他活着。他本来就是北大中文系的才子，现在他用自己富于文采的笔写人生，记录自己的抗癌感悟和经历。在他的文章里，你能感到他意志的坚定，感到他约束自己的毅力，以及看到他绝地求生的方法。他在我心中，就是晚期患者应该效仿的榜样。我虽然没有见过他，但我真是佩服他。我希望所有的晚期患者都能像他一样，走出自己的抗癌之路，活下来！"

"谢谢您，徐老师，您说的，我记住了，我一定按您说的做！"

这时的风和，嗓音那么清脆，再没有哽咽声。

要说明的是，就是在与风和谈话的半月前，我恰巧在一个叫"爱彼利吾郭林新气功"的癌友圈里听到一位叫卞宝程的肠癌患者讲述他的抗癌感悟，他讲到他的气功老师于大元先生说过的一句话："作为癌症患者要准备死，不怕死，争取活！"对于大元先生的话我深以为然，并感心灵相通。后来知道，这句话的前半句出于高文彬先生之口，而半句是于大元先生在此基础上的发展。

高文彬、于大元先生都是晚期癌症患者，也是受郭林老师真传的第一代弟子，更是作家柯岩在其报告文学《癌症≠死亡》中描写的重要人物。在郭林老师过世后，他们成为郭林新气功的旗舰式传播者。

所以，"准备死，不怕死，争取活"这九个字就成为我与风和谈话的纲领与脉络。我感恩于前辈给我的明示与启迪。

致敬，高文彬先生！致敬，于大元先生！

（注：毛窝——北方百姓手工缝制的捏鼻梁式大棉鞋。）

癌症患者的性生活

> 说到癌症患者要不要有夫妻生活，我的观点是顺从自然。
>
> 记住两点：一是欲不可绝，二是欲不可纵。
>
> ——中医祝肇刚

"徐老师，您知道吗，受《抗癌：第一时间的抉择》一书之影响，十多天来，我开始努力培养对性的感知。从语言情感的表达到肢体的触碰，如亲吻、抚摸、拥抱。慢慢地身体竟然有了触电之感。今天，就在今天早晨，我们自然而然地完成了患病一年后的第一次性生活。而且，没有任何不适之感。真好！真的，真好！我想，应该把这个喜悦之情第一个与您分享。这样，我们的幸福就放大了很多倍。在阅读此书前，我以为性生活会因癌症的光临从此而消失。是您，亲爱的老师，让我重拾信心，并找回了属于我们的人性之爱。谢谢！谢谢《抗癌：第一时间的抉择》！"

这是一位叫"春风化雨"的患者发给我的微信。我不知他是谁，是男是女，多大岁数，什么病痛，可他那么信任我，把他最私密的事情毫无保留地向我倾诉，我真的好感动。

当然，事情的起因是我的书。

2013年，我在写《抗癌：第一时间的抉择》时，犹豫再三，还是在最后加写了一章"癌症与性：有生命就有爱"。这一章较详细地记述了西方癌症专家对癌症患者重拾性生活的指导，包括心理的和技术的，我希望借西方医生之口说出那些我们东方人难以启齿的话，从而能帮助我们的患者重新建立起正常的夫妻生活，享受新生的快乐。

记得书刚出版不久，一位女性患者在玉渊潭公园遇到我，伏在我耳边说："徐大姐呀，你的书那最后一章写得太好了，解决了我好久以来的困惑——我们癌症患者到底该不该有夫妻生活。你知道吗，这事我问过我的主治医生，那天我小声问她：'大夫，我们患者能有夫妻生活吗？'结果，那位大夫说：'你都这样了，还想那事！'她嗓门还特大，弄得我特不好意思，以后再也不敢问了。可是，你知道，虽然我是患者，可我老公是正常人呀！"

后来我还在微信群里遇到过一位男士，40来岁，广东人。他第一次联系我时是要跟我商量他的治疗方案，几个月后他来信说，他肿瘤下去了，身体感觉不错，最后还专门加了一句"我又开始有夫妻生活了！"他的这句话逗得我笑了好久。虽然没见过面，但我能感到他重生后的喜悦。

然而，距上次写书，时间又过去三年。三年的时间足以让我遇到更多，想到更多，也努力地去请教和学习得更多。此时，我想把我的所遇所思所学讲给远方的患者。

2014年年底，一位山西的患者走了，男性，40来岁，原本只是一个二期的淋巴瘤。

2015年年初，一位甘肃的患者走了，男性，肺癌，40来岁，本已经治疗得不错，可不知为什么，复发。

2015年夏，一位内蒙古的患者走了，男性，50来岁，肺癌，本已经康复两年。

2015年年末，一位新疆的患者走了，男性，40多岁，也是身上没有了实体瘤，据说复发的原因是泡了温泉。

……

当这些癌友复发或离去后，我会思索良久：为什么？是什么导致了他们的复发？是生气？还是劳累？还是其他？这里有什么共性的东西？

有一天，与其中的一位遗孀聊天，她告诉我，他们夫妻的感情是那么好，他们曾那么恩爱——每天晚上一起泡脚，脚背擦着脚背，每天夜里互枕而眠，大腿搭着大腿……

回头一看，这几位患者均有一个深爱他，也被他深爱的妻子。

莫非，复发的原因与"爱"有关？

带着这个问题我请教了几位中医。

首先请教的是祝肇刚大夫。祝大夫家学渊博，是中国四大名医施今墨先生的亲外孙、名医祝谌予教授之子，所谓的"施门祝氏"的后人。我曾与祝大夫在电话里聊过天，每每听他说到中国传统医学的医理与药理总有醍醐灌顶之感。所以，这个问题也很想听听他的见解。为避免冒昧，我把问题发给了祝大夫的太太张女士："大姐，你好。一个癌友圈的版主想让我在群里谈谈'癌症与夫妻生活的关系'，因为这个问题处理不好会影响夫妻感情。我是外行，想请教祝大夫，想听听他对这个问题怎么看。"

两天后，祝大夫来电话了。

"徐晓,你提出了一个很好的问题。如果问我怎么看待患者的夫妻生活,一句话——顺从自然。

"这个问题要分两步说。对于健康人,古人有言,'食色,性也。'也有言:'男不可无女,女不可无男,无女则意动,意动则神劳,神劳则损寿。'这是孙思邈在《千金要方》里讲的。所以,有夫妻生活是正常的事情,是有利于健康的。

"再说到'癌症患者要不要有夫妻生活?'或'什么时候可以有夫妻生活?'仍然要师法自然。当患者刚得病的时候,惊吓、体弱,他绝没有那个想法;手术了,化疗了,那个对身体损伤很大,人弱得连路都走不了了,他会想那事吗?不会。只有当他好转了,体力恢复了,他才会想,才会有这个需求。这个时候有一次,正常,满则溢嘛,不会有损健康,还会对他的心情好转有帮助。

"可另一方面,夫妻生活一定要讲究'度'。明代的医学家张景岳在他的《类经》里就说到:欲不可纵,纵则精竭;精不可竭,竭则精散。意思就是说,性欲是不可放纵的,放纵了,就会使精气衰竭,而精气衰竭了,人的生命力就绝尽了。我们是患者,要保护好自己为数不多的精气。如果夫妻生活过于频繁,就会造成身体的虚空,复发就在所难免。

"有人问,作为患者,多少天过一次夫妻生活合适啊?我还是那句话:顺乎自然。古书里的说法是:'二十者,四日一泄;三十者,八日一泄;四十者,十六日一泄……'那是根据当时的年代总结出的经验。但是,现在的社会生活发生了很大变化,吃的比以前好了,可工作压力大了,体力劳动少了,可脑力劳动多了,所以,我们还是应该强调个体的差异,强调要以自己的体力和感觉来告诉自己什么时候可以做,什么时候应该停。

"有人说到,没了夫妻生活可能要影响夫妻关系。其实,这时候最考验夫妻感情。感情好,就要相互体谅。患者正在化疗,损伤很大,对这类事没有兴趣,你勉强他?不能。等他好了,有需求了,你配合他,水到渠成,好事一桩。

"记住两点:一是欲不可绝,二是欲不可纵。"

我说:"您的意思是——可以有,但是不能过度。"

"是喽,就是这个意思。"

放下祝大夫的电话,我把他的话又默想了一遍——明确而清晰。但是,我发现我仍有一个问题没解决,可我不好意思再向他开口,我想问一位女医生。

第二天,我专程到温哥华高级中医师赵书群大夫的诊所去求教。

"赵大夫，您好。有个问题请教：不知您怎么看待癌症患者的性生活？我心里有个事不明白，就是在夫妻生活中，男性是付出者，如果说此事对男人的身体会造成影响，那么这种事对女性有没有影响呢？"

赵大夫笑了，"怎么会没有影响呢，都是人呀。就说夫妻行房之时，都有激情，都有分泌物，都是整个身心的活动。事情过后，男人疲倦，女人也会疲倦呀。所以，女性患者也有节欲一说。

"过去，古人对夫妻生活讲究很多，要看季节，看天气，所谓同房时要避开大风、大雨、大雾、大寒、大暑这些气候现象，还要避开闪电打雷、日食月食这些自然现象，这可能是古人对坐胎的慎重，我们现在不说那事。但是对于患者，我们还是要多强调一些'避讳'。比如中医祖师爷孙思邈有段话'凡新沐、远行及疲,饱食、醉酒、大喜、大悲、男女热病未瘥、女子月血、新产者，皆不可合阴阳。'就是说，你刚洗了热水澡，长时间泡了温泉，旅途劳累，吃得过饱，或者情绪上受了大刺激，有了大波动，或者身体有病，没有彻底痊愈，都不能有性生活。因为，那是人体疲惫虚弱的时候。我们说'生病起于过用'和'形体劳役则脾病'说的就是劳累了就会出问题。你的肾虚了，脾有病了，癌细胞就起来了。

"所以，我的观点是，患者只要康复了，可以有性生活，但是要有节制，男患者如此，女患者也不例外。当然，男患者尤其如此。"

两个月后，海鹰去见我们的战友，也是一直给海鹰看病的中医步云霓大夫。回来他跟我说，"今天我问云霓了，怎么把握夫妻生活中的度。"

"步大夫怎么说？"我问。

"步大夫说，'天下之理，总归自然，肾气胜者，多欲无妨，肾气衰者，自当节养。房事过后，腰不酸，气不短，不疲惫，第二天，仍然精力旺盛，这就算合适。'当然，云霓还是提到，'你们是写书的，要告诉患者，别累着，我指的是——方方面面！'"

以上是我们请教三位中医的谈话内容。这三位中医，均师出名门，均家学渊博，均独有建树。在"癌症患者的性生活"这个问题上，虽然他们说话的角度不同，语气不同，但道理一致。我希望他们的嘱咐能被我们的患者重视，把好日子过得舒缓而绵长。

造血干细胞移植后的复发率究竟有多高？
——都是医生说的，我该相信谁

> 国家应该立法为这块最不起眼的医疗部门拨出款项，
> 让独立的研究者来评估医疗措施的利弊得失，
> 并让研究结果以易于了解的方式提供给大众。
> ——[德] 尤格·布莱克

在恶性淋巴瘤、骨髓瘤的治疗过程中，患者常会听到这样一种疗法，叫"自体造血干细胞移植"。这种疗法不在常规的"标准治疗"范围内，却常被医生所推荐。有的医生会动员患者去做，会说："你做了，就不复发了，就痊愈了"，甚至会说，"你不做就很可能复发，一旦复发就没治了"。

我相信，每一个癌症患者都害怕复发，因为复发可能意味着不治；而每一个癌症患者最大的愿望就是不复发，从此与癌症拜拜。所以，用"不复发"一词作为诱惑来推荐一种疗法，其吸引力真是太大了！

但是，做了"造血干细胞移植"真的会像某些医生说的那样"不复发"吗？

不是。

实践告诉我们不是，身边的患者告诉我们不是，而且"绝对不是"！

那么，它的复发率到底是多少？

以前，我没有见过一个来自权威医疗机构的数字，我不敢说，不能说。

然而，就在最近一段时间，我听到了关于"造血干细胞移植复发率"的几种说法，它们均来自医生，来自那些被我们称为权威医院的专业医生。蹊跷的是，他们说的数字间的差距竟如此之大！我想，我有责任将他们的话讲给我们的患者听，由我们的患者自己去思考去评判。

给我讲述这些"对话"的均是患者。

先从周先生的讲述开始吧。

周先生是我在加拿大温哥华结识的患者，上海人，会计师。他得病的时候是

抗癌：防治复发
——癌症康复之策略

2014年的初冬，因为看过我们的《抗癌：第一时间的抉择》一书，很有感触，便由朋友介绍结识。以后，我们也成了非常要好的朋友。

周先生的问题发生在腹腔，最初的症状是肠胃不适，后来发烧，白血球数值低，经检查，胃的下部有一肿物，2厘米左右，脖子上也有一个，便从颈下做了穿刺活检，定性为非霍奇金淋巴瘤，弥漫大B性。行R-CHOP方案，六个疗程。

到了2015年初夏，周先生打电话给我，说他近期做了Pet-CT，腹腔里那个肿物仍在，活检说仍有癌性，医生建议他做"自体干细胞移植"。

我说，做移植就要经受大剂量化疗，很多人受不了。可他说，他的主治医生珊妮博士说了，对他的治疗，标准的治疗方案已经不起作用，只剩下这一种办法，如果不做，就回家等着好了。周先生问珊妮医生，到底造血干细胞移植有多大的把握，珊妮医生说，"有50%的希望可以痊愈，可以永不复发。"

接下来是周先生为造血干细胞移植要做的准备——验血、透视、心电图，甚至补牙、洗牙，从头到脚，里里外外，一共花了三个月时间。其间，我总想试探着劝他回头，可他说："我跟海鹰不一样，我身上还有瘤子。医生说了，做，就有50%的希望可以痊愈。"

2015年8月，周先生住进了移植病房。

待他再从移植病房出来，我们通电话时，周先生却告诉我这样一段对话：

"徐晓，你知道吗？当我躺到采集干细胞的床上，前来操作的医生过来跟我有个谈话。他跟我说'周先生，您知道吗，您现在做的叫造血干细胞移植，它的成功率大约在30%，将有70%的人还会复发，而且一旦复发，其后果十分严重。'我很奇怪，马上问他，'医生，你说的成功率怎么是30%？不是50%吗？'医生反问，'谁跟你说50%啦？'我说，'我的主治医生。''那我现在负责任地告诉你，是30%，不是50%！你现在可以后悔，来得及。'徐晓，这就是采集干细胞的医生跟我说的话。可是，我已经为此努力好几个月了，我怎么后悔，怎么跟主治医生交代？怎么下得去那张床？我只能往前走了。"

至于周先生以后的情况，这里先不说。此处我只是想让读者记住两个数字：一是主治医生说的"50%"，二是操作的医生讲的"30%"。

他们讲的是成功率。换言之，复发率——一个是"50%"，一个是"70%"！

这是发生在西方医院里的事情。

另一个故事发生在北京，发生在一家著名的三甲医院。

第二章
应对癌魔的策略

2016年深秋，北京，一个老友一定要见我，还要带上他的太太和太太的好友，以及太太好友的丈夫。他说，他们两家人是几十年的朋友，这两年每家又都有了癌症患者，同病相怜让他们走得更近，加上他们都看了我的书，感触很多，很想跟我交流。我说，那就玉渊潭公园见吧。

那天与我交流的主要对象是另一家人的太太华女士。经她的口，我知道了她丈夫的病，以及治疗的经过。她的丈夫跟我们的经历相仿，曾经是东北兵团的知青，后来做生意，干得很出色。2016年春，因身体虚弱就诊，被确诊为多发性骨髓瘤，遂到北京一家以治疗血液病出名的三甲医院治疗。

多发性骨髓瘤如同淋巴瘤，属于血液病，所以不必手术，只是化疗。华女士的丈夫化疗三个疗程后，因为效果好，医生建议他马上做造血干细胞移植。当时医生跟他们强调的是：做了移植，就有70%的痊愈可能，复发的概率仅为30%。而且，即使复发，也大多是在13个月以后。13个月呀，那就会有更多的新药出现了，患者就会有更多的治愈的希望。所以，做移植是利大于弊。

华女士的丈夫被说服了。他想做。

然而，当患者进了手术室，前来"采干"（采集干细胞）的医生（据说也是该医院的那个专业科室的主任）跟他们谈话说："你们马上要做的是自体造血干细胞移植。这个移植风险很大，而且，几乎是百分之百的复发率。"

华女士一听这个比率心就一惊，"不是说复发率仅为30%吗？怎么变成了百分之百呢？"

"不管其他医生怎么说，'百分之百'是我的经验。你们可以重新考虑。没关系。"采干医生说。

谈话僵持在那里，怎么办？华女士的丈夫说："都准备好了，就做吧。反正都是复发。做了呢，即便复发也是13个月以后的事了，谁让咱得了这么个病呢。"

就这样，他做了。

事后，华女士问丈夫的主治医生："为什么前来'采干'的医生说复发的概率是百分之百？真的吗？"

"那边的医生真的这样说了吗？"主治医生问。

"是呀。"华女士答。

主治医生的脸色马上变了，转身跟同一个诊室的大夫说："告诉院长去，他们这不是拆咱们台吗？咱们多不容易动员一个患者做呀，几句话就让他们给煽乎没

抗癌：防治复发
——癌症康复之策略

了。"

然后，又对华女士说："麻烦您给写一个证明。就把你们那天听采干医生讲的话原封不动地写下来。我们必须得上院长那里告他们去！"

华女士跟我说："我没写。我知道人家'采干'医生也是好心。我不能往他们的矛盾里掺和。"

这就是我在北京听到的又一个有关造血干细胞移植复发概率的对话。

如果，光有西方的"采干"医生站出来说话，我会想，可能是西方的医生过于严谨，一定要把数字说准确，把50%修改为30%。那么，中国的这位"采干"医生也坚持要修改这个比率，也仅仅是为了一个数字的准确度吗？

我想，不是。因为，从这两位操作医生与患者的谈话里，我能感到一种情绪，一种难言的，不好直说，但又希望患者领悟的劝导——现在后悔，不要做了，下床去。

为什么？

真的就像华女士丈夫的主治医生想的那样——采干医生在拆他们的台？如果按照这个逻辑，莫不是西方的那位采干医生也与前台的主治医生有仇？

如果不是，那是为什么？为什么中西方的采干医生都是一种态度，他们隔着大洋大海，没有串联，可表达出来的意思却是一样？

有人会想到经济利益。会认为是前台的医生拿了移植的提成没分给后台的医生，所以引起后台医生的不满。可我不这样认为，因为按照这个逻辑，西方的医生也是拿了这种钱？如是，那他们早都做不成了，等不到今天。当然，西方也会有行业性的经济利益，但是，这种利益的分配绝不会在行业内还厚此薄彼。

有人会想到功名。会认为只要是移植成功了，功名会记在医生身上。可我想，但凡此事要是有些功名，也应该记在技术层面上的医生多一些，记在前台推广层面上的医生少一点。

有人会想到省力。会认为操作的医生要把患者劝退了，他就省事了，就歇了。可我不这样想，因为，作为一个劳动者，没活干就意味着失业，而一个权威医院的专业医生，都是精英式的人物，他如果懒，干不到今天这个份上，他想忙，想出成绩都来不及，哪有推掉业务歇着的道理？

那么，到底是什么，是什么让操作的医生这般急切地想要阻止这种移植？我想，只有一种可能，那就是真相，就是见识——是真实的移植现场的见识，是患者在大剂量化疗时百般挣扎的痛苦现状的见识，是有些患者下不了治疗台或出不了无菌室便撒手人寰的见识，或者是经过移植的患者走出医院时，那留在医生脑海里的虚弱无力的背影……挥之不去呀！

这些现场的见识会打动医生的心。作为一个有仁心的医生，他会去提醒患者在风险面前三思而行，一定会。如果是我，我也会。

但是，人们可能会继续问，按照你的逻辑，后台医生阻止患者移植是因为善良，那么前台的医生推荐患者移植就是不善良了？非此，又做何解释？

我希望把他们想得好一些。

我猜想，他们是没看到患者在治疗台上的痛苦，面对的却是患者无药可治时的绝望。或者，他们是太想在癌症治疗上有所突破了，太想在试验的路上往前走一步了！试想，当一个患者站在他的面前，问他："大夫，我手术也做了，放化疗也做了，可一切手段都没起作用，我又复发了，您说，我该怎么办？您还有其他什么办法吗？"那是一个尴尬的局面。我想，此时的医生，但凡他手边有一种新的疗法，尽管不成熟，或许只有百分之一的希望，哪怕仅是一根轻飘的稻草，他也愿意试试！同样，患者也愿意试试！

但是，试验的真相呢？

没人应答。

是医生们把真相有选择性地保留了？还是大家集体在对真相视而不见？或是医生们真是忙得没有机会去对患者进行回访，没有一个机构能把散乱的数字进行归纳、统计和梳理？

为此，我呼吁，我们患者呼吁，希望我们的医生和医院能花些时间和精力做些调查，做些研究：

今年本院做了多少例移植？

三年来、五年来、十年来本院做过多少例移植？

迄今为止有多少人活着？

有多少人曾经复发？

什么时候复发？

复发后他们是怎样治疗的？采用了哪些手段？

活着的，他们目前的身体状态怎样？

离去的，什么原因？与移植有多少时间的间隔？

还有，最好还有：

抗癌：防治复发
——癌症康复之策略

当年收治的没有接受移植的患者情况又怎样？死了？还是活着？他们活得好吗？

……

我想，医院做这个调查应该不会太难，毕竟我们每个患者在治疗的时候都是提供了真实的地址、电话，及亲属的联系方式，而我们每位患者和家属也并不会拒绝医生的回访——只要对抗癌有利，只要能够救助更多的后来者。

当然，最好，这个调查由一个与肿瘤医院、专科医生、制药公司毫无关系的第三方来做，他们可以是社会研究者，也可以是退休的其他科别的医生。其目的是为了这个调查客观而公正——调查中不要跳过谁、遗漏谁、回避谁，不粉饰，不涂黑，不编造，从而，能听到患者真实的后续的故事，得出那个准确的数字。

我希望，那个数字可以成为一个真正意义上的法官，告诉我们，经它的评判，到底是前台的主治医生说得对，还是后台操作的医生说得对，言下之意，这项技术是利大于弊，还是弊大于利。

毕竟，这个裁决，对医生、对患者、对国家的医疗保障系统都有好处——它可以让我们在这一点上避免过度治疗，从而挽救更多患者的生命！

当然，它还有一个副产品，那就是——它会告诉我们，那些极力推荐移植技术的大夫是否真的善良！

下面，我想引述一段德国医学理论家尤格·布莱克在《无效的医疗》一书中的话作为此文的结尾：

"在我们每年为医疗体系付出的数千亿欧元当中，花在所谓的成效研究的部分实在少得可怜。国家应该立法为这块最不起眼的医疗部门拨出款项，让独立的研究者来评估医疗措施的利弊得失，并让研究结果以易于了解的方式提供给大众。"

我想，这位医学专家的话代表了我们所有患者的愿望。

你怎么就没劝住我做造血干细胞移植呢?
——一位患者临终前对他太太的抱怨

> 得了癌症,就如面对绝壁。
> 无路可走吗?非也。
> 老话有"天无绝人之路"一说。真理。
> 但,那条路在哪?
> 在荆棘遮盖的砾石嶙峋的曲曲弯弯的缝隙间。
> 你要走过去,就要有庖丁解牛般的悟性和技巧。

周先生是我在温哥华的朋友,也是一位淋巴瘤患者。他走了。走在 2016 年冬至这一天。

隔天是他的告别会。我得去送他。

当我推开告别室的门,周太太正站在周先生的棺木前,她见我进来,紧赶几步,一下拉住了我:"徐晓,谢谢你来。"随后,她哽咽了,"这都怨我,是我没有照顾好老周,是我没抓住他把他拉回来。老周临走前问我:'你怎么就没劝住我做干细胞移植呢?'可我当时什么也不懂呀!"周太太泪如雨下。

看着悲痛万分的周太太,看着棺木里熟睡的周先生,我内心一样悔恨——为什么就没有多劝劝他,就这样任着他一路地过度治疗?如果说周太太不懂,可我并非不懂。这么一个好人,一个我和海鹰都希望结为一生朋友的人,却从我的身边带着遗憾走了。这都是为什么?

周太太的悔恨同样敲击着我的心。

我与周先生相识在 2014 年的冬天。

他是一位朋友介绍过来的,是朋友在上海同济大学读书时的同学,因为得了与海鹰一样的病,很希望交流。我说,来吧,能在温哥华遇上同病相怜的患者不容易。

周先生人没来电话先来了。他声音很好听,带着上海男人的客气与委婉。他说,

抗癌：防治复发
——癌症康复之策略

他两个月前因为肠胃不舒服，加上发烧，到医院检查，发现腹腔里有一个肿瘤，在颈下也有一个。遂在颈下做了穿刺活检，确诊为非霍奇金淋巴瘤，弥漫大B性，三期A，在温哥华癌症医院采用R-CHOP方案化疗。

周先生在治疗上没有什么疑问，给我电话，就是想知道能吃些什么。"徐晓，你说我能吃海鲜吗？能吃牛羊肉吗？不吃羊肉，猪肉鸡肉总是应该吃些吧？我是真想吃的，不吃会没有力气的。还有，坚果好不好吃呀？我喜欢吃坚果。会上火吗？灵芝粉好不好用呀？有人推荐，有作用吗？……"。我一面根据我的经验和中医的理念讲给他吃上要注意些什么，一面想把话题转到治疗上，因为，他当时正在化疗，而防止过度治疗才是此时最应该注意的问题。周先生说，他身体一直很好，化疗的副作用他都能忍受，没关系的，他行。

几次通话后，他登门来访，50多公里，他自己开车来的。我说，你刚经过化疗，要注意休息。他说，没关系，他很好，还能工作。我说，休息吧，60多岁了，又得了病，别干了。可他说，财务工作对他来说就是休息，很轻松的。确实，说起财务税务，他真是如数家珍，多复杂的问题，经他一讲，条理清晰，简单明了，真真令人佩服。他真诚热情，知识渊博，英语又好，所以，在很多问题上他成了我们可以请教的老师。

转眼到了2015年5月，周先生来电话，说他照了Pet-CT,报告说他腹部的那个瘤子仍在，2厘米，稍有活性，医生建议他做造血干细胞移植。

我从心里抵触移植，因为不少患者曾跟我讲过移植的经历，满满都是悔恨。但我不好直愣愣地跟周先生说"不能做"，只是说"怎么这里的医生也建议你做干细胞移植呢？两年前，就是这个癌症中心的大专家卡萨教授说这种方法不成熟，他从不建议患者去做，而且态度很坚决。为什么卡萨教授退休了，情况就变了？"周先生说："这是我的主治医生珊妮建议的。当然，我也问她了，'做移植是不是有些过度治疗？'珊妮说，'你可以拒绝呀。'"

我连忙说："那你不拒绝吗？"

周先生说："我不拒绝。我就把自己交给医生了。"说时，带着一股豪迈劲儿。

"哦。"我没有再说什么。

接下来的时间是他为移植必须做的各项检查。我想，他都60多岁了，看上去也并不健壮，说不定哪项检查不合格他就被刷下来了，就做不成了。我希望他做不成。

但是，到了8月底，他的检查全部通过，他住进了移植病房。再后来，听他说，一位替他采集干细胞的医生跟他有个谈话,告诉他这种移植风险很大,未来的复发率在 70%,他可以后悔下床去。但是,周先生没有回头,他签了同意书。接下来嘛,是提取干细胞,提一次不够,两次不够,第三次才说勉强可以。后来就是大剂量化疗,是数倍于之前化疗的剂量——头疼、呕吐、滴水不能进、无力、一切血液指标都低到不能再低,然后是再输血,打升白针……

周先生硬是挺过来了。他希望用今日的痛苦换来明日的彻底康复。

再见周先生,他的脸上已没有一丝血色。

周先生告诉我,医生说了,此时的他,就如同一个新生的婴儿,身上没有任何免疫力,以往培养的对各种疾病的免疫机能都因大剂量化疗而失去,所以,在未来的半年时间里,医院会给他逐个打回婴儿才会使用的疫苗和预防针,如卡介苗、百白破、乙肝……

我问周先生:"费了这么大的劲儿,你腹部那个瘤子现在怎么样了?"

"医生说,没有癌性了。"

这就好。我松了口气。周先生说,等到春天,他要回国,要到北京去看中医步大夫。我说:"没问题,我一定隆重地把你介绍过去。"

过了圣诞,过了春节,到了 2016 年的春天。

一天中午,周先生来电话了:"徐晓,我刚从医院回来,我肚子里的瘤子又活跃了。它复发了。"

"是吗?那其他地方有没有?"我问。

"没有。"

"你先别着急。我记得你的瘤子长在腹膜上,以我的经验,凡是长在膜上的瘤子都不容易下去。我希望你别跟它较劲,最好去学练郭林新气功。"

"可是医生建议我放疗。"

"放疗可能不解决根本问题,它属于局部治疗,而且也很伤人。"我说。

"可我太太让我听医生的。你知道她也是西医。"确实,周太太在国内时就是医学院毕业,毕业后当医生,出国后又考了美加两国的护士牌。她的观念肯定是西医思维。

后来,周先生做了 32 次放疗。他没有时间回国了。

7 月,周先生找我,希望我带他去看温哥华的一位高级中医师赵大夫。赵大夫是我的邻居,也是我和海鹰的好朋友,在国内时她就是中医科的主任医师。

抗癌：防治复发
——癌症康复之策略

赵大夫一看周先生，就说，"你贫血厉害呀。"周太太说："还好吧，血色素虽然低些，但都在正常指标之内。"赵大夫说，"看检查指标是一方面，但我还是要看患者的症状。周先生脸色苍白，眼睑下无血，手也灰白无血色，这都说明他的血不够。"

赵大夫给周先生号脉开方，说："五服药下去，你应该好些。如果看不出起色，我就必须改换治疗思路；如果九服药仍不起作用，那时，你就应该换大夫了。我不能耽误你的治疗。"

周先生几服药下肚，感觉平稳，赵大夫说他的脉象比以前有力。可突然一天，周先生说他头痛欲裂。我们都以为是中药有什么问题，让他停药，后来才知是他前一天晚上生了大气，为了一个根本不值得的小事与人争吵，气得要死。

8月底，周先生告诉我，他好没有力气，总感觉累。

我说，"你还是抓紧时间回国学练郭林新气功吧。你家在上海，可以去找爱彼利吾抗癌俱乐部，他们总在崇明岛教功，对你这个上海人来说可能更方便些；或者，你去山东，找李英伟老师，他是十几年的淋巴瘤患者，他会告诉你更多的治病经验。"

周先生答应了。

9月初，我和海鹰回到国内。我们都盼着周先生也赶紧回来。但是，周先生又变了："徐晓，我转移了，腹腔里好几个，摸得到的。去了癌症中心，珊妮医生说，能用的药都用了，放疗、化疗都做了，没有别的办法了。如果一定要治疗，可以等到10月底，看看一种美国的新药行不行。不过，那种药目前还没有结束试验。据说副作用很大，而且，只对个别人有效。"

"既然这样，就不要去试这个药了。连医生都说副作用太大，又疗效不高，你为什么还要试？"我在电话这头说。

"可我太太说，'万一那个药对你有效呢，这总比没药可治强吧。'所以，我们跟医生说了，还是想试试。"他在电话那头答。

"试，不是也要到10月底吗？你现在马上回国，马上学起来，有一个月时间就够了。你学会了就可以回到加拿大练起来了。当年，另一位温哥华的癌友就是这么做的，四年了，他现在好好的。"我极力地想劝他回来。

"可是时间有点仓促。"

我不知为什么他会这般犹豫，这般举棋不定，这般迈不出家门。我知道劝不动他，只好说："既然你一定要试那个药，可一定要提着点心，一旦感觉不好，马上停了。赶快回国呀。"

可他没有回来。

三个月后我和海鹰回到温哥华。我想知道周先生的治疗结果，一落地我就给他打电话。接电话的是周太太："徐晓，老周情况不好，已经转移到肝、肾，满腹腔全有了。可是你不要来，太远了。"

第二天，我和妹妹直接站在他家门前："周太太，我们到你家门口了。"

周先生坐在床上。几个月没见，人已经大变样，瘦了很多。

周太太说："其实，老周也没有用上那个实验的药。医生说那个药在加拿大的实验没有完成。他们给老周换了方案，用依托泊苷口服药化疗。没想到，一粒药下去，老周就不行了，吐呀，滴米不能进了，连下床的力气都没有了。我又拉他去了癌症中心。珊妮医生说他们尽责任了，没有办法了，老周到了临终关怀的时刻了。"

我问："珊妮医生就这么说的，就这么当着周先生的面说的？"

"是的，她是这么说的，用得就是 palliative care（为临终关怀与姑息观察之意）这个词。说时，珊妮没什么不自然，脸上还带着微笑。"

微笑？也许，这就是医生心里再正常不过的治疗思路——诊断、治疗、再治疗、调动一切手段治疗，直至无药可用，直至患者病入膏肓，直至"临终关怀"。而这个逻辑对吗？

我思绪纷乱。

更匪夷所思的是，几天后，周太太告诉我，她又打听到一种免疫疗法，便拉周先生去做。虽说是私人诊所，虽说价格昂贵，虽说全部自费，虽说疗效还不能保证，但周太太仍让医生抽了周先生的血……

莫非，这就是患者家属的思路——哪怕有百分之一的希望也要做百分之百的努力——治疗啊，治疗，用上一切手段，用上所有新药，从正规医院到私人诊所，从新药实验到民间秘方，是药就敢试！

可很多时候，老天并不随人愿，否则，不会有"事与愿违"这个词。

周先生在冬至这天凌晨，对太太说："这是我最后一天，我要走了。"两个小时后，待窗上出现黎明的曙光，他走了。

周先生的离去给我心里压了块巨石。我一直在想，他临终前心里不知有怎样的委屈、懊恼和悔恨，否则，不会在临走前向他的太太发出那样的抱怨——"你怎么就没劝住我做干细胞移植呢？"或许，他在内心也在怨自己，怨医生，会不会也包括我？

是呀，他的病与我先生相同，甚至还稍轻，可为什么他却离去了，而海鹰还好好活着？

思索几天后，我想跟天上的周先生聊聊，告诉他我对他治疗的思考。

我要说，周先生，这事应该怨你自己呀，怨你胆子太小，不敢带瘤生存；怨你对癌症没有一个正确的认识，总想除恶务尽；怨你对自己的身体没有一个客观的评价，总把身体的耐受力与意志是否坚强混为一谈。这都是你过度治疗的结果呀！

为了好理解，我就以海鹰为例子比较着说吧。

海鹰的病，在最初发现时已经是三期B，比你周先生高一个等级，瘤子也不是一个，是满身都有；化疗结束后的报告上，虽说"未见肿大淋巴瘤"，但也写着，"肺上多见散在结节"；2014年秋天，他的肺上左右两个新的结节，而且不断长大，CT报告写"疑似肺转移"；2015年8月，海鹰全面复发，来势比第一次猛烈；2016年年初，Pet-CT又说他的右侧肺叶下有一肉芽肿，信号活跃，要下气管镜探查，制定新的治疗方案。这些，哪个都不比你周先生的危机轻。但是，掂量再三，我们谢绝了医生给出的六次化疗方案，谢绝了医生一再推荐的干细胞移植，谢绝了一切激进式的治疗方法，从而保留下海鹰的元气。如果，海鹰胆子也小，他也要除恶务尽，也要一路的治下去，那绝没有他的今天。

第二，周先生呀，还是应该怨你，怨你为什么要把自己的生命完全地交给他人？

你爱说的一句话是"我就把自己交给医生了"。听着挺豪迈。但我说，那是不负责任。别说生命，就是工作，即便别人帮你完成了，你不也该做最后检查把关吗？确实，患者应该信任医生，相信绝大多数医生都怀有一颗仁爱之心，都想帮助患者把病治好。这一点没有疑问。但是，我要说，如果是感冒咳嗽镶牙补牙之类，你可以完全地把自己交给医生，没有关系，即便有个闪失也能补救，可这是癌症呀，我相信，没有哪位医生敢打包票说他能治好你的癌症，他能保你活！

我常说，在癌症面前，患者与医生没有高低之分，都是荒野里的探路者。只不过，医生在用临床的方法，研究人员用试验室的方法，而患者贡献的是自己的身体，大家以不同的方式接近癌，体会癌，对抗癌。患者如果放弃了自己的责任，就没人告诉医生他的药下去后起了什么效果、患者是种什么感觉，那他的方案就不一定准确，就会有所偏差。

还有一点，我在此处也必须要说，那就是：医学的进步一日千里，在对癌症的研究上，我们太需要医生的眼观六路耳听八方了，可现实中又有多少医生爱学习、肯学习，还要有时间学习？那真的不是全部！而且，医生中不可避免的门户之见、学科之见、故步自封、因循守旧，加上忙、乱、惰性，有时还有经济利益的搅扰，还有尽早拿到试验数据的渴望，这些都会影响他们对癌症的认知与理解，影响着他们对个体患者的精准处方和方案选择。对这些问题，周先生，你真的不曾想到？真的能毫无顾忌地把自己的生命拱手相托？你也是知识分子呀，不该这样对自己的生命放弃责任！

第三点，我还是要怨你，周先生，你的思维逻辑有问题。

中国有句老话，批评那些认死理、一条道走到黑的偏人，叫"不撞南墙不回头"。可你怎么就能撞了一次又一次，还不知回头呢？

按说，你身上就一个瘤子，可你却化疗了六个疗程，你本想结结实实地把它打死，没想到几个月后它就复发了。你又去做干细胞移植，中间有医生来提醒你，劝阻你，可你没回头，硬是扛着做了，希望一劳永逸，但几个月后再次复发，而且这个复发来得猛烈，你感到没有了招架的能力。按说，这时候应该改换思路了，要思考一下，这种强烈的化疗到底对自己是有益还是有害，如果伤害多于有益，我们能不能换种办法？比如求助中医，比如学练气功，即便这些手段起效慢，但也不至于这般迅速地对身体造成伤害。可是你没转弯，又去放疗，而且满满地完成医嘱，这是雪上加霜，其结果，是一个原位的复发变成满腹腔的转移！其实，即便这时，你仍然有机会。我在郭林新气功习练群里，见到过很多晚期，甚至晚晚期的患者都活着，他们走一天活一天，活一天走一天，而你，犹豫，一听说美国可能还有一种药，即便医生都告诉你那药毒性大，你还想去试，最后，医生在没有新药的情况下给你拿来了依托泊苷，结果，一粒，就是一粒呀，就把你打入万劫不复的深渊。我以前没听说过这种药，上网一查，此药在说明书的用法用量里，第一句话就是"本药为剧毒药物"，它提取于一种鬼臼属的植物——华鬼臼。难道你在吃药前就没有看看？

周先生，你失足在"治"上，治得过度了。如果早些悟到，及早转身，变"治"为"养"，养体力，养精力，养元气，或许，复发的概率就低些，也会让那些似癌非癌的东西就有个转变化解的机会，但是，你没有回头！

说到此处，可能你也会埋怨医生，为什么总拿出激进的办法来让你试，总拿出最毒的药来给你吃？可是，我要说，这是你自己找上门的呀！医生已经说没药了，你却还在问"有没有新药？"这就好比，你是上海人，吃不得辣，但是你非要进川

123

菜馆或湘菜馆，进门就大呼其饿，迫不及待地让人端上饭来。人家端上来就是辣的，再端，还是辣的，你觉得受不了，怨人家辣，可你不要进去呀！你完全可以换到沪江菜馆、淮扬菜馆，不就可以了？为什么是死脑筋？

我在跟天上的周先生说话，心里满满的都是怨，脸上满满的都是泪！因为，我太在乎他了，他的离去，让我、让海鹰、让我的家人怀了那么久的遗憾！

我知道，我的这些话，也是说给那些先前离去的癌友听的，有小妞、舒朗、老许，还有阿峥的表哥……当然，还包括那些尚在病痛中纠结、不知下一步该怎样抉择的兄弟姐妹们。我不愿失去你们！

我在患者圈中常会说到这样的话：我们得了癌症，确实就如面临深渊。无路可走吗？非也。有路。可这条路就是一根钢丝，或一个两岸间的独木桥。下面江涛滚滚，耳边山风呼啸，能不能过去，看你的决心，看你的胆量。你要拿好手里的竿，胆大心细，找好平衡，一步一步，你就过去了。

我还会说，得了癌症，就如面对绝壁。无路可走吗？非也。老话说"天无绝人之路"，真理。但，那条路在哪？在荆棘遮蔽的砾石嶙峋的曲曲弯弯的缝隙间。你要走过去，就要有庖丁解牛般的悟性和技巧。

老周呀，你是一个知识分子，可你没把知识用在自己的抗癌抉择中。可能你最初是轻敌，后来是紧张，最后成了恐惧，最最后，可能你就放弃了，任凭东西南北风了。

其实，我也在怨自己，没有坐下来给你、给你太太认认真真地讲解一下这里的利弊得失，让你避免那一次次的本可避免的错误。我可能太把自己当外人了。

夜半，我常会醒来，悔恨而痛心。

第二章 应对癌魔的策略

祝肇刚大夫的中医思想

> 临症如临阵，用药如用兵。
> ——中医施今墨

2016年年初，北京人民广播电台将《抗癌：第一时间的抉择》这本书作为长篇纪实文学放在"长篇小说连播"的栏目里播出。著名播音员晏积瑄、徐平的播讲娓娓道来，打动了很多听众的心。而其中一位退休老师听后，把它推荐给自己的丈夫——中医祝肇刚大夫。祝大夫也是听了两次，便托自己的学生去买书，接着，又托他的朋友与鹭江出版社联系，询问我的联系方式。

就这样，九曲十八折，在一个初春的晚上，我和这位家学渊博医业有成的祝大夫，隔着万里大洋，敞开了话题。我们谈到中医，谈到癌症，谈到健康。我是那么欣喜地像挖掘宝藏一样地把一个个问题抛给他，而他——据他后来说，就像棋逢对手，可以把一个个独到而精辟的见解不带任何保留地扣杀回来。

我欣欣然！

说实在的，那天与祝大夫通话，一开始我还真有些惶恐，毕竟，我对施家，对祝家，尤其是对中医，有着一种高山仰止般的尊敬。可一通交谈，真是相逢恨晚。秋天回国，我跟海鹰专程到他家去拜访，当面的求教，这使我们谈得更多。

今天，我愿意把祝大夫的高见与读者分享。但是，在记述那些谈话之前，还是让我先来介绍一下这位祝肇刚大夫吧。

祝肇刚大夫是施门祝氏的后人。

何为施门祝氏？

施门，指的是当代中国四大名医之一的施今墨先生；祝氏，指的是施今墨先生的女婿，学贯中西的著名医生祝谌予。祝谌予曾为施今墨先生的高足，后娶施今墨的大女儿为妻。他先期跟随施老学习中医，后又留学日本学习西医。回国后，祝谌予大夫以中西医兼备而名声鹊起。20世纪50年代初期，他参与创办北京中医学院，任教务长，后任北京协和医院中医科主任。所以，施今墨门下，不仅有施姓后人，更有祝氏高徒。祝氏一族，被人们称为"施门祝氏"。

抗癌：防治复发
——癌症康复之策略

而祝肇刚大夫，既是施今墨先生的外孙，又是祝谌予先生的儿子。前有爷辈的指点，后有父辈的提携，祝肇刚似乎不涉悬壶都对不起世人，也对不起自己。就在20世纪70年代末期，在那万物复苏的春天，从北大荒回到北京的祝肇刚，毫不犹豫地加入中医的行列。而今，华发满头，他也成为不没"施门祝氏"称号的一代名医。

言归正传，还是看看我和祝肇刚大夫谈了些什么吧。

徐　晓：祝大夫，您好！非常感谢您能主动联系我。我对中医是外行，仅仅凭着一种感性的认识来告诉我们的癌症患者，"中医在抗癌中有着不可替代的作用，这是一个不应被忽视的重要的治疗手段"。但是，我对其中更多的医理和药理确实不甚明了。能直接向您请教，真是太好了。

祝大夫：不客气。看了你的书，觉得你与我们中医心灵相通。虽然你不是学医的，但在你的书里，能感觉你悟性很高，对中医的道理一点就通，这很难得。所以很想与你交流。

徐　晓：那天，跟您太太张老师一通话，就感觉我们有很多相同的经历，都经历过年轻时的苦难，我们会有很多的共同语言。我知道您很忙，为了节省时间，我还是先把我心中一些关于中医的问题讲出来，请您指点。

祝大夫：你说。

徐　晓：我的第一个问题是——您怎么看待中医在抗癌中的作用？中医与西医，在抗癌上的作用能互相取代吗？

祝大夫：既然谈到中医和西医，首先就要回答，中医是什么样的，西医是什么样的，之后，才能谈到它们对病是什么样的。

在我心里，中医是宏观的准确，西医呢，是微观的精确；中医呢，他面对的是生了病的人，而西医呢，他面对的是人得的病；在西医眼里，他看的是病，不是看的人，而中医呢，他面对的不是病，面对的是一个人。这两种思维方式是不太一样的。在我们中医界，重视的是用药的医生，在西医那里呢，重视的是医生用的药。我打个比方，你到全国各地去，所有的中药店都是那同样的药柜子，都是那四五百种药材。但，就是那同样的四五百种药材，却因为医生的不同、药方的不同、配伍的不同，就能治疗各种各样的病。而西医呢，在用药上，靠的是不断地开发新药，只要有了新药上市，所有的医生都扑上去，所有的患者都扑上去，都用那种新药。所以，西医重视的是药。在治疗癌症上，也是盼着新药赶紧出来。

还有，西医注重技术，而中医注重文化。文化是需要积淀的。所以，为什么大家都说"要找老中医",不说"找个老西医"。西医里没有"老西医"一说,因为太老了,可能眼花了就不能手术了。西医呢,重视科技的不断更新,中医呢,重视实践经验的不断积累。

但是,中医、西医能不能分隔开来?能不能相互取代?以我父亲的观点,是不能分,不要分,因为,不论从西医眼里看的那个病,还是中医眼里看的那个人,他们面对的都是同一个人、同一个病。如果,中西医结合,西医从西医的角度看,中医从中医的角度看,诊断可以更准确,下药可以更恰当,治疗可以更有效。

徐　晓:您的父亲祝谌予大夫是这样看待问题的,**您知道您的姥爷施今墨先生也是这样看待问题的吗?**

祝大夫:当然。其实,学习西医是我姥爷的主意。当年,我父亲跟随我姥爷学了六年中医,在替我姥爷整理《注选施今墨医案》这本书时,遇到了很多问题,因为,他要拿西医的病名来对应中医的治疗办法,这在当时是开先河之举。他不明白的地方就问我姥爷,我姥爷也解答不了,就说,"你去留学吧,去把西医学回来。"这样我父亲就到日本学习西医。回来以后,就两条腿走路了。为此,施老非常高兴。

施今墨施老有句名言,叫"一切以病人为主"。他看问题很开,很多中医的流派,什么火神派呀、经方派呀、时方派呀、温病派呀,到了施老那里,他都不排斥。他说,我们一切以病人为主,只要对病人有好处,甭管西医,甭管中医,甭管什么派,我都可以拿来给患者用。所以,施老提倡博采众家之长。他的这个思想灌输到我父亲心里,也就是要中西医结合了。那么传到我这里,我也是这么认为的。只要站在中国文化的高度,站在宏观的高度,只要对病人有好处,西医的方法好,我建议用西医,中医的方法好,我建议用中医,如果两方面都有好处,我们就两方面同时上。要结合咱们现在的情况,要以人为本,这符合自然界的规律。

徐　晓:但是现实中,不是所有的医生都能这样想问题,往往只看重自己的那个行当,自己的研究领域;也不是所有的患者都能这样想问题,往往带有自己历史的偏见,不能够自觉地多条腿走路。

祝大夫:这里有文化层次的问题,也有社会影响的问题,有医生的问题,也有患者的问题。最近,有本书,叫《无效的医疗》,是一位德国医生写的。他就提到了,目前,很多不该做的手术做了,不该吃的药吃了,不该使用的治疗方法使上了。你有什么办法?这就是社会。大千社会,它就存在着各种各样的思想、方法,有时甚至是一种潮流。你能阻止?只能说,海鹰有了您了,很幸运,海鹰找到步大夫了,很幸运。只能这样说。有多少人在治疗中迷失了方向呢？无法统计。有些病人跟我说，祝大夫，找到您真是太幸运了。我说，这就是缘分。当然，我们提倡患者多学习一些，不要被医疗的乱象迷了眼。

徐　晓：很多患者跟我说，他们经过手术、化疗以后，也想看中医，只是担心当地中医的水平，都想往北京跑。我说，对患者来说，路途太远会造成劳累，经济花费也大，不如就在当地找位好中医看。他们说，不知哪位大夫好，不知怎么判断。祝大夫，在您眼里，**什么样的中医才算好中医呢**？

祝大夫：那就要回答，什么叫中医，或者说，什么叫真正的中医。对此，我曾概括了这样几点：首先，他要学过中医文化，能从中医文化的角度去观察病人，分析病因和病疾；其次，能将药物从中医文化的角度去进行了分类，并能与患者的病因、病疾相对应；最后，是懂得辨症施药，症状的症，当然也可以理解为辨证施药，辩证法的辩证。具备这几点，才是一个好中医。一句话，只有具备了中医文化思维方式的医生才叫中医。

所以，有些外国人到中国学了一个拔罐，学着扎了几针针灸，就说学会中医了，我说那不是中医，那是技巧。中医，必须以中医文化为基础，要具备一种辩证的哲学思维方式，并把这种思维方式融化在血液里，遇到问题，总能以宏观的、动态的、发展的眼光看待它，处理它。这是一种能力，一个好的中医必须具备这种能力。

古代有个说法，叫"秀才学医，如笼抓鸡"。就是说，有文化的人学医很容易。为什么？因为中医的理论是建立在中国传统文化的基础之上的。

所以，判断一个中医的水平，要听他给你讲你的病因，他的下药思路，以及他对他所开方子的治疗预期。他说的有道理，很辨症，预期达到了，这就是好中医，就值得信任。而有些医生开出药方，却不知道患者吃了会有什么反应，这就不成。我想，患者可以在看病中慢慢体会。

徐　晓：很多患者问我，"徐老师，**我一直在吃中药，已经吃了好几年了。我需要一直吃下去吗**？"对这个问题，我也希望祝大夫能帮助回答一下。

祝大夫：那我就想问一句，你吃饱了饭还吃吗？

徐　晓：吃饱了，当然不吃了。

祝大夫：对喽！吃饱了还吃什么！大家都应该知道，中医是在用中药来治病。可是，每一种药材，都带有其自身的偏性。我们正是利用中药的偏性来纠正身体里的偏性。当你喝了一段时期的中药，身体里的偏性纠正过来了，为什么还喝？

徐　晓：就是说，当中药吃到一定份上，感觉身体不错，药就该停了，就该歇歇了。

祝大夫：顺其自然呀！饿了，就吃饭，饱了呢，就不吃了；又饿了，不就又吃了吗？同理，你难受了，不就吃药吗？当你不难受了，你还吃药干嘛？

再举个例子来讲，就好理解了。一个人，他只要处于一个动态的平衡中，他就是健康人。何为动态的平衡？两天没拉屎，大便干燥，少吃点饭，多吃点水果，第三天拉了，好了；今天有点头疼，多喝点热水，捂上被子睡个觉，头不疼了，好了；或者，家里有点烦心事，两天三天没睡好觉，待事情处理完了，闷头睡上一大觉，他又好了。这就叫身体的动态平衡。但是当身体里的难受特别厉害，靠喝水、睡觉的办法调整不回来了，那就是身体处于有病的状态了，这就要找医生帮助调治了。"热者寒治"，要用凉药来治疗，但是你要一直使用寒凉之药，治呀，治呀，身体就过寒了，就又走偏了，就该"寒者热治"了。

徐　晓：这就是中医说的，要用药材的偏性来治疗人体的偏性。一旦纠正了偏性，就要停药了，否则会矫枉过正。

祝大夫：就是这个道理。《内经》里有句话，"调摄阴阳，以平为期"。你平衡了，不就得了？西医有个"疗程"说法，可中医没有呀。中医是辨症治疗，你没有症状了，我还治什么？当你再出现症状时，大夫再根据你那时的身体偏性去开方吃药。这就合乎道理了。当然，作为癌症患者，得病不是一天两天得的，去病也比较慢，不会像风热感冒，两副药下去就好了，可能吃药的时间会相对长一些。但绝不是永远在吃。我们的患者要自己体会什么时候停止。

徐　晓：这就让我想起一件事。2014年夏天，海鹰的一个同事的姐姐得了乳腺癌，让我带她到步云霓大夫处看病。我带她去了，挂了号。可后来怎么样？步大夫居然没给她开方子。步大夫说，"你虽然是乳腺癌，也手术了，可你现在恢复得很好，不论从你的面色、你的脉象看，你都很好，我看你不必吃药，你就这样保持下去，心情开朗，积极锻炼，不会有什么问题。到有问题时再来。"那次，我是第一次遇到中医不给开药方的。可是，他居然花了半个小时给这位患者讲解她应该注意的事项。

祝大夫：就是这样。是药三分毒。身体没事时，不必永远抱个药罐子。大家要记住，中药是有偏性的。

徐　晓：但是，**如果，有的人身上还有肿瘤呢？**

129

抗癌：防治复发
——癌症康复之策略

祝大夫：那也要看他的身体是不是可以与肿瘤达到一种持恒的状态。有些患者，手术做了，也化疗了、放疗了，可是肿瘤没有完全下去，这时候，还要再找什么法子折腾他吗？我看，不必。因为再折腾，可能就没命了。不如采用和缓一些的办法扶正祛邪，争取患者身体里持恒的时间长些再长些。现在管这叫"带瘤生存"，过去，我们管这叫"带病延年"。

徐　晓：还有一个问题，中医怎么看待晚期的患者？真的到了晚期，中医还能治吗？

祝大夫：那我问你，西医能治吗？

徐　晓：不能治，让回家等着了。

祝大夫：那不就得了。中国古代还有"病入膏肓"一说。在《左传·成公十年》一文里，也有说："疾不可为也，在肓之上，膏之下，攻之不可，达之不及，药不至焉，不可为也。"意思就是说病入膏肓了，什么药也达不到病灶深处了。那么扁鹊见蔡桓公的故事更是家喻户晓。扁鹊说："疾之居腠理也，汤熨之所及也；在血脉，针石之所及也；在肠胃，酒醪之所及也；其在骨髓，虽司命无奈之何。"所以，扁鹊再神，也有治不了的病。到了他遇到治不了的疾病时，也得远走他乡，赶紧逃避。大夫是人，不是神。我们必须客观面对现实。

但是，这里有个问题要注意，就是，我们现在说，谁谁是晚期患者，那是西医根据一些国际上的惯常标准进行的分期，那是西方医生的看法。可有时候，对某位患者来说，西医认为他是晚期了，可中医并不一定认为他就是晚期了。因为他仍处于一种元气与肿瘤的相持阶段，他身体里的平衡仍在。这就给治疗带来了机会。就像有些人，身体感觉不错，只是一体检，啪叽，查出了肿瘤，晚期。可刚才他还健步如飞呢。你说他是晚期患者？我不这样认为。我想，这样的患者完全可以通过治疗争取生命的长度。

讲到这里，又回到前面说的，就是对癌症来说，我从不用"治愈"这个词。中医也从不说对哪位患者的什么病治愈了。因为没有那个标准。我们只是说，你头疼，治得不疼了；你睡不好觉，治得睡得好了。其实就是说，你的身体又处于平衡的状态了，这就行了。大家不要把平衡想得过于高大。每个人有每个人的平衡。运动员有运动员的平衡，八十岁老太太有八十岁老太太的平衡。人老了，腿脚不灵活了，有些人还有很重的慢性病，但是，他们都在自己的身体状态下找到了自己的生命的平衡，都好好地活着。你不要想着一定要把自己的身体恢复成运动员的样子。天下没有那样的事。

徐　晓：所以，在治疗上，我们的患者不要"求全责备"，非要把自己身上的癌细胞杀得干干净净。有时要学着接受姑息疗法，学着找到自己的身体平衡。

祝大夫：是这个道理。谁不希望自己健康？谁不希望自己一点毛病没有？可有时为了那看不见的癌细胞，往往是杀敌八百自损一千啊。一次差二百，两次差四百，这么下去，元气毁了，头疼、失眠、无力、身体出现恶病质，人的生活质量彻底没了。到那时，再好的医生也扶不起你身上的正气，那就是真正的晚期了。

徐　晓：很多患者常问到这么一些问题，**该不该吃一些辅助治疗的药，该不该吃一些保健品**。比如，灵芝孢子粉，比如，人参蜂王浆，比如，斑蝥胶囊，等等。

祝大夫：这些东西我都不会给患者开。这里有些东西很贵，但是从药理上来说，就是起个通便、安眠的作用，患者本来经济压力已经很大，为什么还让人家花钱买那些不值得的东西？还有些药，带着明显的偏性，就像野生人参，患者吃进去，马上就不对了。我在珠海坐堂时遇到一位患者，老太太，肿瘤，已经基本没事了。可是他儿子到东北出差，花五万元买回一个老山参，就煲汤给老太太吃，孝顺。结果，老太太吃完就睡不着觉了，瞪着两个大眼珠子，一天天坐着，身上也不对劲了。找到我。我既要帮她用中药调整，又要嘱咐她，回家就是白萝卜炖汤，不要吃别的了。你说，五万元的东西引出这个结果，值不值？还有斑蝥，那怎么能长期吃呢？一个化瘀散结的大凉药。不怕长期吃伤了肝？这就是说，水能载舟，也能覆舟。当药的偏性大了，就近乎毒药了。

当然，很多事情还要因人而异。要看到个体的差异。还是那句话：辨证施药。

徐　晓：确实，人与人不同，有时差异很大。有的人吃灵芝没事，我可是一杯灵芝水，就能嗓子肿、高烧、气管炎。

祝大夫：因为，每个人的健康域不一样。

徐　晓：您说什么？**健康域**？

祝大夫：对，健康域。这是我起的名。是指人体对自然界的适应能力。有的人健康域很宽，艰难困苦都能承受，吃什么也都没事，可有的人很窄，受不了一丝风寒，吃也要十分当心，一不小心拉肚子，一不小心上火了。身体壮，耐受力会强，身体虚，耐受力会低。这与意志无关，只与身体有关。所以，患者在治疗时期，因为弱，健康域窄，就要格外小心。对补药，对饭食，只要是入口的东西，小心为好。

再者，健康域是可以改变的。只要早睡觉，恰当饮食，积极锻炼，身体素质提高了，健康域就加宽了。

其实，我太太就是乳腺癌。你看她现在多好。

徐　晓：您没有给您的癌症太太今天炖只鸡，明天煲只鸭？

祝大夫：没有。我提倡家常便饭。我跟她说，想吃什么吃什么，吃什么舒服吃什么。大道至简。想吃，是身体需要，舒服，是身体能接受。就像赫胥黎在《天演论》中写的，"趋利避害是生物生存的原则"。你想，人吃饭是身体需要，吃了很舒服，说明他都吸收了，吃了不舒服，吐，那一定是身体排斥这种食物。这不就是身体的趋利避害吗？有人说，吃生茄子好，还有人说，喝生麦苗汁好。可谁天天吃那东西？是不是有点矫情？我看，自然界的事还是让它自然点好。

徐　晓：在中医眼里，性格与癌症有关吗？

祝大夫：性格决定命运，性格决定疾病。性格决定你买什么样子的车，性格决定你开车走哪条道。性格这东西也是人们生癌的客观环境之一。你老着急，爱较劲，你的肾上腺素就分泌得多。你分泌的多了，体液就具有了某种偏性，就打破了适合好细胞生长的环境了。我们吃药治病，就是要把这个环境调整过来。当然，如果有人非要较真，谁也拉不回来，那就是命了。大自然可能就要淘汰他了。

徐　晓：我家海鹰就是那么个人，做事较劲，非要把每件事做完满，好胜心强。

祝大夫：那你告诉他，抬头看看月亮，一个月不就十五、十六两天圆吗，其他时候都不圆，你干嘛非要把事情都干圆呢？不圆就不圆呗。

徐　晓：还有一事请教，对于一些患者，因为化疗放疗，造成了一些身体的损伤。如我先生海鹰就有肺损伤，成了磨砂玻璃肺，常常有白痰，这能治好吗？

祝大夫：那我要问，人能返老还童吗？不能。所以，很多损伤是永久性的。如果你年轻，20来岁，身体有自生能力和修复能力，那会恢复一些。但是，已经60多岁了，就不容易完全恢复了。有痰，能吐出来就好，只要保持住这种状态，就可以。这里又要说一句笑话了——"中医叫人糊里糊涂活着，西医叫人明明白白死去。"这句话不是在贬低西医，而是在说两种治疗思路。大概就是说中医是一种模糊逻辑学。

总而言之，中医是大自然的代言人。我们还是要尊重自然、顺应自然、敬畏自然呀。

祝大夫说话风趣幽默率真，那天我和海鹰与祝大夫聊了很久，真是获益良多。

祝大夫对家传的祖训和中医界的老话儿是张嘴就来。而这些老话真是字字珠玑。

比如，他会说："临症如临阵，用药如用兵。"以此形容医生在面对患者时的凝重思考和提棋落子时的慎重，从而让我感悟到医生对生命的尊重和对疾患的敬畏。

比如，他会说："汤者，荡也；散者，散也；丸者，缓也。"使我体悟中医用药思路——大病时，多用汤药，要将病患荡涤之；急病时，可用膏散，散血而和伤；病缓时，多用丸药，舒缓而治之。深感中医之玄妙。

比如，他会说："有时，要舍症取脉，有时，又要舍脉取症。"让我明白，一个好的中医那种医理在胸、总览全局的气势，与纵横捭阖、移步闲庭的从容。

祝大夫还说，学中医不易，早年间在医界有种说法——悟性不高的人学不了中医，再刻苦也成不了大器；又说，只有大善的人，上天才会开启他天灵的命门，才会让他洞悉人体与自然的奥秘。所以，好的中医一定是对苍生心怀悲悯的人。

最后，祝大夫说："徐晓，你没学中医可惜了。"

我真心地感激祝大夫对我有这个评价。那么，虽未当上中医，就当个中医的传播者吧，这也是善莫大焉！

第三章

癌症患者的困惑

肿瘤，有聚就有散。
——中医步云霓

只有凭借自身且顺乎自然的康复方式，才是正道。
——德国哲学家叔本华

我该怎样救助我年迈的父亲？（一）

> 癌症治疗的每一步抉择都关乎生命。

上了年纪的父母患上癌症，怎么治，对儿女来说都是个难题。我想把我遇到过的一些案例写在这里，可能会对后来者有个参考，有个借鉴。

2014年9月初的一天，我正在银行办事，一个大学同班同学从杭州风风火火地打来电话："徐姐啊，前几天还给别人推荐你的书呢，没想到，这才几天，这书就跟自己有关系了——我老爹出事啦！"

"什么事？"

"气管上长东西了。前一阵他感觉喘气有些憋得慌，拍了片子，医生说有占位，怀疑是癌。下一步怎么办，我想听听你的意见。"

"你父亲多大年纪了？"

"82岁。"

"平时身体怎样？"

"心脏病，还很严重。"

"医生说下一步怎么办？"

"下气管镜，活检，确诊。如果是癌，医生建议做放疗。据医生说，放疗比化疗损伤小一些。徐姐，你说我们要不要做这个活检？要不要做这个放疗？"

我知道这是个难题。因为，癌症治疗的每一步抉择都关乎生命。我也知道，我不是医生，只是因为我写了本书，大家便对我充满信任。可面对无助的患者和他们的亲属，我也只能像他们的家人一样，跟他们一起慢慢分析。

"好，我说说我的思路。其实，医生说有占位，怀疑是癌，作为一个有经验的医生，基本上不会看错。所以，做不做这个活检，可能结论都是一样的。你就把它当肿瘤看好了。对于怎么治，医生既有他们一定的常规方案，又会根据患者的具体情况不同处理。在西医那里，成熟的方案就是手术、化疗、放疗。如果你是初期，肿瘤不大，你身体还好，手术一定是第一选择。手术虽然创伤大，但是既解决了你身体上的肿瘤——拿走了,又解决你心理上的包袱——瘤子拿走了,身上无癌,心里清静了。但是,如果身体不好,年纪大,恢复能力很弱,他就承受不了大的创伤,因为没有了再建机能的体力,可能就会一蹶不振。所以,根据你父亲的情况,手术就别想了。

"第二种办法是化疗。别以为化疗就是输几天液,躺在那就没事了。那个摧残几乎也是毁灭性的。我先生化疗时,是嘻嘻哈哈进的病房,出来时就不是他了。特别是几天后,药物的毒性全部显现出来时,那就是从老虎凳上架下来的感觉,是扶不起个来。那个恢复,要几周、几月、甚至几年。年轻、身体不错还可以,毕竟杀瘤子快;但是老年人,尤其是80岁以上的,就要慎重了。

"第三种办法是放疗。这也是医生推荐给你父亲的,说损伤小一些,是局部的。但是,那是指的头几天的感觉,难过在后面。放疗通常要做多次,常常十几次、二十几次地做,会伤及周围的器官和肌肤。如果给气管做放疗,一定会伤到喉管和口腔。如果伤了口腔,势必吞咽困难,吃不下饭,喝不下水,很痛苦,那么大年纪,就剩受罪了。所以,即便是放疗,也还是要慎重。

在说了上面的话后,我问:"你父亲是到了完全喘不上气的地步吗?如果是,只有治,否则会憋死,你没有选择的余地。"但是我同学说,远没有,老父亲还像往常一样生活,看不出有多大问题。

我说,如果这样,是不是应考虑保守些的办法——吃中药、练气功,控制住肿瘤的发展步伐,如果肿瘤不继续往大长就是胜利。我说,如果是我的父亲,我会做这样的选择。

我同学说他会去与弟弟妹妹商量,会把我的意见转达给家人。

9月底,我打电话给同学询问他父亲的情况,他说,他的父亲还是做了活检,只是进一步确诊:恶性肿瘤,属肺癌,鳞性。同时他告诉我,经家人商量,也还是要接受医生的建议——放疗。

二十多天后,同学来电话说,放疗没做几次就停了,情况很不好,已经下不了床了,没有一丝食欲,只能靠插胃管灌营养液维持生命,医生让准备后事。

我默然。

我该怎样救治我年迈的父亲？（二）

> 我们应该把"治疗"二字想得更宽泛些
> ——不是只有西医的手术和放疗化疗是治疗，除此就没有他法。

我的一个癌友给我打来电话，说她在山西长治生活的老父亲一段时间以来吃饭吞咽不畅。在当地医院做CT检查，发现贲门处有占位，而且形状不好，考虑为贲门癌。

医生说，按常规，应下胃镜做活检。但是考虑到她父亲已经80岁了，而且患有严重的心脏病——心脏病三级，已经安有3个支架，所以医生不建议做。可儿女们希望医生做这个活检，以确定父亲到底是不是癌。但长治医院说，他们不敢做。

既然长治医院不敢做，这位癌友的哥哥姐姐便计划带老父亲到省城太原去，看看那里的大医院敢不敢做。

去还是不去？这位癌友想听听我的意见。

我说：其实不是医生敢不敢做，而是你们自己敢不敢做。如果到了省城，遇到一位大夫，他说他能做，那你做吗？你敢做吗？先别说你遇到的这位大夫是技术真正高超的，还是胆子大、初生牛犊不怕虎的——这你无法甄别。就是你那80岁的、患有严重心脏病的老父亲，你真的敢赌一把，真的敢把他送上手术台？医生敢做，但是在签署的手术文件上可写得清楚：不保活。

而且，就算检查完了，确诊了，是癌症，那你是治还是不治？如果治，你是打算手术，还是打算化疗，或是放疗？你考虑你父亲的身体承受力了吗？他能经受住哪种治疗？

我的癌友说："可是不治，做儿女的心里怎么过得去？总不能看着父亲就这么走了吧？"

是啊，这事轮到谁都是个痛苦的事情——亲人啊，我当为你怎样抉择？

我不能替人家拿主意。但是我说：我们应该把"治疗"二字想得更宽泛些——不是只有西医的手术和放疗化疗是治疗，除此就没有他法。我们应该看到中医，看到气功，看到合理的运动，以及积极的心态，让自己快乐起来——这都是治疗。方法有激进的，有温和的，这里没有高低之分。

抗癌：防治复发
——癌症康复之策略

　　作为儿女，我们就是要找到那个最适合自己亲人的、最能让亲人减少痛苦、生命期限相对延长的治疗办法。这样做了，我们就不会后悔。

　　我的癌友说，她懂了。

　　（附录：一年后，我又见到了这位病友，我问她父亲怎么样了。她说，他们没带父亲去省城，没做任何检查。现在老人非常好，每天遛弯，偶尔打打麻将。她说，那会儿，可能就是瞎怀疑，根本就不是癌。或许吧。只要老人健康就好。）

跟随心走，为老人选择最佳的治疗方案

对老年患者的姑息式治疗方案，可能好处在两点：
一是其本人痛苦少，少受罪
二是为老人赢得了梳理人生的宝贵时间。

清晨，收到老同学发来的微信，他的父亲走了，走在杭州潮润的秋风里。

从9月初老同学给我打电话询问他父亲的治疗意见，到今天，整整两个月。两个月不长，60天，却走完了一个患者从获悉病情、思想挣扎、接受现实、抉择方案、几次放疗、病情加重，以及最后不治这人生最后挣扎的整个过程。有点快，有点急促。老同学说，很遗憾他父亲没有听从我的治疗理念，好在他父亲走时还平静，还安详。

我心悲凉之余，一直在想，作为老年患者的亲属，特别是作为80岁以上的老年患者的亲属，我们该怎样对待患病的亲人？在无力回天的情况下，我们是应抱着再试一把的激进式疗法还是应采取一种姑息式的不作为的方法？哪个更好？

回想我的婆婆，在她86岁那年因为腿疼，到医院检查，结论是肺癌骨转移。我先生的姐姐多年与老人一起生活，母亲病了，最痛苦的是她。她举着片子跑遍北京四九城的所有大医院，希望找到最佳的治疗方案。就在位于北京通县的肺癌专科医院（原结核病医院），她遇到了一位好心的主任医师。那天，这位医生见到我那痛苦的大姑姐，讲了他自己的故事。

原来，主任的父亲也是肺癌。他迫于社会的压力——"你一个肺癌专家怎么不给老父亲治疗"——便给80多岁的父亲做了手术，后又作了数次放疗，接下来又给脑转移的父亲做了伽马刀。这一个又一个创伤性的治疗使老父亲痛苦不堪，最后还是没保住命，父亲在极端痛苦中走了。为此，这位医生后悔不迭，每每想起心里就在滴血。他跟大姑姐说：你要是真为老人好，少让老人受罪，就不要治了，因为治不治其结果都是一样，不一样的是一个要受罪，一个没什么痛苦，没准儿活的时间还会更长。

为此，我的大姑姐就真的决定给婆婆保守治疗了——不手术、不化疗、不放疗，请医生到家里来给老人输液，按常规服药，疼痛时口服吗啡止疼。大姑姐说，她也不怕别人说什么救不救、孝不孝的，老妈能舒服一天是一天。她告诉母亲："您的骨结核病有点复发，得吃药，您要配合。"然后，每天好吃好待，老太太生活一如既往。大概也是人老了，癌细胞发展得慢，老太太真的坚持了一年多，她没有受太多罪，没受疼痛的折磨，只是到了最后，她昏睡的时间越来越长，终于有一天她出现昏迷。两天后，她安详地走了，时年87岁。

最庆幸的是，老太太是个明白人，在自己身体逐渐衰弱时，她心里明镜一样，虽不点破，但是她开始安排自己的后事，并撰写遗嘱。她的遗嘱，条理清楚，事事均有安排，而且合情合理。临别的那天，病房里就是我与她。她从昏睡中醒来，脸上的浮肿完全褪去，眼睛亮亮的，十分美丽。她跟我说："小伶呀，谢谢你，来生再见！来生再见！"她还伸出手做了挥手告别的动作。没想到，我成了与她最后交谈的人。

事后，我在想，对老年患者的姑息式治疗方案，可能好处在两点：一是其本人少痛苦，少受罪；二是为老人赢得了梳理人生的宝贵时间，让他们走得更从容。

当然，治与不治不能一概而论，有些80多岁的老人身体底子很好，肌体如60多岁，气若洪钟，你能不给他治？不可；还有一些老人，自己本人救生欲望强烈，非常渴望治疗，你不给他治？也不可。

的确，在癌症的治疗上没有一个现成的模式，谁也不会知道哪种办法更好。就像我们面对一个复杂的棋盘，每一步落子，引出的都是不可预测的结局，而作为亲人的我们，举起棋子，如何落下，真是考验我们的时候。

我想，这个时候，只要完全站在老人的角度去思考，不受外界舆论的干扰，跟随心走，我们就会找到最佳的方案。即便以后发生什么，我们也不会后悔，我心坦然。

手术后要不要急着化疗？

> 在没有恢复胃动力之前，
> 在患者不能吃饭的情况下，
> 我不建议化疗。
> ——外科专家荣维淇

2014年4月18日，我刚走出北京国际机场的3号航站楼，手机就响了。来电话的是我昔日的兵团战友小丹。她说："大钢的太太玉华得癌症了，胃癌晚期，已经手术，但是不知道下一步该怎么办，想听听你的意见。不知你什么时间方便。"

我说："对癌症患者来说，一切都是第一时间，为了救命，没有什么方便不方便的。我刚下飞机，两个小时后到家。来吧！"就这样，我前脚进家，后脚他们就到了。

大钢给我讲了他太太玉华的诊疗经过。

一段时间以来，玉华总感到胃里不舒服，不想吃饭，身上也没劲。就在一个多月前，玉华发现自己的大便有血，以后又发展成黑便，便到附近的人民医院去看急诊。几番检查下来，医生不让她回家了——必须马上手术，否则随时有大出血危险！

胃切开后，恶性肿瘤，侵及肝。切——大部分的胃、少部分的肝。医生说，玉华已经是胃癌晚期了，建议化疗。可大钢心里疑惑：玉华的胃还没有恢复其功能，饭不能吃，仅靠输液，身体极度衰弱，怎么有体力顶得住化疗？再有，手术已经一个月了，可残留的胃还没有醒过来，不知什么时候能醒，会不会永远沉睡？

我不是医生，我对胃癌也没有研究，我回答不了战友的疑问，只好硬着头皮拨通了曾经给我先生做活检手术的肿瘤医院外科专家荣维淇大夫的电话。

"荣大夫，请教一个问题：胃癌手术后，胃要多长时间恢复功能？"

"我遇到的最长的时间是3个月。"

"有没有不会恢复的，胃从此就不工作了？"

"我没有遇到过。别急，胃功能都会醒过来，只是时间长短不同。这个时间要等。"

"现在人民医院的大夫建议开始化疗。你认为现在行吗？"

"化疗的事要问内科大夫。但是，在没有恢复胃动力之前，在患者不能吃饭的情况下，我不建议化疗。"

有了专家的确切指导，大钢心里有底了——等，不能急！

果真，在时间的流逝中，玉华的胃动力真的恢复了，伴随着米汤，她也慢慢有了些气力。又是几周后，大钢给我打来电话："徐晓，医院的大夫又催着化疗呢！可玉华还不能吃饭，体力很弱，麻烦你再帮我给荣大夫打个电话吧，问问他玉华能不能开始化疗。"

荣大夫接电话时正在成都的机场准备登机，但是他还是耐心地给予解答："化疗要有体力的支持，一定等到患者能吃饭了，身上有劲了才能开始化疗。要等！"

我很感激这位荣大夫在百忙中给我回答，其实他不能确定我是谁，仅出于一个医生的职业责任。

大钢和玉华遵从了荣大夫的建议，回到家慢慢将养。又是一个月过去，奇迹发生了——玉华可以吃饭了、玉华身上有劲了、玉华自己上街了，她不仅到自由市场去买菜，还给家人做饭，甚至，我们兵团战友在7月中旬有个大聚会，她居然也来参加了，跟大家一起吃，一起笑！

"玉华，你下一步的治疗有方案吗？"我问。

"人民医院的大夫也觉得奇了，有个大夫甚至说，这还用化疗吗？跟好人似的！当然，我还是想做做化疗。"

"那你就记得见好就收，不能过度。"

接下来，玉华完成了三个疗程，每个疗程也没有完全按照21天的要求走，而是待自己体力完全恢复了才开始下一个疗程。她还真有主见！

现在，玉华很好，看不出一丝病气。回想数月前大钢脸上的愁云惨雾，怎么能想到一个正确的指点，一个正确的抉择，带来的就是冰火两重天，就是截然不同的结果。

所以，在与癌魔战斗的过程中，急不得，要且思且治，缓缓行。

60 岁得癌，您说我倒霉不倒霉

快退休时得病，你偷着乐吧！

2014 年 8 月的一个周末，我在北京玉渊潭的"生命绿洲"跟一些患者交流抗癌体会，发现一个中年男人一直在后边侧耳听着但并不插言。待大家散去，他坐到我身边，跟我说："这位大姐，您说，我怎么就不能像他们（指刚才跟我说笑的患者）那样快乐呢，我怎么想都觉得自己是那么倒霉。"

"为什么？"我问。

"你看，我插过队，当过兵，苦日子都过了，可这刚要退休，刚要过好日子就得了个癌症！你说我倒霉不倒霉？"

"我看你挺合适。"

这位男士愣了一下，马上往我身边凑了凑："您说。"

"如果说，人在这一生里总要得场大病，得个癌症，你愿意年轻时得吗？如果 20 来岁得，人生的滋味还没有体验过，你就不觉得冤？三四十岁上得，事业要不要？能不能停了工作安心治疗？钱还挣不挣？不挣钱，孩子怎么养，房贷怎么还，白发老母怎么面对？那个急着大了，你没见过！你说，要得，最好再老点儿得。但是，真到了七老八十，你的身体是顶得住手术，还是顶得住化疗？基本就是姑息疗法了。所以，你在要退休时得了病——你偷着乐吧！你不用发愁没人给你发钱——你有退休费；你不用发愁孩子没人养——他们长大了，自己顾得了自己了；你有房，有医保，有时间，你跟癌细胞打得起持久战——先让西医看看，该手术手术，该化疗化疗，见好就收；再请中医看看，喝喝汤药；再就是到公园练练气功，学学太极，还可以跟老伴儿各地走走，出国转转。你正好借着得病的机会，改改自己的不良生活习惯。那时，你的身体就彻底健康了。那时候你就知道，你的生命周期长着呢——可以享受天年！"

这位男士高兴了，脸上笑开了花。嘴里不停地念叨着："借您吉言，享受天年！借您吉言！享受天年！今天没有白来玉渊潭，没有白来……"

看着他的背影，我心里很替他高兴。因为，我知道，他从心里活过来了。

姑娘，别为一个数字而哭泣
——何为"中位生存期"

这就是专业文章里常用的"中位生存期"的大意。
在这个词汇下，患者不是鲜活的生命，
只是一组基数，一个试验室里的大分母。
所以，一定不要跟它较劲。

　　凌晨4点，我被一阵紧急的电话铃声惊醒：糟糕，忘了关手机了。昨晚，不对，是今晨，2点，刚跟一个患者谈完话躺下，谁又找我？

　　此时，我在大洋彼岸的加拿大，半夜，蒙头昏睡中。

　　手机屏幕显示来电者是一位癌友的母亲。我马上打回去。

　　"大姐，有什么事吗？"我问。

　　"我想请你跟我女儿谈谈，她一直在哭，心情非常不好，谁也劝不住。"

　　"为什么？"

　　"她看了一篇文章。《北京晨报》上登的。说什么靶向药的生存期只能到3年。所以她非常悲观。"

　　"那篇文章叫什么？把题目发给我。我先看看。看完给你女儿打电话。"

　　原来那篇文章叫《第三代新药何时惠及中国患者》。其大意是：非小细胞肺癌患者在接受了第一代、第二代靶向药的治疗后，中位生存期是10~12个月，而第三代靶向药的治疗效果可使中位生存期提高到三年。现在医界人士企盼着这药能及早惠及中国的患者。

　　这是一条向好的消息呀，姑娘为什么要哭呢？

　　待我把电话打过去，我明白了：姑娘没有明白此文本质的意思，只看到，第一代、第二代的靶向药可使患者生存10~12个月，而她目前使用的正是第二代靶向药。姑娘说，如果她使用的药品只给患者12个月的生存期，那么她已经活了7个月了，这也就意味着，她还有5个月的生存期！

第三章
癌症患者的困惑

专业人士可能觉得姑娘这么想问题可笑，但是，这么想问题的人并不是少数。

所以，我们有必要把"中位生存期"这个事给大家解释一下。

我理解：当药学家研发出一种新药时，一定要找到对其疗效考量的一个统一标尺。那么其中的一个标尺就是看患者使用它后的中位生存期。说白了，就是100个人里的一半人能够活多长时间。比如，有100个肺癌患者使用了同一种药物，他们的疗效有好有坏，一些患者陆续死去。到第50个患者离世的时候，研究者要看看那个时间点距离试验开始的时间点是多少个时日。如果是一年，这个药品的中位生存期就是一年。当下一种药品研究出来，进入试验，又是100个患者使用，这些患者有的治疗得不错，有的效果一般，也有的陆续离去，待又剩下50个人的时候，看看那个时间点是多少。如果一年变成了两年，变成了三年，那就说明新药的有效率大大提高了。这就是专业文章里常用的"中位生存期"的大意。在这个词汇下，患者不是鲜活的生命，只是一组基数，一个试验室里的大分母。所以，一定不要跟它较劲。

再者，我要特别提醒患者的是：不要看到那几个月、几年的数字就以为自己只能活那些时间。因为，那仅是药学家跟随药物试验的时间，决不是患者生命的时间。这么说吧，一种新药研究出来后，要有一个实验的时间段，一个观察总结的时间段，他们可以追随患者一年、三年、五年，但不可能永远追随着你而没有试验的结点。如果他们写出总结报告时正是试验进行了五年的时候，那时，假如有50个患者还活着，他们会说——此药的中位生存期是5年，或者说，5年的生存期为50%。

但，余下的50个人决不会在那一天同时死去，他们会根据自己的身体状况，再活他十年、二十年、三十年，活到六十岁、八十岁，甚至一百岁！这没什么不可能。宋美龄不是乳腺癌患者吗？她活了106岁。我战友的母亲是肠癌患者，今年94岁了，活得好好的！

这是我们应在文章的字里行间读到的。很可惜，很多读者没有读出来。也就有了患者的悲哀。

当我把电话打给这位姑娘，并把这些文字解释给她听后，她平静了下来。我说：你那么年轻，你怕什么？就是有人先死，也决不是你！比如那些身体有慢性病的，像心脏病、肾炎、糖尿病、肺气肿，那些患者的承受力远不如你，人家没急，你急什么？你现在不要在家里悲观叹气，而是要学会动脑子，体会每一次化疗的感受，

抗癌：防治复发
——癌症康复之策略

要敢于替自己的治疗拿主意，把医生所给的批量的粗略的治疗方案根据自己的身体状况精细化，该行行，该止止。这样，你才能把药物用得恰到好处，把副作用减到最低。如果能这么做，你离死远着呢！

姑娘笑了。

我也挂上电话。随后，我给她的母亲发信：放心吧，你的女儿不哭了。

骨折会与癌症有关吗？

> 既然老天把癌症这顶帽子戴在我们头上，
> 我们就有了一个洞悉天机的机会与责任。

如果有人看过《抗癌：第一时间的抉择》这本书，可能会记得书中我曾提到过一位叫华沙的肺癌患者，她在康复多年后，因为一个大腿骨折引起了癌症的复发。

事情是这样的。华沙女士在20世纪80年代罹患肺癌，手术、化疗以后，吃中药、练气功，她康复了。而且，这一好就是20年！然而，在2009年时她的肺上又出现了占位。当时医生问她，最近她的生活发生了什么变化。她说，在打乒乓球时摔倒，大腿骨骨折。医生听了，说了句：那一定是你吃的补钙的药引起了癌细胞的活跃。

华沙转述的这位医生的话给我留下了深刻的印象，所以，2014年夏天，我先生海鹰在脚骰骨骨折时医生要给他开口服药，我马上就说："口服药就不必了，他是癌症患者，别因为补钙引起复发。"但是，见鬼了，虽说我先生没有吃补钙的药，但是在秋天的肺部检查时居然也发现肺上有了结节占位！

这让我想起8月间我在玉渊潭公园与癌症患者交流时，提到骨折后要不要急着补钙的话题，一个挂着拐杖的男人挤上前来，跟我说："这位大姐，您刚才提到骨折，我马上一激灵：我就是在骨折三个月后发现了癌症，您看，我这腿到现在还没好利落呢！"

"这……我刚才说的是补钙可能引起复发，可您说是骨折引起了癌症。这好像不是一回事。但是，又觉得它们之间有点什么联系。我想，咱们还是都留个心眼吧。"

以后，我又遇到过两位有骨折经历的患者。只不过，有的是骨折在前，治疗在后，有的却是治疗在前，骨折再后。

那段时间以来，我一直琢磨此事：到底骨折从哪点上与癌症发生了关联呢？

有人说是化疗药造成了骨质疏松，所以经过化疗的患者骨头是酥的，就容易引起骨折。这或许是个原因。

但是，那些骨折在先，然后才发现了癌症或发现了复发的案例又该如何解释呢？

抗癌：防治复发
——癌症康复之策略

一番思考，我想：骨折看似是一个局部的创伤，但是它会引起全身性的激变。试想一下，当人体出现骨折时，那种撕心的疼痛，越来越厉害的肿胀、血瘀，搞得你身心疲惫；而人体的自愈机能此时便要信号各路细胞向受伤处集结，从而对它进行修复。如果，你身体强壮倒还好说，但是，万一你本就虚弱，本就有个病根，这时，你的身体就会感觉应付不了，就出现了虚空，问题也就来了。所以，骨折，看似是一个局部的损伤，但它更是一个惊扰全身的疾病。

所以，我们的患者要严防跌倒，严防骨折，以免引出大的问题。

还有另一个案例，告诉我骨折可能造成的后果。

记得那是十七八年前，我的一位老领导的儿子因为骨癌去世。说起病因，居然是孩子在二十几岁时骑摩托车摔过一个屁蹲儿，髋骨骨折，好了没两年，骨癌，病灶就在受伤处——当年那个受伤的部位成了引发癌症的病灶。

这种例子不少。例如，一个小学生，在运动中被同学狠狠地踩了一脚，脚背受伤，半年后，骨肉瘤出现；一个中学生，打篮球，运动中小腿骨折，一年后，骨癌。

当把这些零零碎碎的记忆串联在一起，一些令人警醒的东西就凸显出来——骨折可能真的与癌症有关，不管它们谁前谁后。

说这些干嘛？

说这些是要提醒我们每个人、每位患者，生活中，我们要处处小心，不要因小而失大。另外，我还想跟患者说，既然老天把癌症这顶帽子戴在我们头上，我们就有了一个洞悉天机的机会与责任。人体的奥秘需要有人去揭开，我们是近水楼台呀，我们不该趁着得癌的机会，趁着我们对自己身体的极度敏感来破译某些东西吗？

我想，应该。机不可失，时不再来。

别怕，肿瘤有聚就有散

> 肿瘤有聚就有散。
> ——中医步云霓

清晨 6 点，我被一声"哔噗"惊醒，一条微信跳入眼帘：求助！徐老师，我可能又复发了！

来信人是我在北京玉渊潭"生命绿洲"结识的一位癌友，30 多岁，陕西人，常年在德国工作生活，2014 年年初查出乳腺癌，在德国做了手术，夏天回国学习郭林新气功。她说她是我的粉丝，所以，只要相遇，总要找我聊聊。

"小文，怎么回事？"

"徐老师，我半夜被一阵一阵的疼痛给疼醒了，针扎样的疼，我摸到乳房里有一个肿块。所以后半夜没睡，就等着您起床跟您通话呢。您说，我可怎么办啊，我孩子还那么小！"

"你还有什么症状吗？"

"没有，就是乳房里有个东西，拽着疼。"

"是不是睡觉压着了？"

"没有。"

"别紧张。我知道有一种是手术后神经疼。就像有的人截肢了，可多少年后，又突然地疼，就好像那条腿还在。你会不会也是这种伤口疼？"

"不是。我只做了左乳房的手术，右边没做。可这回疼的是右边。"

"那会不会是左边手术了，右边疼？有时会是这样。就像有时候中医说的左病右治。"为了安慰小文，我在尽量地联想。

"我觉得不是。就是复发了。我摸得着那个小疙瘩。"

"那就抓紧时间到医院检查。"

"好。我明天去。"

过了几天，小文来信了，她给我讲了她接下来的看病经历。

首先，她又去找我书中提到过的中医步云霓步大夫。她跟步大夫说她复发了。

可步大夫好一阵号脉后跟她说:"你的脉象好着呢,你的身体应该没有问题。"

"可我就是感觉乳房里有个硬块。"小文着急地说。

可步大夫说:"你看的是局部,我看的是整体。你的脉象说你没有什么大问题。你是不是精神太紧张了?另外,我还要告诉你,即便又长了个把瘤子,你也不要紧张。要记住,瘤子是身体里的坏细胞聚集而来的,但肿瘤有聚就有散。我们想办法散开它就是。你先去西医那里拍个片子,看看有没有。如果有事,再回来找我。"

第二天,小文去了北京肿瘤医院,检查结果一切正常,那个她自己感觉到的小疙瘩根本不存在,虚惊一场。

当小文给我讲述她的这个经历时,我记住了步大夫的话:"肿瘤有聚就有散!"是呀,世上没有解不开的疙瘩!

该不该向亲人隐瞒病情

> 谁也不傻，一些事情不是光用语言才能传达的，
> 一个眼神、一声叹息、一种气氛，谁都感觉得到，
> 你不说，她就猜，
> 往往猜出来的病情比她真实的病情还严重。

早就想说说这个事了：当我们的亲人，特别是年纪大的亲人被诊断出癌症，我们该不该向他们讲出实情，该不该去编一个善意的谎言让老人心里没有负担？

恰巧，一位名唤"剑在江湖"的患者家属给我在博客中留言，她说："我想请徐老师帮帮我，给我个建议，告诉我该不该把真相告诉母亲，因为至今我还一直瞒着她。母亲82岁了，食道癌。我现在只是告诉她，她得了肠胃炎。母亲没有什么文化，只当得了可以治愈的慢性病，所以，渴求治疗的愿望很强烈。但是，如果我们采取积极的治疗方式，老人家一定会知道她的病情，我又担心她精神上撑不住，加速病情恶化；如果采取姑息治疗，只是吃中药，继续瞒着她，又怕真的错过了治疗的时机，后悔自责。现在我真是进退两难，真不知该不该告诉她实情。难呀！"

的确，这事搁谁头上都难——因为那是母亲，那是天底下最亲的人！

将心比心，这位女儿（我不能确定这位求助者是儿子还是女儿，仅凭猜测）的心思我理解，所以，我不能推辞，只能冒昧地讲讲我处理此事的思路。

首先，我要说，对病情隐瞒不隐瞒，一定是根据患者的情况而定，这里没有统一的药方。要抉择得准，我就要问以下几个问题。

一问：你的亲人是个可以被瞒得了的人吗？

以我的经验，真的能够被长时间蒙在鼓里的只有两种人：一是少不更事的小儿，二是年事已高、很少出门、不大动脑子的垂垂老者。你的亲人属于哪种？

这位女儿说她的母亲文化不高，言下之意是说母亲可能对此事不敏感。其实，非也。文化与敏感无关，文化与参与无关。你的母亲如果能上街买菜，能跟人聊天，她就是个社会人，这事就不好瞒。你想，一是要带她去医院，不论是西医院还是中医院，门口一个大牌子——肿瘤医院、肿瘤科，她一定震惊。你要带她见大夫，可

当着她的面你有话不敢跟大夫直说，吞吞吐吐，她就会奇怪。或者，趁你去交费，她跟周围的患者聊上两句，心里一下就明白，这骗不了；二是从此以后家里就没法说话了，你只要提病，就得避讳，深不得浅不得，来个亲戚朋友探望一下，你还要使眼色，做手势，哪句话能说，哪句话不能说，这种难受劲儿长不了；三是谁也不傻，一些事情不是光用语言才能传达的，一个眼神、一声叹息、一种气氛，谁都感觉得到，你不说，她就猜，往往猜出来的病情比她真实的病情还严重，这是人的本能决定的。所以，瞒不瞒，首先取决于患者的情况——她不足够老，就不宜瞒。

二问：对你家的老人需要不需要瞒？

我们瞒着老人，是怕给老人增加心理负担，担心病还没治，先吓着了。所以，这点也要看老人的性格。如果老人平时胆小，经不了事，那也只能瞒着，大家费些心思管住嘴就是；但是如果老人是个经过事的人，她就承受得了。当然，最初会有两天情绪低沉难过，但是经过这个痛苦的过程，她就能清醒起来、坚强起来，并配合治疗。

三问：从患者病情和身体状况的总体评估，她能不能达到康复的境界？

这话怎讲？如果患者有较严重的慢性病，如心脏病三期，还做了支架。他们受不了手术、化疗等疗法，就连户外练功都成问题，这倒真可以成为一个瞒着的理由——反正西医不治了，保守疗法起码是不给她增加很多痛苦；但是，如果她老人家身体挺好，病情也没到晚期，她还有翻盘的机会，或长期带瘤生存的机会。这时候，你瞒着她真相，她就不能加入到群体抗癌的队伍中，就不能开始积极的治疗和康复，特别是，她就不可能达到那种"因苦难而辉煌"的人生境界，就不会变得快乐。但是，癌症的康复需要这种历经苦难的快乐。

四问：作为患者的子女，你们是否具备一定的知识和说服能力，以让母亲在明了病情后相信癌症并不可怕，她能活，并能够战胜癌症？

这点很重要。这是对子女能不能当一个合格的患者家属的考量。你有这方面的知识，你知道怎么给母亲解释她的病，还能说得有鼻子有眼儿地让她确信她的癌症是最轻的，也是最好治的，她这种癌的药是最先进的，这种癌的生存率高于80%，平均生存期都在15年以上！——这是你的本事，这里虽说有善意的谎言的成分，但是，这"谎言"是建立在一定的医学知识基础之上的。为此，子女要学习。还有，你们要乐观，绝不能在母亲面前还没张嘴自己已经泪水涟涟。

如果，以上的几个问题都OK，你就不必向母亲瞒着什么，可以找一个安静的下午，把她的病情原原本本说一说（在程度上可以说得轻些），再把咱家治病的资源和优势摆一摆，让她不要害怕，告诉她大家保着她呢。当她把这事接受下来后，大家一起商量救治的步骤，一步步开始治疗。

最后，我还想跟"剑在江湖"讲：西医的手术和放化疗是治疗的手段，我们的中医、气功也是治疗的手段。我们要调动所有的手段来为亲人服务，但是，还是要考虑到老年人的身体状况，将积极治疗与恰当治疗结合好，将西医治疗与中医治疗结合好，将药物治疗与身体锻炼结合好。再有，如果能带老人家到郭林新气功的练习场地去看看，她一定会被那里的气氛鼓舞——全是癌友，大家都活着，大家都快乐着，老人家的心情一定会大好。

所以，我认为，说出真相可能比隐瞒真相的结果要好。

抗癌：防治复发
——癌症康复之策略

怎么看待肺片上的浊斑

它是一个介乎于癌与非癌之间的不正常的组织，
是一个游走于健康与疾病间的流筋，
是一个给愚钝者惊吓、给聪明人提醒的警钟。

　　近两个月以来，不知怎么回事，好几位患者都在肺上出了问题，有原来是肺癌的，也有不是的，那么，是复发？还是转移？真让人心里惊一阵紧一阵的。
　　那么肺上到底出现了什么？
　　原来，是肺片上出现了毛玻璃状的斑块，厚重点儿的，就成了一个结节，轻薄些的，就是浊斑（在英文里写成 nodular opacity）。一旦在肺片上有这东西，医生都说情况不好。我亲戚的那个被北京医院的大夫说成是"肺腺癌"，我朋友的那个被说成是"疑似肺癌复发"，至于我先生的那个，也被暗示为"淋巴瘤肺转移"。
　　好在，我们都没有或没来得及对此采取任何的"治疗行动"。
　　我亲戚的那个"毛玻璃状肺腺癌"，在到北京肿瘤医院做了增强 CT 后，发现其症状明显好于前些日子在北京医院的检查，癌症就被打了问号。我觉得这有可能。因为，她在北京医院检查时正是感冒咳嗽期间，身体的各项症状都不好。但经过半个月修整，身体好了，炎症消了，症状就减轻了。所以，手术就可以缓一缓，可以等等看。
　　我在温哥华的那位癌友，也是在 2014 年夏天时出现了这种肺部结节，医生高度怀疑肺癌复发。就在等候接受 Pet-CT 检查的一个月时间里，他全身心地投入郭林新气功的练习中，每天七八个小时在大海边和树林里行走、摆手、呼吸，他感到身体那么舒服，那么有力。结果怎样？Pet-CT 说：没有看到任何活跃的癌细胞！
　　我家海鹰呢？5 月在北京例行体检时，检查报告就指出左肺叶有个阴影，须进一步观察。9 月在温哥华做 X 光透视，指出左右肺叶各有一个结节，明确指出这在 2013 年的检查中是没有的。一周后再照，还长大了点。我分析：检查时，刚离开雾霾的北京，而且，近几个月里常处于感冒、咳嗽、发烧的状态中。同时为了一些放不下的工作又开始辛苦劳累，这怎么会有好的检查结果？但是，也不要怕，只要把生活状态改正过来，环境好了、休息好了、锻炼好了，病就可以好。果然，11月底又做了一个增强 CT，影像就好看多了。癌症中心的淋巴瘤专家对我先生说："你那些片子上的浊斑与癌症无关，那是环境污染以及你以往吸烟、感冒、化疗的肺损伤等造成的疤痕。所以，作为癌症医生，我不给你实施任何的癌症治疗。我们对这个浊斑，就是观察，两个月后再查。"我们同意医生的分析与决定。五个月后，浊斑明显缩小，医生说："原来是炎症。"

几个病例下来，我对这个"浊斑"有了这样一个认识。

首先，它不是什么好东西。如果一点问题没有，医生也不会对它那么警惕，也不必要求"观察"和"再观察"。

其次，它不一定是癌。我们大可不必为了它就吃不下饭睡不着觉，更不必为它就心急火燎地爬上手术台，或者着急忙慌地开始化疗、放疗。那样可能会更加坏事。

那它是什么？我想，它是一个介乎于癌与非癌间的不正常的组织，是一个游走于健康与疾病间的流觞，是一个给愚钝者惊吓、给聪明人提醒的警钟。

所以，患者，当你肺上也有了这样的浊斑时，先不要着慌，要找找原因——你是感冒了，还是发烧了，或是劳累了，还是生气了？先把问题找出来，改正了它，再等一等、看一看，这都是很必要的。

敢于登上手术台是坚强，但，学会冷静思考，采用最恰当的治疗方法，以便给自己保留些体力，那是智慧。

我想，我们还是做个智慧人更好。

抗癌：防治复发
——癌症康复之策略

这事儿听医生的

如果一位医生能让你在治疗上保守一些、
慎重一些，
你是遇上高人了。

前两天有位姑娘加了我微信，希望听听我对她母亲下一步治疗方案的意见。我说，我不是医生，但是我愿听你说说。

姑娘说，她的母亲患了口底癌，病理报告说是中晚期。2014 年 11 月由北京肿瘤医院的颈外科主任张乃崇大夫给做的手术。手术切除了三分之一的舌头、一部分口底（舌下部位）、一部分喉咙，左侧淋巴清扫。手术后病理化验，显示切缘阴性，但是淋巴有转移。医生建议三个月后去复查，那时再决定做不做放化疗、怎么做。但是，姑娘上网学习，发现有种说法，说最好在手术后 4~6 周就做放疗，那样，治疗效果会更好。她又跑去问大夫：是不是应该开始放疗了？大夫说：别急，先让你妈妈恢复，待伤口长好再说。

那么，到底谁说的对？是网上，还是医生？姑娘拿不定主意。她想起了我。

接到这封信，我想了想，这样给姑娘回答：

你的问题是很多患者前来咨询的事情——手术后，到底什么时候开始放化疗最合适？

以我的经验，不，应该说是以一些康复了的患者的经验，或者说，就是以一些专科医院里的大专家的经验，我认为，北京肿瘤医院的张大夫说的对——一定要在你母亲伤口完全长好后再考虑放化疗。否则，马上接受放疗，你母亲的伤口将很难愈合！因为，化疗药的毒性太大，放疗的射线杀伤力也不小，它们在杀灭癌细胞的同时也杀灭了一切好细胞，这让伤口承受不了，愈合不了。这是其一。

其二，口底癌应该属于口腔皮癌一类，毒性并不大，我接触过的两位口腔癌患者和两位皮癌患者他们都是在手术后没经过任何放化疗，而每个人目前都好好地活着。（其中两位是我在玉渊潭公园认识的郭林新气功习练者，另两位是我年轻时的兵团战友。）所以，从"癌细胞会不会马上呈激进式发展"这点上看应该不会，你妈妈可以等得起。

其三，至于"淋巴有转移"，我觉得也不必过于忧心。我猜想，淋巴上的问题可能是通过CT等影像检查反映出来的，它未必就带有癌的性质。就说一个普通人，也会因为口腔溃疡、牙龈肿痛而淋巴结肿大。你母亲一下切了舌头、切了喉咙，一通清扫，那是多大的创伤，淋巴怎能不肿大？所以，一定要给伤口恢复的时间。待伤口完全长好了，淋巴自然会消肿。切记，不要过度治疗，不要一次次地去刺激伤口，也不要为了那未见的癌细胞反复去折腾它、激怒它。

最后，我跟这位姑娘说：今天，如果一位医生能让你在治疗上保守一些、慎重一些，你是遇上高人了。这时，就要谨遵医嘱。听这位张大夫的话没错！

同时，我告诉她：肿瘤有聚就有散，只要患者保持快乐的心情和采取正确的治疗之法，就一定会康复！

当然，我没有忘记提醒她：我不是医生，我仅是一本有关抗癌书籍的作者，我说的，仅供参考。

抗癌：防治复发
——癌症康复之策略

升白针是多多益善吗？

抗癌无小事，因为任何事情都关乎生命。

尽管我在上一本书里专门写了《使用"升白针"的学问》一文，但觉得意犹未尽，还是想对此事再多说几句。

这源于我在广州二沙岛遇到的一位患者。她说，她母亲总让她打升白针，即使她的白细胞数值已在正常范围，在 4000 以上了，她妈妈还是让她打，说："高了总比低了好。"而且，她的母亲居然是一位医生。

其次，前几天，我们的一个癌友圈里有人发了这么一条微信："众位姐妹，我的白细胞一直在 3900 左右，有点低。我老公的哥哥癌症故去了，剩下 10 支升白针。嫂子问我要不要拿去打。请明白人给个指点。"

那么，我要在此疾呼：打住！升白针绝非多多益善！

那么，升白针是什么？我们为什么要打？我们又为什么不能多打？这是很多患者不曾想过的问题。

过去，我们都没听说过升白针，只是在癌症化疗以后，在自己的白血球掉下去，浑身无力的时候才听说有这么种东西可以帮助提升白血球的数量。但是怎么用，医生没细说。开了药，打多少也不知，蒙着打。一天一针，打过三针，验血，如果 4000 以上，停，如果 4000 以下，接着打。再验血，腾！上去了，两万了，超了——这是很多患者的经历。

医生对这种情况说得比较轻描淡写："高了？过两天就会下来，那是虚高。"情况也确实如此。

但是，我说，这是对自己身体体力的巨大浪费。我们本来已经十分虚弱，再这么预支所剩不多的体力，那是杀鸡取卵！

如果我们看看升白针的说明书，就会对它有所了解。

升白针是老百姓对这种针剂的俗称，官名是"重组人粒细胞集落刺激因子"。它的作用是通过促进患者骨髓里的未成年的中性粒细胞尽快成熟、分化、增殖，并且播散到外周血液里，以提高白血球的数量，让患者的体力有所恢复，以便开始下一个疗程。这就好比战场上，成年的战士牺牲了，没有了，赶紧把军校的孩子武装起来，送上战场。如果，后面就这一场战斗还好说，孩子小也先顶着用，但是，如果战斗一场接一场，我们有多少孩子可以使？我们有多少新兵可以调？当军校里空荡荡，当家里也没了小儿的影子，我们还要指望谁？

这也正是许多患者在第四次、第五次化疗后任其再怎么打升白针，却发现白细胞数值很难升上去的原因。也有一些做过造血干细胞移植的患者，最后不论使尽什么手段，血液指标总不能达标，数天或数月后牺牲在其他脏器的衰竭上。这不能不让人深思——我们是不是不该这般急功近利，而应该对"存货"节省着点使更好？

还有，仔细读过升白针说明书的人都会知道，升白针制剂是一种生物制剂，来源于对大肠杆菌的发酵、分离和提纯。就因为它能促进骨髓里的细胞早熟，我们应用它。然而，它的副作用也与生俱来。如骨头痛、腰痛、胸痛、胃不适、间质性肺炎、皮炎……如果我们不知道这些副作用，一味地打，后果不堪设想。

更有甚者，升白针可以激活稚幼细胞的生成，同样也可以激活睡眠了的癌细胞苏醒。所以，怎么使，一定是要找到最合适的量。

我体会，使用升白针往往有一个前提，就是能够让患者在21天后按时地开始下一个疗程，如果没有这个前提，我们应该有时间等待骨髓里的"孩子"自己慢慢成熟。

所以，对二沙岛的患者来说，既然白血球已经在4000以上了，就属于正常范畴了，根本用不着打。你打了，把"未成熟的稚幼细胞"调集出来了，没用上，人的生理机能又自然地淘汰了它们。这就是先虚高、再回落的道理。

那么，对癌友圈里的那位患者来说，如果急着化疗，可以打个一针两针，让白细胞指标上到4000以上，如果不是，就真的不必心疼这几支药品，即便浪费，也不可惜。其实，在西方的癌症医院，他们极少使用升白针，如果患者的血液指标不达标准，他们会推迟化疗时间，等待血液指标的自然回升。

有人可能问，那我们怎么提升白血球的数值？我说，这里有多种办法。西医打针是一种，中医药补也是一种，当然还有食补。我主张食补，主张自然，主张慢慢来。

中医药补好不好？肯定比食补来得快。比如，穿山甲的壳就是提升白血球的一味药，我先生的药里曾经有过，但是，一碗药喝下去就出现上火的症状。所以，我体会，有些病的治疗急不得。俗话说"病去如抽丝"，我理解，这里不仅描绘了去病的慢长过程，可能也暗示了治病时思前想后哪方面都要顾及的细致工艺。

抗癌：防治复发
——癌症康复之策略

我一直在说，抗癌无小事，因为任何事情都关乎生命。我们要小心地走对每一步，让每一步都踏在走向康复的实地上，一步一个脚印，不求快，这样我们才能最终走出癌症的泥沼，最终活下来。

总之，"升白针的使用不是小事"，这就是我今天要跟患者再次唠叨的内容。别烦。

癌症患者需要看中医吗？

> 经过西医治疗后的患者身体往往是一片狼藉！
> 肉体的创伤、骨髓的抑制、精神的颓靡、体力的极度透支
> ——这些，谁来替你收拾？谁能替你收拾？

很多癌症患者都会向我提这样一个问题："徐晓老师，您说，我用看看中医吗？我需要吃些中药吗？"

但凡遇到这样的问题，我从不含糊。我说：要！我们需要中医的帮助！

我说，中华医药呵护我们华夏儿女几千年，使我们成为人口最繁盛的民族之一，为什么我们在最困难的时候要舍弃它？现在，我们有了西医的治疗手段，好，这是我们的福分，我们赶上了现代医学的进步带来的实惠。但是，用了西医并不妨碍我们也用中医。这就像我们尝试了西洋面包的松软，并不妨碍我们仍然喜欢饹面馒头的香甜，或者说我们既要体会沙发的舒适，可是也想留下太师椅的威严！我们要中西合璧，要学会在两大医学门类里进进出出，让两大门类的医学精华为我所用。

我说，诊断、手术、放疗、化疗，我们求助西医——这可以迅速地让我们摆脱癌瘤的纠缠；扶正、调理，我们求助中医——这可以帮我们逐渐调整身体机能，恢复体力，扭转生癌的基础，并最终康复。

我说，治疗癌症在哪个国家都不是件容易的事，即便在西医产生的西方国家，他们也把治疗癌症视为畏途，那我们为什么不该调集中医的力量共同对敌？在这一点上，我们比西方人多一种救治的办法，这是多好的事啊，为什么要舍弃它？

癌症患者要向中医求助，这是我和很多的患者共同摸索出来的康复经验。

记得在2012年春天，我先生海鹰因患非霍奇金淋巴瘤在肿瘤医院化疗。四个疗程后，身体里的实体瘤基本消除，但是却出现了严重的肺损伤。他持续发烧不退，一直在38°C以上，浑身无力，咳嗽不止，脸色如铅。当时，他的主治医生对我们说："先找家综合医院去治疗肺吧，治好了再回来化疗。"我们到了人民医院，呼吸科专家说："这是药物性肺损伤。如果不好，就要上激素。"就在那两天，我们遇到一位症状完全相同的患者，她告诉我，她每天就靠糖皮质激素抑制发烧，只要停药，体

抗癌：防治复发
——癌症康复之策略

温立即就上来，一点办法没有！

当时，我就想：西医在治疗肺损伤方面是没有什么更好的办法了。如果我们不解决这个问题，海鹰会像同病房的一位患者那样死在呼吸衰竭上！

那么，求谁呢？

求中医！这也是当时唯一可选的路了。

幸好，我们找到了孔伯华国医堂的中医步云霓大夫——他也是我们年轻时一同在内蒙古兵团共同战斗生活的战友。步大夫倾心而为，问诊、号脉、观舌，他在写方时反复斟酌，并对海鹰的生活饮食叮咛再三，他不光让我们对他的治疗思路知其然，还要让我们知其所以然。就是在中医步大夫的一济济汤药里，海鹰的烧退了，咳嗽减轻了，胃口打开了，身体有劲了。当然，再加上海鹰从不间断的郭林新气功的习练，他好了——是中医中药，是中国的传统医学帮助海鹰以一种和缓的方式慢慢康复了。

我这样说，不是为了贬低西医。不，西医在癌症治疗上确实应该是排在第一位的。没有西医的诊断，我们怎知我们患的是哪种癌？没有西医的手术，我们怎么能在第一时间与肿瘤了断？没有西医的放疗化疗，我们就没有更好的办法让肿瘤在短时间里缩小、退却。所以，我发自内心地承认，在当下，在治疗癌症尚没有一剑封喉的良药时，西医，应该是我们求助的第一手段。

但是，经过西医治疗后的患者身体往往是一片狼藉！肉体的创伤、骨髓的抑制、精神的颓靡、体力的极度透支——这些，谁来替你收拾？谁能替你收拾？西医吗？不成。因为，西医的撒手锏——抗生素，再也派不上用场！因为，免疫力与细菌无关！

我常会跟癌友们说，想想我们自己民族的中医中药吧，它博大精深，其医理与药理与我们身体的阴阳虚实完全契合，那是帮我们清理尘埃，扶起正气，疏通经络，去除浊气，推动身体正常循环的最契合的手段。

再给大家讲一个小例子。

2015年年初，老母亲腹痛难耐，到温哥华的医院看急诊。诊断为胆囊堵塞。洋人医生过来看她，然后跟我们说："其实，此病很好治，开刀，疏通胆管，马上就好。但是，你们的母亲不成，90多岁，岁数太大了，又有骨髓抑制病，别说手术，就是麻药这一关都过不去。没有办法，拿些止痛药回家吧。"医生这么一说，我们也只好带老太太回家。可是,止痛药根本止不住老太太的腹痛。我们心里真是难过，莫不成，老太太要一直这么疼死？

我们把这个情况向国内的兄弟姐妹报告。大嫂说，"我知道一种合成中药，叫'消炎利胆片'，对胆管堵塞有用。"她马上买了药，托一航空小姐把药带到温哥华。老太太吃了五天，不说疼了，又吃了两天，彻底好了！神奇的中药！我当时就感慨，幸亏咱们还有中医呀！可怜西方洋人不知道，要是他们知道这种"消炎利胆"的中药片能解决问题，谁还愿意去挨一刀？

这就像海鹰总跟我说："嘿，我虽然得癌了，但因为我是中国人，我知道有事找中医，这就比洋人患者多了一手治疗的办法。一想到这点，我就偷着乐！"

鉴于此，我向所有的癌症患者推荐中医——抗癌，中西结合，两条腿走路，这远比单腿蹦强！

抗癌：防治复发
——癌症康复之策略

父亲得了胰腺癌，怎么办

拖住癌细胞的腿，让它发展得慢些，再慢些，
待到它停步的时候就是咱们翻盘的开始。

在京一个月的奔忙，终于可以坐在机场的候机厅里喘口气了——等飞机，这向来是我最感安逸的时候。

可电话铃响了，是一位姑娘，一位远在山西吕梁山区的患者的女儿打来的。

姑娘的父亲是我年轻时在内蒙古生产建设兵团当知青时的连队文书。当年，这位文书是军人里难得的"小白脸"，干净、文静，说话细声慢语，就是在极"左"的时候他也没伤害过谁。后来，知青们回城了，他们这些军人也都转业回到了家乡。这些年，如逢战友聚会，他也会从吕梁山乘汽车倒火车赶来跟大家相聚。就是去年夏天，我们还见过面。可是，转眼，他成了胰腺癌患者！——就是昨天，我才知道这个消息，因为战友们在微信上呼我，说文书急着找我。

我马上给他拨了电话，接电话的是文书。"徐晓啊，你的书我看了，很多启发。我想跟你说说我的病，想听听你对我现在治疗方案的意见。"从声音听，他身体尚好，情绪也不错。

"先说说你的病情、你的治疗情况吧。"我虽然不是医生，对胰腺癌也没有过多研究，但是我得这样说，我不想让战友失望。

"去年11月我就感到胃里不舒服。在当地医院做B超，说没事。后来肝区有些疼。今年1月23日又照，还是说没事。女儿在太原工作，让我来太原检查。这一查，看出问题了。说是胰尾癌，还说肝上有个囊肿，不大，2.8厘米×2.6厘米。我现在在山西大学附属医院，女儿为我找的是这里的大专家。专家说，我的病问题不大，不用手术，化疗就可以。我已经化疗了一个疗程，感觉很好。以前的症状都缓解了，身上挺舒服。"

"那真是太好了，说明化疗对你有效。这点真是难得。"

"徐晓，很多人说胰腺癌做手术最好，他们为什么不给我做？你是不是也认为我该做个手术？"

"我不这样认为。毕竟手术对人的身体创伤更大。一位医生不建议你手术,一定有他的道理。你说,专家说你的病不严重,那一定是一种介乎于癌与非癌之间的东西,是早早期。再者,你看,你对化疗的药感这么好,一个疗程结束,你的症状都没了,这不就是很好吗?可能医生会让你继续做下去,具体需要做几次,医生会根据你的治疗情况看。我只提醒一点,不要过度治疗。你现在挺好,能吃能睡能拉,你只需提防着,不要让化疗把你打得起不来床就行。记着,见好就收,治疗别过度。"

文书刚要挂断电话,他的手机被一个女人拿过去了。接下来我听到一个极低的声音在跟我说话:"徐晓,我是他的老婆。我告诉你实话,他是晚期了,不能手术了,肝上都有了!我们瞒着他,说是早期,免得他压力太大。"

哦,原来是这样!

我知道,胰腺癌是癌症之王,人们说,得了它就是没治,其生存期就是几个月,基本没人能逃脱它的魔掌。即便手术,一些人根本下不了手术台,就算下来,也不过是延长几个月的生存期而已,解决不了根本的问题。所以,治愈者寥寥。

为什么这么严重?我想,这可能与胰腺在身体里的位置有关。

胰腺,长在腹腔的后部(即便那里长了肿物,你摸不到,当身体有了症状时大多已是晚期),而且,它被多个脏器包围——心、肝、脾、肺;多种系统在此相交——血管、淋巴、神经。那里是人体的中枢,牵一发而动全身。切,医生很难绕开各种脏器,也极不易切除干净——成团的血脉、淋巴和神经系统纠缠在一起,你让医生怎么择?

所以,细细考虑,不能手术,或许也不是件坏事。不手术,可以避免手术的创伤性痛苦,也避免了手术可能造成的一切难以弥补的后遗症。

当我想明白这些后,我让女人把电话交给文书,"文书,你现在治疗的效果很好,别有负担。一定让自己快乐起来,坚决地把自己编入活的队列里。你没问题!""噢,是吗,我挺快乐。"文书高兴地挂断电话。

马上,我用微信跟他女儿联系,让她回话。他的女儿跟我说,家里商量了,要对父亲保密,不给他压力,让他轻松地走完最后的时光。

我对他的女儿说:"你们能考虑父亲的心情,把他的病情描述得轻些,在这点上,你们做得很对,但是,我想多说两句。一是,我们做家属的在亲人患病之时做好最坏的准备,这是坚强的表现,也是必需的;但,做最坏的准备不是说我们就要放弃努力,我们一定要做最好的争取,永远不要放弃希望。因为只有希望在,才有可能

抗癌：防治复发
——癌症康复之策略

出现奇迹。"

接下来，我给她讲了一位胰腺癌康复者的故事。

2014年夏天，8月9日，周六。我到玉渊潭公园的郭林新气功习练场地跟癌友们聊天。正午了，人们不愿散去，还都围在一起恳谈。这时，有位高个子很健壮的老人凑上来跟我说话。

"您好，我能看看您的书吗？"他问。

我说："当然可以。您是哪的病？"

"我是胰腺癌。"

他一说出"胰腺癌"这三个字，大家都不说话了，都回头看着他。我知道大家在想什么。为避免尴尬，我说："哦，其实，再难治的癌症都有治好的，您别有压力。"

老人笑了，"我就是治好了的。我是胰腺癌患者，可我康复啦！当时人家说我活不过三个月，可你们看，三年了，我多健康！我今天来，是想跟练习气功的患者交流交流。"

我马上从椅子上站起来，站到他的身边，"那我一定得跟您照张相，我要告诉所有的患者：别怕，看这位胰腺癌的患者都能好，你们怕什么！"

周围的癌友都笑了，大家拿起手机噼噼啪啪地给我们照了好几张照片——肩并肩，无比快乐。我跟老人说："您是榜样，您能跟大家说说你的康复经验吗？"

老人跟大家说："心情好是第一的！我曾是海军，搞研究出身，早就退休了。得了病后，我就想，我都70多岁了，生死无所谓了。我要康复，就先要调整好心态，一丝气也不生，一丝郁闷也不要。我该干什么就干什么，没有压力。"

他还讲了一个小例子。他说："那时，我跟女儿、女婿一起生活，我有时也看不惯年轻人的生活方式，我就想，我当年是怎么给人家当女婿的，到了丈母娘家什么活不干？现在年轻人怎么这个样？但是，转念一想，都什么年代了，我不能按照我的方式再去要求孩子们。算了吧，我得学会睁只眼闭只眼，要眼不见心不烦，我最好到外边走走看看去……"

就是那天，这位"大哥"让我知道，世上永远有奇迹！只要我们不放弃！

在机场的候机厅里，通过电话我跟文书的女儿告别：姑娘，告诉你父亲，他能好，只要他快乐！作为家人，你们要学习，要替父亲把握好治疗的分寸。如果，你们能让父亲明天的身体状况跟今天的身体状况一样，那就是胜利！拖住癌细胞的腿，让它发展得慢些,再慢些,待到它停步的时候就是咱们翻盘的开始。沉住气,等待,别急。永远记着,别人能好,咱们也有希望!再难治的癌症也有康复的病例!

催促登机的广播又响了。文书的女儿说她明白了——不放弃!

飞机冲上了万米高空,再看窗外,夕阳染红天边,落日的辉煌是一种令人震撼的美丽……

抗癌：防治复发
——癌症康复之策略

快乐是治疗乳腺癌的第一良药

对于乳腺癌来说，除了坏心情，
我们几乎找不到其他更直接的可以归罪的理由。

一个叫"新鲜记忆"的人来扣我微信的门。

"你是患者吗？有什么需要帮助的？"我对所有不认识的来访者几乎都是这样说。

"是的。徐阿姨。我是乳腺癌患者，今年刚满30岁，2014年11月做了右乳全切手术和淋巴清扫。病理显示，右乳肿块8厘米，淋巴全部转移，有47个。已经做完了化疗，现在正做放疗。我有一个一岁半的女儿，我很害怕……"

噢，又是一个年轻的母亲！

我问她是哪里人，在哪里治疗，确诊前发生了什么。

她告诉我她是河北人，正在北京协和医院治疗。她说，她平时很注意健康，从来是有病早治，决不拖沓。在哺乳期间奶水也很好。2014年，发现右乳有一肿块，因为不疼不痒，以为是积奶了，没太在意；后来发现右腋下也有一个小疙瘩，就去武警总院做B超，医生说那是良性包块，建议她作按摩。结果，一周后，乳房肿块大了一倍，腋窝下的疙瘩也多了不少。她这才转到协和医院去看，没想到检查的结果是癌！

随着我iPad屏幕上一行行字迹的铺排，我的脑子也迅速勾连着患者得病的各种可能：

可能患者在哺乳初期，奶管未通，就猪蹄汤、鲫鱼汤一通大补，造成奶管堵塞，继而乳腺炎、乳腺结节，然后是淋巴结肿大。如果是这样，炎症的成分就强，癌症的成分就弱。但是，协和医院的病理分析不会出错，说是癌症，就不会是炎症。那么，依我的经验，乳腺生癌，一定与心情有关！

"姑娘，是不是在确诊前生气了？生的还是大气？"我轻轻地问。

姑娘迟疑了一下，"是的。是生气了。"

"跟谁呀？"

168

"跟老公。那段时间我自己脾气不好，天天跟老公吵架。"

"那现在还吵吗？"

"自从我得病以来，老公再不跟我吵了，完全顺着我的意思来，他说，只要我康复，怎么样都可以。"

"哎，你们这些姑娘啊，叫我说你们什么好呢！"

我深深地叹息。我对姑娘说：你可能也是独生子女，也是被爸爸妈妈宠坏了。生孩子，那是天下女人的本分，有什么可以为此就觉得了不起了，就可以对亲人大呼小叫了？你们的奶奶、姥姥、妈妈，都生过孩子，你自己的女儿、孙女，今后也要生孩子，如果都以为生个孩子就立头功了，就可以对家人吹胡子瞪眼了，今后谁还敢要孩子！我是说，即便你的老公现在对你谦让，你也不能得理不让人。我真的希望你们小夫妻能通过这场病，好好想想，达到相互理解，从此相互敬重和珍惜。要知道，当你发自内心地考虑别人的感受时，你才能体会到老公的不易，也才会感到家的温暖。那时，你就会快乐起来，郁结之气就会散开，癌细胞也会散去，你才会好起来。

"徐阿姨，您是说，只要我快乐，我就能好，真的吗？"

"真的。"

"可是每一天，只要一想到我还没孝敬过父母，我不能将孩子抚养成人就要走了，我就泪流满面，就心里滴血！"

"姑娘啊，你这种状况必须改变！你正在治疗中，本应该给自己'有效'和'顶用'这种正面的意念，为什么偏偏要给自己泄气，要把自己编在死亡的队伍里？你要看到乳腺癌是一种最好治疗的癌症，生存率已经非常高。昨天加拿大的一张报纸上还报道加国的癌症病人的存活率已经提升到了63%，而为提升这一数字的最大贡献者就是乳腺癌！"我嫌写字太慢，沟通直接变成语音留言。

"可是我身上有48个瘤子啊！"

"你不是手术了吗？没拿掉？"

"拿掉了。"

"拿掉了，就是没有了。难道你身上还有转移的实体瘤？"

"没有，各项检查都说没有转移。只是我担心。"

"姑娘，我虽然不是医生，但就我所接触过的很多患者和我看到的现实情况是——没有什么比心情、心态对康复的影响更大的了。尤其是乳腺癌。就说肺癌，

抗癌：防治复发
——癌症康复之策略

我们可以怨空气污染；胃癌，我们可以怨幽门螺旋杆菌；肠癌，我们可以怨遗传基因，怨吃得太油腻了；可是，对于乳腺癌，除了坏心情，我们几乎找不到其他更直接的可以归罪的理由。我见过太多的年轻妈妈，她们在得病前都有过极端的心情不畅或巨大的精神压力。所以，你必须改变你的心态，要将现在灰色的心理改为明快的色彩。你要看到，瘤子，你拿掉了；老公，如你们结婚前一样可爱；家，那是最幸福的，因为你们有了天赐的小宝宝。有这些，你还有什么不满足？你还生什么气？"

"徐老师，我听您的。我必须让我的心情好起来。"不知为什么，这时，她对我的称呼从徐阿姨变成了徐老师。

"啊，姑娘，我还要告诉你，我身边有很多乳腺癌康复的例子，有很多人比你的病重，但是人家好了，人家活过了五年、十年、十几年，她们都还在快乐地生活着，有的在博客上写文章传播抗癌经验，有的在微信圈给患者读书，有的在公园里教授郭林新气功，还有的回到了工作岗位。所以，你也能好，别怕。我希望你记住两点：一是不要用意识去刺激肿瘤的生成；二是快乐的心情是治疗乳腺癌最好的良药。"

"啊，我记住了，徐老师，我好爱你，我加油！"

我跟姑娘聊了大约一个小时。就是这短短的时光，我们从陌生到熟悉，再到家人般的亲近。我衷心地祝愿她康复，正像她自己的愿望那样，生命长长，可以看着自己的女儿结婚、生子……

我患肝癌的妈妈要使用靶向药吗?
——靶向药的来龙去脉

正因为癌症是基因的病,
治疗癌症的靶向药又是利用基因之间相互的差异来聚焦于某一点的,
所以,它只能对某个密码有作用。
这就如同一把钥匙开一把锁,
锁头与钥匙不匹配,钥匙再多也不顶用。

就是昨天,一位河南患者的女儿急急忙忙加我微信,就想请教一件事情:家母肝癌晚期,正在使用吉多美靶向药,目前感觉副作用不小,是不是应该坚持服用?

面对患者亲人的这个问题,我真的好难回答。

肯定吗?可这个药会对肿瘤有多大的抑制作用、它会延续患者多长的生命时间、用它需要多少金钱,或者说白了,使它值不值?

否定吗?不能!靶向药代表了目前医学界对癌症最前沿的认知水平和最佳的抵抗办法,否定它,意味着否定了患者的救治希望。

所以,这不是一句话可以回答得了的问题。为此,我只得凭我一个非专业人员的理解,带些想象,给大家解释一下。

一说:靶向药是什么

靶向药是近些年新兴的一种对癌症的治疗手段。它因具有对癌细胞更准确的点杀力、对人体正常细胞更小的泛杀力而被医学界寄予抗癌的厚望。

我们每位经历过化疗的患者都知道,化疗,那是一段极其痛苦的治疗过程,那是生命体能与癌细胞的较力——看谁更经得起药物的绞杀!很多患者往往是出师未捷身先死,癌细胞尚未剿灭,身体已经不堪。所以,寻找一种只杀癌细胞不伤及正常细胞的救治药物就成为所有医药界人士追寻的目标。

二说：医学药学科学家的思路

科学家们想到：人体的血管系统、神经系统在生长完成后是相对稳定的，不再增长。谁也不会说哪天胳膊上又多长出一条动脉，腿上又多出来一根神经。而凡是需要多长一条血脉、一段神经的，那一定是新生命的出现。那么这新的生命，一个是母腹中的胎儿，另一个就是肿瘤。

肿瘤的生长确实如此。当数以亿计的癌细胞堆积成一个肿瘤的时候，它就有了扩展的需求。这时，它的血管会像植物的藤蔓一样伸向远处，抓住一个附着物，钉在那里，长大，然后，再生出一条血管向外扩张。科学家想，如果能有一种药物阻断血管的生成，就等于切断了肿瘤发展的通路。

还有一种思路就是切断癌细胞发展的信息通道。这就像人类的社区建设一样，一个新社区的建成有赖于水电系统和通信系统的完备，非此，人员不能入住，社区就不能形成。所以，阻断神经系统的传递，可能也会阻止癌细胞的转移。科学家是这么设想的。

正是基于这些思考，世界各地的药学家陆续研制出一些靶向药，如抗淋巴瘤的利妥昔单抗（品牌名美罗华）、抗肺癌的吉非替尼（品牌名易瑞沙）、盐酸厄洛替尼（品牌名特洛凯）、抗乳腺癌、胃癌的曲妥珠单抗（品牌名赫赛汀）、抗肾癌、肝癌的索拉非尼（品牌名多吉美）等。这些药或以阻止血管再生见长，或以截断信息传递为目的，总之，它们成为目前杀癌最先进的、最有靶向意义的抗肿瘤药物。

三说：靶向药的成熟度不同

但是，我们还必须承认这样一点：不能一说使用了靶向药，就以为救命了。因为，对靶向药的研制还在起步阶段，就目前出现的为数不多的几种药品，它们的成熟度也相差甚远。如果我们把药品的杀癌有效率设定为100的话，有的靶向药能够达到60%，有的是40%，可也有的达到20%就很不错了（这里仅是一个比喻，实际上远达不到）。它们的确叫靶向药，但是它们的成熟度和有效度也确实不同。具体哪个更成熟，哪个仅稍强于安慰剂，可能没有人告诉你，作为患者自己要去体会和学习。（如果你是一位有心的患者或家属，应该去跟医生要一个所使药品包装盒里的说明书。通常，这张说明书会对其药品的作用与副作用做翔实的阐述。）

四说：每种靶向药都有自己特定的获益人群，它不对所有患者有效

就因为"靶向"二字在化疗界的独特魅力,靶向药吸引很多医者与患者的追随。但是，癌友们要切记一点——你的病的诊断分型是不是真的与药品说明书讲的适用范围相匹配，如果是，没问题，值得试，争取试，其结果往往是乐观的，起码会少许乐观。但是，如果你的病不在它的适用范围，我的意见是不必试，因为效果不会好——你不光花了钱，肿瘤还不见得小，你的身体又增加了一次无用的药物体验，这让身体里的癌细胞徒增了它的耐药性，同时又给了它一回激变的刺激，这对未来的治疗不利。

为什么会是这样的结果——既然都是杀癌的药物，为什么不能对所有肿瘤有效？

这也是我一直以来的困惑。直到我读了英国科学家道金斯写的《基因之河》这本书，我才似乎明白了一些。

原来，世上万物都是按照各自祖先遗留下来的基因密码来生长和传宗接代的。我们人类也不例外。一旦一个幼小的受精卵子成为了一个新生命载体，它就会按照祖先给予的基因密码踏上"成人"的旅程。这个密码会告诉它什么时间分裂出血管，什么时间分裂出神经，什么时候分出骨骼和肌肉，什么时间变化出手臂和手掌，哪里需要长，哪里需要短，哪一步可变化出毛发，哪一步生长出指甲。基因的密码翔实而缜密，成人的路径复杂而有序，这一切不应出任何的差池。这也意味着，肺与胃不是一个密码，胰腺与胸膜也搭不上边界，即便同属于一个器官，也会因不同的层次和部位而密码略有不同。正因为癌症是基因的病，治疗癌症的靶向药又是利用基因之间相互的差异来聚焦于某一点的，所以，它只能对某个密码有作用。这就如同一把钥匙开一把锁，锁头与钥匙不匹配，钥匙再多也不顶用。这就是为什么靶向药不能对所有患者都有效的道理。就像美罗华，说明书上写着它适应于淋巴瘤B细胞来源的患者，言下之意就是说，药学家早在其他分型的淋巴瘤患者身上做过试验了——效果不佳，不尽如人意。

五说：患者要关注靶向药的有效率

几乎所有的靶向药都有这样的说明：它可以提高患者的生存期。但是提高的数字是多少？是半年还是一年，是三年还是五年？我们去问医生，医生大多含糊不答；我们到网上去查，几乎所有的页面都没有这个数字。为什么？因为这个数字常常满足不了患者的期望，真的说出来有时对患者还是个打击。

其实，我希望患者能正确看待这一点——医学的进步是一个十分艰难的旅程，对于那些很棘手的癌症来说，能从原本的中位生存期 6 个月提高到 8 个月，那简直就是巨大的进步。不要小看这两个月，或许它真的可能给你带来翻盘的机会。

问题的关键是这靶向药太贵了。就像吉多美，一盒 2.5 万元人民币，买三赠三，所以患者多被诱惑，一出手就是 7.5 万元，六个星期的量。这个钱对富人不怕，但是对经济拮据的家庭来说真是有点多。毕竟这种药是全自费。我想，如果这药可以让患者的生存期延长得多一些也好，我们砸锅卖铁豁出去了。但是，如果知道它的中位生存期只比安慰剂提高了两个月，我们又会做怎样的选择？

六说：靶向药也有副作用

任何事情都是相对而言，靶向药的"靶向"二字也是相对而言。有些患者对靶向药的承受力好些，副作用小，可有些患者却会很差——呕吐、腹泻、荨麻疹、低血压、骨髓抑制、神经毒性、肝脏毒性、间质性肺炎，都可能出现。所以，在使用靶向药时，自己多留个心眼，不要出现不良症状时还一味地认为"这不是靶向药的错"，而是要懂得在副作用过于强烈时要报告医生，并果断舍弃。

七说：靶向药的使用时长

我们患者都想知道，如果我们选择了靶向药，这个昂贵的药物到底能把我们带到哪里——是暂时的缓解？还是彻底的治愈？我们要使用它一时？还是要一直使下去？说白了，我们就是想知道它能不能救命，我们到底要依靠它多久才是个头儿。

应该说，成熟的靶向药在遇到与其相匹配的患者时，它的功效是神奇的，真的救命，几个疗程瘤子就没了，治疗就可结束。但是有些靶向药远没有这种效力，加上患者本身疾病比较严重，治疗的效果就不会理想，仅能达到部分的缓解，或短期的缓解。所以，很多医生会建议患者一直使用靶向药，直到耐药为止。这也正像有些药品说明书上介绍的那样，待到药品对癌细胞不起作用，待到患者再也耐受不了它的副作用时，那就是停药的时候。而这个时候，如果又有了新一代的靶向药还好，如果没有，大多的患者便失去了翻盘的机会。

所以，我常与患者探讨，我们是不是应该在使用靶向药的同时眼观六路、耳听八方，留心还有什么其他的办法使身体得到支撑，以便逐渐地摆脱对靶向药的依赖，以免有一天，这个靶向药终于压不住癌细胞的发展，身体出现耐药，那后面的治疗之路就不好走了。

我还与患者探讨，我们是不是可以一边使用靶向药，一边习练郭林新气功，努力提高自身的免疫力。当感觉自己身体强壮时，将靶向药的药量逐渐减少，并最终停止服用？这样做的好处是，一是可避免药品的毒副作用在身体里的积蓄，二是留给身体一个休养生息的时间，三是节省买药的开支。

（关于这一点，患者一是要与医生探讨，二是要相信自己的身体感觉。因为，在癌症治疗上，任何先前的案例都不能完全地与你相同。）

八说：我对这位河南患者女儿说的话

前来询问的患者女儿告诉我她的母亲是二十年的乙肝患者，肝硬化，肝癌晚期。见医生时，医生说已经不能手术，化疗也没有实际的意义，仅推荐吉多美靶向药试试。

我想，患者的情况与吉多美靶向药的获益人群完全契合——肝癌晚期，没有手术，不曾化疗。所以，医生的建议是积极的。如果家里经济条件尚好可以试试。但是，患者在使用此药后感到整日腹泻副作用不小，并对用药产生畏难情绪。这时，如果我是患者，我会停药。因为，我知道，肝癌，特别是由乙肝转来的肝癌的难治程度，我也明白吉多美这个药在治疗上效果有限，我还知晓继续使用该药的前景，所以，当药物的副作用出现时，我们应该意识到，那是死亡的风险在逼近。

通常在这种时刻，我会跟患者说：我们是不是该转换一下救治的策略？

如果开始时的治疗策略是杀灭肿瘤，那么现在，就应该以守为攻，尽量保留下患者生命的元气。我常劝我们的患者和家属要把治疗的手段想得宽泛一些：西医不能手术和化疗了，我们能不能试试中医？如嫌中医见效慢，我们能不能同时加上郭林新气功？如果说，我们今天不能马上康复，那我们能不能争取明天不死？外力的治疗不能承受了，那我们是不是该调动一下自身的免疫力？我们原来精神压力大、心情不好，那么此时我们能不能改变一下心态，让自己快乐起来？

总之，先不要让自己受罪，要保存实力，多活一天是一天，多舒服一天是一天，多快乐一天是一天，让我们每天都有资本可以期待明天的到来！

这就是我想对患者女儿说的话，有些长，有些瞻前顾后，有些吞吞吐吐，但是，我们对晚期患者的救治就是要这样摸索着前进。

患者需要把自己变成专家吗？

> 无论医院多么出色，真正想提高生存率，自己必须参与其中。
> ——英国医学科学家简·普朗特

有位东北的女士为了挽救她患肺癌的丈夫,半年前跟我建立了微信联系。最近,她来信说,她的丈夫已经有了脑转移,为此,她非常痛苦,同时,对医生没有提早建议她丈夫做全身检查十分气愤。

她说:"我特不明白,作为肿瘤专家,患者来就诊,为什么不提出做全面检查?我们患者不懂,都是有了症状才想到是不是有了转移。就像我老公,手术后腰痛,是我提出要求,希望检查他是不是有骨转移的;而那时他的脑部没有感觉,我们就没提出来。可作为专家就没想到吗?现在我老公脑部有陈旧性的已经钙化了的东西,那就说明早就转移了。如果早发现也许还有救治的时间,可现在是多发性的。医生要怎样才算合格呢？？？是没经验还是不以为然呢？？？？？"

这位家属一连用了五个问号来表达她心中的愤懑。

可是对这件事我真的好难回答。

为什么呢？

首先,癌症过于复杂,每个癌症患者的病情发展都千差万别。虽说肠癌容易转肝,肺癌容易转脑,但到底会不会转,什么时候转,真的很难判断。如果医生今天建议你检查了,可你今天没转,却在检查后的几天转了,这又如何应对？

再者,现在医患矛盾这样尖锐,医生在与患者的交流中就不能百分百地坦率,有些建议可能就要保留三分。你埋怨医生为什么不给你做全身检查,可也有大把的患者埋怨医生检查过度,花了他本不该花的钱！

还有,对癌症治疗方案的讨论是需要时间的,特别是跟一点癌症常识都没有的患者讨论更需要时间。而我们绝大多数患者和家属在获知癌症来临的时候,又有哪个不是癌盲？可惜的是,候诊大厅里拥挤的人群、焦躁的气氛,哪点儿能给医生留下与患者磋商的时间和空间？

另外,我们不得不承认,古今中外,永远会有年轻医生的稚嫩、老年专家的疏忽和无良医生的不仁。这些问题谁都不愿遇到,可事实上又常常不可避免。

为此,我给这位患者的家属回信:"医生确实不是让所有患者都做全面检查的。因为有人会说这是过度检查。如果你觉得需要,完全可以向医生提出建议。为什么我在《抗癌:第一时间的抉择》一书里建议患者和家属要多学习,要尽量把自己变成专家呢,就是这个道理。我们要做医生的拾遗补阙之人呀!"

这位女士马上回复:"难道我们也要成为专家吗?在中国大多数人的文化达不到那个程度啊!!!"

又是三个惊叹号。在这些惊叹号里我读出了这位女士的愤怒、无奈和挣扎。确实,这事真难!

但是现实就是这样。二十多年前,我曾经为我的婆婆在手术后出现严重的腹腔霉菌感染而医生却浑然不觉的情况下及时提醒医生进行关注,救了婆婆一命。那时我就知道,当自己的亲人得了重病,你就不能当甩手掌柜,你必须警醒起来,去陪护,去观察,去思考,去询问,而且还要学会遇事能沉住气,能与医生进行积极、友善、圆滑的沟通,从而将治疗扳回到正确的轨道上,非此,不能拯救自己的亲人。2012年,当我的丈夫患了癌症,我就更知道自我救赎的重要,知道哭是没有用的,知道只有抖擞起精神,捧起书本,努力把自己武装成癌症的行家,达到可以与医生对话的水平,能够一直保持着对未来治疗路径的清醒,救人,才能成为可能!

前些天,读一本英国医学科学家简·普朗特写的书《战胜乳腺癌》,书中讲到的一个案例也是同样地令人警醒。

作者讲到,有一次,她陪朋友去医院做化疗。医生在给她朋友测量完身高体重后开了处方,让她们取了药后直接去输液。可当她们取出药品后,却发现这次的剂量是以往的两倍。患者自己不以为然,说,医生开多少就输多少吧,可作者却坚持再去医生那里确认一下药的剂量。没想到,这一询问,还真发现了问题。原来是医生疏忽,误把患者的身高填在了体重的栏框里,电脑便自动生成了错误的剂量。后来,在患者确保不上诉的情况下,医院才说出了错误的后果——如果将这超量的药液输进患者的身体,将导致患者肝功能、肾功能的衰竭!

所以,作者在书中感慨地说:"无论医院多么出色,真正想提高生存率,自己必须参与其中。"

就是这么个故事,我知道,要救自己的亲人,就必须迎难而上,必须学习,不论我们进入多么权威的医院,不论我们面对多么著名的医生,都不能卸下肩上那份对亲人的责任!

可能我们的文化不够高,可能我们的知识还差得远,但是,我们必须竭尽全力,因为,那是亲人的生命!

抗癌：防治复发
——癌症康复之策略

患鼻咽癌的女儿是否要用靶向药？

抗癌的成败关乎药又不决定于药，
好药对治疗有益，
但康复又绝不是仅靠好药。

常有患者来信咨询使用靶向药的问题。也是，都知道靶向药好，可价格太贵，通常又是全自费，所以一般老百姓在使用时总要掂量掂量。今天我又接到一条同样的微信。

来信人叫"清子"，是一位母亲，她说患者是她的女儿，27岁，鼻咽癌。

凡遇到这样的情况，无论什么时间，我都是在第一时间回复。因为我知道母亲的心焦。果然，就在我把"你好"两字发出去没有一秒钟，我的微信语音铃声就响了。那时，已是北京时间的夜里12点，她没睡。

清子告诉我她是内蒙古人，与我下乡的地方不远。因为算半个老乡，说话自然很亲近。她说，她女儿挺出息，考到北京上的大学，在大学里交了男朋友。大学毕业后，两人结了婚，在北京工作一年后，女儿跟着丈夫回到他的家乡海南，在海口安了家，现在已经有了孩子。不知是不是气候原因，到海南才三年，女儿就被诊断为鼻咽癌。查出来已是三期，有淋巴转移。目前在广东省肿瘤医院看病。

我说，的确，南方沿海地区是鼻咽癌的高发区，广东的肿瘤医院是治疗鼻咽癌最有经验的地方，在那里治疗应该放心。

清子说，女儿的手术已经完成，正准备化疗，医生建议她使用一种叫泰欣生的靶向药。但是她听其他患者说，这药的作用也不是太大，副作用也不小，所以就很犹豫，不知道该不该使用这个靶向药，而明天化疗就要开始，医生等着他们的决定呢。她心里乱得很。

我问：你能告诉我你家里的经济情况吗？

女人说：还好，家里有厂。

我说：如果你能说家里经济条件不错，我就可以回答你——用吧，别犹豫。为什么？听我说。

第一，靶向药是目前国际上最先进的抗癌药物，代表了癌症治疗药物的发展方向。只是目前研究出的靶向药并不多，不是所有的癌症种类都有与其对应的靶向药。而鼻咽癌能有靶向药，同时，女儿的基因检测结果又能与其相符，这是你的幸运。当然，靶向药的成熟度不一样，有的作用强些，有的作用低些。比如，治疗淋巴瘤B细胞来源的利妥昔单抗（美罗华）就相对成熟些，可以在原来常规药物疗效的基础上再提高20%到25%，而治疗鼻咽癌的这种泰欣生，只可以在常规治疗基础上提高7%的疗效。但是，如果我们能理解研制靶向药的艰难，能明白哪怕有任何一个百分点的疗效提高都是巨大的医学进步，就不会轻视这个比率数字。对于癌症患者来说，多一分疗效就是多一分生的可能。

第二，任何药物都有其副作用，包括靶向药。它的副作用小只是相对而言。但是，两害相权取其轻。此时，我们是认为防止复发转移重要呢，还是认为防止副作用重要？一定是前者。再有，副作用也有短期还是长期之分。短期的，化疗结束后可以逐渐缓解，如脱发、恶心、皮疹等，这个我们不必过于在乎。至于对可能造成的长期伤害，比如对神经系统、心肺系统、造血系统的伤害，我们只能靠在治疗过程中密切关注身体的反应，靠适度治疗来避免，现在过分忧虑，拒绝治疗，可能会贻误治疗的时机。

第三，患者是孩子，不是我们自己。其实，我们提出这个问题——"靶向药，用还是不用"一定是考虑到它的价格。确实，靶向药没有便宜的，而且大多是全自费。那么在效果不定、治疗前景不定的时候，我们应不应该花这笔钱？如果是我们自己得病，我们可以说，不用了，我靠着其他办法争取活吧，不要人走了再给家里落下饥荒。但是，患者是孩子，既然我们的家庭经济条件尚可，这个钱就一定要花。我还可以告诉你，鼻咽癌应该属于一种相对好治的病，不用这种靶向药，它的三年生存期在84%，但是，用了这种药，生存期就提到了90%。90%啊，是不是感觉接近了百分之百？是不是觉得孩子痊愈的希望更大了？所以，给孩子花这钱吧，你不会后悔。

女人听了我的分析，很兴奋。她说："徐老师啊，我的思路一下就清楚了，我明天就跟医生说我们用这个靶向药！"

"但是，清子，我必须跟你多说一句，这个建议仅仅是给你的，不是给所有患者的。"

我能感觉到这位母亲迟疑了一下，她问："如果我同病房的患者问我怎么决定的，

抗癌：防治复发
——癌症康复之策略

我该怎么说呢？"

"仍然是那句话，看看他们的经济状况再说。其实，对那些家里经济困难的患者，我从不怂恿人家借钱买药，那样会对患者造成更大的心理压力，这对康复不利；同时，我们也要想到，一个患者身后还有一个更难的家庭，我们要替人家往后想。十万元，几十万元，对富裕家庭来说不算什么，但对一些低收入家庭那就是房子，就是地，就是后半生。所以，清子呀，麻烦你一件事，凡是遇到拿不出钱使用泰欣生的患者，你就这样跟他们说：'90%与84%有多大的差距？忽视它！毕竟抗癌的路有多条，只要我们把握好治疗的度，依靠我们的中医、气功，合理饮食，正常作息，积极锻炼，生命就在手中，我们就一定在那个84%里！一定在！'"

清子哽咽了。我能感到。

我们的谈话结束在中国南方的深夜里。她去睡了，去准备天明时与医生的谈话了，而我却坐在桌前久久沉思，不愿起身。

我想起了2015年春天我在微信群里遇到的一个患者——"开心生活"。

"开心生活"是一位北京郊区的农村妇女，40来岁，有文化。她联系我，不为问什么问题，只是想跟我说说她心里的委屈。

她是淋巴瘤患者，三年了，病情起起伏伏。因为病，家里的钱花光了，还欠了几万元的债。自得病后，她只是在第一次化疗时休息过三天，吃过三天丈夫给她做的饭。可是，一复发，家里就有人烦了——"这么不死不活地拖下去，哪个家受得了？"所以，即使在化疗期间，她也是拔下输液管就往地里跑，什么农活都得干。她跟我说，"我不这么干日子就过不下去呀。有时城里的病友跟我说'得病了就得想得开，要到处走走，多出去旅游，别在家闷着。'我只能应承着，他们哪知道我们农村人的难。城里人病了，可以休息，有退休费，可我们农民哪有？我歇了，玉米就要烂在田里，豆子就要崩到地上，猪娃就得饿死。"

我说："确实，城里人没接触过农村，不知道农民的难，更想不到农民患者的难。"我当时就想，以后只要有机会，我要多说说农村患者的不易，作为城市患者，要多理解他们，多帮助他们。至少在他们面前不要去说那些引人伤心的话。

"开心生活"还跟我说："就说使用靶向药美罗华吧。都说那药顶事，效果好，但一支就是两三万元，我想都不敢想。"

我说："美罗华确实有些效果。但是，没有它也不是病就治不好了。过去没发明它之前，不是也有很多患者康复了吗？不用就不用了。咱们有新鲜的空气，这比药强。"

为什么一个问题两种答案？我是不是过于圆滑，有些两面，有些看人下菜碟？

确实，这里包含着我的无奈，但是，这里也包含了我对这个问题更加宽泛的思考。

我想的是，抗癌是个非常复杂的问题，抗癌的成败关乎药又不决定于药，好药对治疗有益，但康复又绝不是仅靠好药；用了好药，坚信自己能活，开心快乐，胜算的概率就大；用不上好药，也不是说就得死。如果我们心里不为此纠结，不为此背包袱，顺遂时事，因地制宜，在其他方面多想办法，也完全可以走出一条康复之路。

所以，"对靶向药的使用一定是根据自己的经济状况量力而行"，这是我对患者的回答。

我从心底里希望，有一天，这些靶向药都能列入医保报销的范畴，使每个用上它的人不是因为钱，而是因为病！

抗癌：防治复发
——癌症康复之策略

又一个因幽门螺旋杆菌而中枪

有这么一种细菌，它叫幽门螺旋杆菌，
它藏在人的胃的褶皱里，蚕食你的胃黏膜，
先是胃炎，再是溃疡，最后向胃癌转化。

傍晚时分，我先生海鹰接到一条微信："我的大学同班同学新患癌症，希望你们能给她一些治疗的建议。"写信人是南京报业集团的一个编辑，因为对《抗癌：第一时间的抉择》的宣传使我们相识。

我把电话打到上海。

接电话的是患者的丈夫陈先生。陈先生说，他太太前几年一直感觉胃疼，时好时坏，不舒服时到医院去查，说是浅表性胃炎；去年症状明显加重，下胃镜检查，没有发现问题；今年8月再次检查，仍然如故；11月查，发现有癌变。在上海中山医院就诊，手术时看到癌变位置居中，医生担心癌细胞扩散，遂实施胃全切手术。目前在等待切片的化验结果。

我问：你太太多大了？

答曰：33岁。

我问：以前是不是胃里有幽门螺旋杆菌？

答曰：是的，有。

我心颤抖——又一个因为幽门螺旋杆菌而中枪！一个小小的病菌，一个很容易就能清除的病菌，却这样折磨患者好几年，还最终酿成大病，这真是从何说起呢！更让我为之顿足的是，患者还如此年轻！

我不能给患者的先生灌什么后悔药，只能说接下来的治疗要注意什么，怎样才能在此基础上保存实力并逐渐康复。

挂上电话，我心绪难平。

记得早年间，很多人有胃病，饥饿、忧愁、思虑都会引起胃疼，人们普遍认为胃病是自身的疾患，与外来病菌无关。但是，就在20世纪80年代末期，两位澳大利亚的科学家发现了幽门螺旋杆菌与胃炎、十二指肠溃疡有关，其中一位医生甚至不惜亲自喝下一大杯病菌的培养液,以身试菌,用来证实这种病菌到底会不会传染!当他自己也感染了幽门螺旋杆菌,自己也开始胃痛的时候,他知道,这种病菌不但传染,而且相当厉害。也为此,2005年,这两位科学家成为诺贝尔生物或医学奖的获奖者。

今天,我们应让所有的人都知道幽门螺旋杆菌与胃癌有关!就像肺癌与吸烟有关一样,甚至幽门螺旋杆菌与胃癌的关联度远远高于吸烟与肺癌的关联度。

其实,抑制螺旋杆菌远比克制烟瘾容易得多。前些年,是几片洛赛克就可将细菌杀死,如今发明了三联治疗法,也是几片药就解决问题,胃就不疼了,癌变的基础也就消失了。

但令人遗憾的是,我们的国民对此事真的不够重视。

我有一个朋友,其父在50岁时就因胃癌去世,那是20世纪80年代。现在他的母亲也时时胃疼,检查了,幽门螺旋杆菌呈阳性,但是老太太就是不吃药,不治,说自己身体底子好,小小胃疼一会就过去,没关系。你跟她说那病传染,她就是不相信,说,"没听说胃病还有传染的!"平时一家十几口还总爱在一起聚餐,也绝不使用公筷公勺,大家一起在盘子里搅和,其结果是一人传染一大家,老少数人都说胃疼!你说这事让人急不急。

2014年夏天,我在京装修房子。一天,我的装修队长说他胃疼,我说,你要查查胃里有没有幽门螺旋杆菌,如有,就要赶紧治,以免长期的溃疡引起癌变。队长说,他们河北老家的很多人得胃癌,也不知道是什么原因。但是,没转成癌时谁也不重视——不就是胃疼吗,忍忍就过去了,要干的活多着呢,哪有时间跑医院?

我理解装修队长也是没有时间跑医院,就自己给他买了一盒洛赛克,200多元,盒里有14片药,可能是一个疗程的量。我跟队长说:"看着说明书吃,一定全吃了,你的胃炎就彻底好了。否则,几年后变成癌,就麻烦了。另外,让家里人也都检查一下,大家一个锅里吃饭难免不传上。现在治是治小病,以后治就是治大病了。"装修队长很听劝,坚持把药吃了。以后再见到他,他说,自吃了药,胃还真的就不疼了,现在干活浑身都有劲。

就是这样,我们要宣传幽门螺旋杆菌的危害,让更多的人都知道:有这么一种细菌,它叫幽门螺旋杆菌,它藏在人的胃的褶皱里,蚕食你的胃黏膜,先是胃炎,再是溃疡,最后向胃癌转化。转化的时间有长有短,你今天没事并不意味你明天没事。所以，有病一定早治，避免胃癌的发生。

我想，我们每一个健康的人，每一个懂得幽门螺旋杆菌的人都应该积极宣传这些防癌知识，让已经有潜在病患的人们远离癌症。

保乳还是弃乳，把决定权交给医生

> 我们重视"美丽"，爱惜"美丽"，
> 但是当"美丽"与生命发生冲突时，
> 它必须给生命让路。
> 因为，生命高于一切！

有位东北的患者打电话给我，希望我在她要不要保乳的问题上替她拿个主意。我先让她给我讲讲她的情况。

她说，她姓李，40岁了，工作顺心，家庭和睦，就是两个月前，她发现乳房不舒服，到医院检查，活检后确诊为乳腺癌，二期。几天后，医生将要给她做肿瘤切除手术。只是她一直犹豫要不要明确地告诉医生她想保乳。

她说，"我才40岁呀，一下切了乳房，我觉得接受不了，我不想当个没乳房的女人。"

"那你觉得是乳房重要，还是生命重要？"我问。

"我也是含糊这事。保乳吧，人家说切不干净容易复发。可我才二期,应该没事。"

"话是这么说。通常我们都会考虑保乳。但是，打开之前，谁也不敢说里面到底怎样。一旦打开，万一情况并不如原先设想的怎么办？那时医生再想征求你的意见，你已经睡死过去，不会马上醒来。怎么决定？是等你还是不等？这会让医生很为难。"

"那跟医生说不保乳我又不甘心。"

"小李，如果你真的想听我的意见，我可以告诉你，你把这个问题的决定权交给医生，全权地交给他。只是，你要在手术前跟医生有个谈话。"

"谈什么？"

"谈几层意思。你可以告诉他你真实的想法。告诉他，你虽然40岁了，已经结婚，夫妻感情很好，丈夫并不介意你今后是否保有乳房，但是，你自己的愿望还是非常希望把它留下来，很希望。这是第一层意思。第二层意思呢，是说保乳只是你个人的愿望，但对家庭来说，你的生命更重要。如果遇到乳房与生命发生冲突的时候，你选择生命。第三层意思呢，是你信得过医生，明白医生在做手术时会替你做最好的选择。因为他有经验，他知道切到什么分寸复发的概率最小，让他完全地根据自己的经验去判断，去替你取舍。就是这三层意思，如果你能清楚地把它们表达出来，我相信，医生一定会在做手术时按照你的逻辑替你做最好的决定。"

接着，我跟小李说："如果你是 20 岁，我们——我、你（患者）、医生——可能会强调保乳多一些，因为大家自然而然地会想到一个年轻姑娘未来的婚姻，考虑到她还要生儿育女。但是你不是，你 40 岁了，有了孩子，这时候的选择天平就要更多地偏向生命。其实，我不是说 20 岁就不用考虑生命，不是的。我只是想说，在癌症的治疗上，选择哪种治疗方法，除了根据经验的判断，还有一分'赌'的成分，那一分'赌'，就是赌的个体的差异，赌的是每位患者不同的康复的路。那么，在这个'赌'字上，我们应该在天平的哪一方下更多的赌注？说到底，我的观点是：我们重视'美丽'，爱惜'美丽'，但是当'美丽'与生命发生冲突时，它必须给生命让路。因为，生命高于一切！"

小李笑了，"嘿嘿嘿，我明白了。明天我就去跟医生谈。其实，这位医生是我父亲朋友的朋友，对他的医术我们都放心。只是不知道自己怎么抉择，怎么表态。好了，现在知道了。"

"那我可以告诉你，你已经做好了最坏的准备，所以，放心地手术吧，一切只会更好。祝你手术成功！"

至于后来嘛，我们没有再通话，可是一年多来，我常常能在微信的癌友圈里看到她，她是那么开朗而快乐地生活着。我猜想，她的手术应该是成功的，也是如意的。这真让我高兴。

外寻出路与内寻出路
——我该不该到国外治疗

> 把看外面世界的那只眼，交给你的朋友或亲属，
> 作为患者，不要去多想，不要太惦记。
> 你只需意守住自己的丹田，
> 只盯好自己脚下的那方寸土，
> 只关注于自己脚下的路，
> 大步前行——我相信，你一定能走出自己生命的长度！

2016年春季，我收到过三位患者的亲朋发来的微信，目的大致相同，都是询问赴国外就医的信息。

第一封信来自海鹰的朋友，一位北京大学的教授。信的内容一看就知是"群发"的：

"替孙老师转。各位朋友，我是清华大学教授孙立平，现有一事相求。我的一位在沈阳的学生，于2016年1月7日确诊患肝脏癌肉瘤（primary hepatic carcinosarcoma）。这是一种非常少见的恶性肿瘤，迄今为止英文文献报道不到20例。国内医学界已经基本没有办法，只得向世界求助。请各位朋友，尤其在国外或与医学界较熟悉的朋友，通过人际关系或互联网，寻求帮助。谢谢各位。"

海鹰将此信转给了我，说了句："你有什么办法？"

我仔细看了信，算了一下时间——学生确诊在1月初，而我们收到信时已经是2月18日，信的传递者都是中国一流的人才，不论是外语，是网络技术，他们都不会在对外联络上有任何的羁绊，可从此信看来，他们仍没有得到可治愈的办法。可能，真的就如他们最初得到的信息一样——此癌无解。

我跟海鹰说："我以你的名义给他们回封信吧。孩子总得救。"

海鹰同意。下面就是我的回信。

"孙老师，得知你的学生罹患癌症，而且是稀见种类，心中惦念。我是海鹰，

抗癌：防治复发
——癌症康复之策略

也是《抗癌：第一时间的抉择》一书的作者之一。当然，这本书的主要作者是我太太徐晓。自我得病和出书这几年来，她接触患者无数。她常跟患者说这样的话：再晚期的患者也有活下来的，再难治愈的癌种也有康复的，关键是走对逃生的路。告诉学生先别怕。向外求助是一条路，但是，在外面无路可走时，可能只有从自身找出路了。如果需要，我太太徐晓愿与他建立联系。她的微信号是'抗癌第一时间徐晓'。"

信发出去了。收到的回复只是几位不相识的教授对救治思路的赞许，而这个孩子却始终没有回音。

第二封信是在3月收到的。发信人来自一个癌友圈。他向我求助——帮他了解一个英国的什么新技术，要尽快告诉他那技术有没有副作用，以便他决定是不是要去英国就诊。

那段时间，我整天陪护老母在临终关怀病房，无暇去帮助他上网查询那个天边的技术，我便给他回信说："我确实没有听说过这个技术。其实，国外的很多新技术尚在探索之中，不要过于把希望寄托在这些新技术上，以免耽误了自己的救治时间。"

可这位患者没能明白我的意思，回信就很不客气："您别跟我说这些，您就告诉我那技术有什么副作用就行了。"我与他素昧平生，也没有一分钱的交易，一定是他或他亲属的病到了最紧急的时刻才使他忘记礼貌。我不怨他。后来，他再没有来信，也不知他的赴英计划是否实施。

第三个微信是在4月收到的。那是我的一位老同事的紧急呼唤。她说我的另一位同事季青急着找我，一定让我在第一时间回电，不要拖延。我给季青打过去电话，那边是一片呜咽。

原来，是季青的丈夫病了，壶腹部癌，在北京301医院手术并确诊。手术之前医生以为是十二指肠癌，可打开后，发现肿瘤长在胆的边上，位置十分不好，动刀风险很大，只好又缝上了。

季青说，真没想到，他们两口子刚刚从国外常驻回国，丈夫就得了这么个病，而且，进医院的那天，她的丈夫还是那么健壮，走路大步流星，谁能想到，从手术台上一下来，就滴水不能进，人很快就脱了型，而且肿瘤还在，问题并没有解决。季青告诉我，她的女儿说了，既然国内治不了爸爸的病，就要到西方找出路，她一定要把爸爸带到美国去！可季青真的不知道哪里才能救她丈夫的命，她希望我给她指条明路。

这是我 2016 年春天遇到的三位患者。虽然这三位患者年龄不同、经历不同、见识不同，病种也不同，但在治疗癌症的思路上却是一致的——向外求援。他们把视线一致地投向西方，希望在西方找到神医、神药、神技术。

那么，国外到底有没有这种神医、神药、神技术呢？我们的患者又该怎样对"外出寻医"做出一个适合自己状况的决定？如果我们没有条件踏出国门，我们的患者又该怎样走出自己生命的阴霾？

这里的问题环环相扣，又丝缕纠缠，为了能够厘清思路，我还是要把问题分几个层次来说。

首先，让我们从大面上看看西方医疗体系的优长在哪里，短板在哪里。

坦诚地说，我家海鹰是幸运的，他曾在最初罹患癌症的时候经历了中国医疗体制下的救治，又在复发后尝试了西方国家的全套治疗经过。因此，作为家属的我有机会去领略中西方癌症治疗上的同与异。同时，我也曾陪伴母亲在西方医疗体系下走完了她最后几年的人生之路，让我对西方的医疗体系有了些粗浅的了解。如果有人问我，西方的医疗体系好不好？我会说好，很好。再问，好在哪里？我会说，好在一视同仁，好在人文关怀，好在按需施救。如果问，西方的医疗体系的短板在哪里？那么我会说，慢，急病得不到及时的处理，一个癌症手术排三个月的队是常态。我还会说，基础技术差，大多数医护人员的动手能力远逊于我们的医生护士，其原因，咱们患者多，医生的见识就多，经验就丰富；而他们的患者少，又没有师徒式的传帮带，操作上的经验就明显不足，小的失误屡屡发生。

所以，作为癌症患者，尤其是作为晚期的癌症患者，其着眼点一定不是西方医院的人文环境和基础技术，而是治疗癌症的新技术、新药品。

这就是我下面要说的第二个问题：我们能在西方找到一个起死回生的神药和神技术吗？

这里我们必须承认，西方发达国家在癌症治疗上的理念更新，技术更前沿。毕竟，西医、西药是人家发明的，多少年来，我们是跟随着人家的脚步在走。在癌症研究、癌药发明上如此，在治疗方法上，他们也是先我们一步。就像目前在国内流行的移植、介入、免疫疗法，以及各种以射线为刀的疗法，哪样不是出自西方

抗癌：防治复发
——癌症康复之策略

医学家之手？而且，更新的疗法也会不断涌现。但是，我要提醒一句：新技术未必成熟。我们必须承认这一点。毕竟癌症在今天仍然是个世界性难题，为了解开这个难题，全世界的医学家、药学家都在努力——每个医生有每个医生的想法，不同的团队有不同的研究方向，而散布于世界各地的癌症研究所或许因为地理位置不同，他们的研究方向竟能差出十万八千里。多少年来，他们各自为营，闷头奋斗，一旦感觉自己的试验有了结果，便大肆宣传，但可悲的是，很多时候，他们的新发明在更广普的实验中却显得十分无力，那个能在一两个患者身上显现的疗效并不能适合更广大的患者群体！这就是目前癌症研究的悲哀。所以，如果我们在万里之外看到的仅仅是一个报道、一条网络消息，绝大部分，那是一种尚在试验中的技术，它的意义仅仅在于给患者带来一丝新的希望，给医学界带来一个不同思路的启迪。仅此而已。

这一切，正像我在温哥华癌症中心遇到的一位老教授卡萨对干细胞移植技术所说："到目前为止，世界上哪家癌症研究所也没有拿出过一份像样的报告说他们的技术是成熟的、有效的！"这就是现实，是我们不愿承认又不得不承认的现实。

再者，世界是平的，抗癌的新技术在推广和引进上从没有像今天这样快。那些在西方国家都没有推广的技术却以蝗虫落地般的架势铺满我们的各级医院，从直辖市到三四线小城！所以，想到国外去找一个相对成熟而尚未被国内医院引进的技术也并不是件易事。

有人会说，西方的癌症药物会更先进。确实如此。就我看，他们的临床用药会比我们先进几年。一些不错的新药，尤其是靶向药，西方国家已经用于临床，而我们的一些专业医院的医生还没有见过，或者，对这些药品的报批正行走在药监局的审批流程中。这就是中西方在药品使用上的差距。当然，这个时间差会越来越小，毕竟，双方为了各自的利益也都在扬鞭催马。

以上是我了解的西方癌症的治疗现状。陈述于此，希望我们的患者有个比对，试想一下，到了那边，是不是真的能够找到自己的灵丹妙药，真的能够得救。

当然，如果一位患者到了山穷水尽之时，又打听到那边有个什么新招儿、新技术，一定要去试试，我也不愿阻拦，我只是提醒，万一疗效欠佳，望及早回头。

或者，一位患者，在确切知道国外有了一种针对自己病患的新药，而且在国内也做了病理分析，其免疫组化染色结果显示他的诊断分型完全与那种新药相匹配，就可以出去试试。但是，我也要提醒一点：很多药是要在初次使用时其药效才显著，而在国内已经使用过多种药物又均不见效后,再在近期使用新药,也未见得能达到理想的效果。

另外,当我们的患者确定自己找到了西方的救治办法,真的准备踏上行程时,我还是希望我们的患者能对自己是不是适合远走西方有个客观的评估。

评估包括这样几点。

一是经济上,你是否具备足够的财力,可把花费数十万元、上百万元不当回事,如果是,可去;否则,全家集资只为一搏,患者的心理承受不了这巨大的压力,结果不会很好。

二是人脉上,你或你的家人对那座西方的城市是否熟悉,是否有人帮你安排好舒适的住所?你熟悉那里的交通吗?找得到就近的超市吗?你能在那里如鱼得水般地自由往来吗?如是,可去;否则,你的心会乱,在那里会感觉度日如年,这也不利于治疗。

三是语言上,你们的外语足够与医生交流吗?或者,你们请的翻译与你们的文化背景一致吗?你跟医生诉说的忧虑、担心,陈述的病史,这位翻译能理解吗?他能准确地把你的想法传递给医生吗?如是,可去;否则,一个不同文化背景的翻译会将你的疑问翻译为质问,会将你的担心翻译为不信任,这样,患者与医生的误会就在所难免,患者便在不理解中承受尴尬,这是谁也不愿看到的。

(当然,以上两点我们是可以求助于中介代理公司协助解决的。)

最后一点是体力上,你是否能经受十多个小时的飞行?是否能经受时差的痛苦?如果你处于疾病的平稳期,体力尚好,可去;但,如果是全身转移,或者处于刚刚完成化疗放疗的虚弱期,最好不要远行。因为,本就虚弱,身体的免疫力又很低,这样千里万里地折腾,有个风吹草动你都承受不了。

以上是我作为过来人的一点提醒,我并不是阻止大家前往,而是希望我们的患者在远涉重洋后能得到理想的治疗,并能健康地回来。

说到这里,可能有患者会说:照您的意思,大家都不要出门,就在家里等死算了!

恰恰相反!我的所有心思就是想告诉大家,当你的肿瘤处于进展期时,真是时不我待,你没有时间去左顾右盼,你必须此时就奋起,去挣扎,去抗争,去开辟一条自己求生的路!这就像你不幸落入大海,你指望附近有船驶过吗?你指望天上正有飞机盘旋吗?一眼,你就心知肚明。此时的你,只能靠自己,靠自己计划好仅存

抗癌：防治复发
——癌症康复之策略

的体力，搜寻块身边的浮板，顺随着潮汐，漂向附近的岛屿……

同理。此时的患者，如果一心指望着西方的神医、神药、神技术，就会贻误自我救赎的时机。

"怎么救赎？西医已经没药了呀？医生都说没有办法了！"

可我说：是呀，人家西医都说没药了，你为什么还问——西医的神药在哪里？人家医生都说没办法了，你却还问——你们老家还有什么新招？这是不是有点不撞南墙不回头？要我说，外面没路了，就该回头了，就要想想：是不是该向内，从自身找找出路？

如果是我，我会想：一切事物的出现总有成因，那么，我的病因在哪里——是我生气了吗？是我工作压力大吗？是我晚睡了吗？是我不规律生活了吗？是什么我改什么！我从身体的本质去改变，从而铲除它生癌的基础。中医步云霓大夫说得好："肿瘤有聚就有散。"我要细心体会，从自身找到一个可化解肿瘤的办法。

如果是我，我会想：西医的路走到尽头了，我是不是该求助中医了？中医伺候我大中华几千年，把她伺候成人口最多的民族，一定有她的高招。中医讲究全身的调理，讲究阴阳的和谐，讲究虚实的平衡，我病了，我的身体一定是失衡了，我该请中医帮助我调理了。

如果是我，我会想："生命在于运动"，我光躺在床上等着别人施救不成。此时，我的身体里是一潭死血，是一潭缺少氧气的没有生命力的死血，癌细胞正在阴沟里繁衍，这不成，我得运动，我得吐故纳新，我得让血液的流动带走腐朽的坏细胞，带来新鲜的好细胞，带来晨曦的朝气，带来太阳的光明，带来我逐渐提升的体力！我必须下床！必须用行动自救！

如果是我，我会想：听说有个抗癌健身的郭林新气功，它救助了无数的癌症患者，我为什么不去试试，不去亲身体验一下，不去加入到那个群体抗癌的队伍中？你看人家练功的，能把脸色黑灰练得红光满面，能从有气无力练得脚底生风，能从不思饮食练到每顿两个大馒头，特别是，能从一个晚期的患者练得如同健康人！他们能，为什么我不能？

如果是我，我会想：过去是不是大鱼大肉吃多了，是不是酒精下肚太多了，是不是饭馆酒楼进多了？如果是，改掉！一天三顿家常便饭，不让肠胃胰腺肝胆再有那么大负担！

确实，我会另想出路。

记得小时候，我的数学一直不错，别人证不出的几何题、解不开的应用题，我想想，总能找到解开的办法。别人问我怎么解开的，我说，一种办法解不开，退出来，换个思路，再试试，不就行了。

"天无绝人之路"，这是老话，也是世代相传的真理。如果我们面对的是悬崖，为什么不撤回脚，绕道走，另选他路呢？

其实，我也不是不让患者去打听西方的消息，而是担心他的心不静，朝秦暮楚，三心二意，贻误了自我救赎的时机。时机就是缝隙，转瞬即逝。与癌周旋，时机很重要，治愈的门就是那一个缝，你钻过去了，外面是新的景致，天高地阔；钻不过去，重门叠叠，壁立千丈。

所以，把看外面世界的那只眼，交给你的朋友或亲属，作为患者，不要去多想，不要太惦记。你只需意守住自己的丹田，只盯好自己脚下的那方寸土，只关注于自己脚下的路，大步前行——我相信，你一定能走出自己生命的长度！

这就是我对打算出国就医的患者说的话。仅供参考。

我能带瘤生存吗？
——一位胸腺瘤患者与我的微信对话

为什么有些动不了手术的晚期癌症患者能好？

他们的肿瘤并没有被切去呀？

这就是癌肿化解了，或者说，它的癌性散了。

因为你的免疫力提高了，抗病能力增强了。

常常接到患者的微信，大部分是求助——希望我能告诉他们还有什么方法可救命。我不是医生——我必须强调这一点。但是我仍然想帮助他们，想在听了他们的经历后给他们一个主意。

比如，今天我就收到一个名字叫"坚强"的患者来信。我俩的对话是这样展开的。

"我是坚强。"

"患者吗？"

"是的。徐老师。我今年5月确诊为'胸腺瘤'。协和医院给出的结论是：我不适合手术。可我听一些人说这种病最好手术。"

"如果你对治疗方案存疑，就换家医院，听听另一位专家怎么说。问问他为什么你不能手术。当他说出道理时你就明白了。在治疗方面，医生比我更有经验。"

"我当时听了协和医生的话，就回济南化疗了。两个疗程后，我的瘤子没下去，但是伴随的肌无力症状好了。后来我又放化疗一同进行。瘤子仍然没有完全下去，只是小了一点点。我现在不知怎么办了。"

"如果治疗无效了，就不要继续了。学练郭林新气功吧。"

"我是害怕带瘤生存，怕瘤子控制不住继续长大，这样我的肌无力症状就会再出来。到那时，浑身没劲，别说吃饭，就是喝水都不能咽。我这种病是小概率病。很多医生都没碰到过。"

（聊到这，我马上上网去查"胸腺瘤"词条，上写："胸腺瘤是前上纵膈原发性肿瘤。它与自身免疫紊乱密切相关，常伴有重症肌无力……它的发病机制目前尚不清楚。")

"坚强，我刚看了百度百科上的词条，知道这是一种免疫系统极度紊乱后出现的疾病。治病要治本。所以，你一定要从提高免疫力入手。"

"我这病是惰性的。来得慢，去得也慢。我不知道靠练功能不能把瘤子练没。"

"我先生海鹰的滤泡性淋巴瘤也是惰性的。可当他工作压力大时，肿瘤就从惰性变成侵袭性。现在他每日练习气功，心平气和，癌细胞也就歇了。这叫免疫力提高，百病不侵。你多大了？"

"32岁。"

"男士？女士？"

"男。"

"就是，你们这些孩子呀，不睡胡折腾！怎么说你们呢！赶紧改！"

"都改了。就是心里放不下。徐晓老师，我是不是还需要多去几家医院看看呀？"

"不用了。我刚看了这种病的病因就明白了。你不必乱跑了，就安心练功吧。你是哪里人？"

"山东聊城。"

"赶紧去找青岛的赵继锋或者淄博的李英伟，他们都是非常好的教授郭林新气功的老师，好像济南也有老师。哪儿近哪儿方便就去哪儿。他们一定能救你。只要你听话。"

"好的。我先去学功去。"

我刚要关机，微信的铃声又响了。还是他。可能他觉得打字慢，便直接语音进入了。

"徐晓老师，还得打搅您。我还想问一个问题，我这瘤子没有良性的，恶性程度又很高，没事吧？"

"我知道，胸腺瘤有良性恶性之分，一旦它具有了侵袭性，就都是恶性的。但是你要这样想，恶性也是从良性变化过来的。以前，它是良性时，你不在乎，瞎折腾，它就变化了，发展了。你今天在意它，好好对待它，它就变回去了。我在《抗癌：第一时间的抉择》一书里提到过一位中医步大夫——步云霓大夫，他说过这样一句话：'肿瘤有聚就有散。'你想想，为什么有些动不了手术的晚期癌症患者能好？他们的肿瘤并没有被切去呀？这就是癌肿化解了，或者说，它的癌性散了。因为你的免疫力提高了，抗病能力增强了。"

"有道理。"小伙子附和着。"可是,我的瘤子从8厘米化到5厘米就不下去了。为这个事我很纠结。它怎么就不下去了呢?"

"你说你的瘤子长在胸膜上?对这个事我有一个猜想,也叫联想吧。我说给你听。我不知道你杀过鸡吗?"

"没有。"

"我杀过。年轻时在农村常杀。有一次我杀鸡时注意到鸡的腹腔里有一张网状的膜,这张膜把鸡的肠子、胃等物件勾连在一起。虽然薄如纱,但很有力,很劲道。后来,只要有患者说,他们的瘤子长在膜上,我就会想起那个鸡肚子里的网状的膜。接触的患者多了,我发现这么一个规律——凡是长在膜上的瘤子都不容易下去。一般实体瘤,几个疗程就下去了,可膜上的瘤子,头两次化疗,效果都不错,可一过了三次,瘤子的尺寸就不往下走了。为什么?我会联想到,肿瘤在膜上生长,在网子上生长,它一定是像爬墙虎一样,会生出很多须状物来攀抓住那个网,紧紧地附着在上面。当肿瘤遇到了化疗药,瘪了,可那些须状物已经与网、与膜勾连在一起,即便瘤子失去了癌性,成了一张皮,它也挂扯在那里,不易缩小。这也就是为什么从影像上看膜上的瘤子不见小的原因。当然,这是我一个非医务人员的猜想。可不这样联想,还能有什么其他的解释?我们的患者看肿瘤没小多少,心里会放不下它。这可以理解。但是,我是要提醒你们,别为那张皮而与它较劲。"

"再有,你刚才说化疗后肌无力好了,可肿瘤没有小多少。可我想,既然肌无力能好,就说明治疗是有效的。按照逻辑推理,瘤子虽在,但其性质已经起了变化。如果是我,我会相信那个瘤子的侵袭性已经退去,它就是一个皮囊了,我可以与它和平共处了。"

"好像是这个道理。听您一说,我心里好舒坦。"小伙子说。"另外,关于手术的问题,我还是想跟您商量。协和医院的大夫之所以不给我做,是因为我的瘤子紧挨着大血管,风险很大,担心我下不了手术台。可我听有的人说,即便切不干净,切一半也好啊。因为,这种瘤子会分泌一种物质,这种物质又会引起人体必需的AchR减少,而一旦AchR减少了,肌无力就出现了。所以,我想,能切就切吧,只要切下去一些,它就少分泌一些,我就活得时间长一点。假设,全切了,我能活十年,那我切一半,我还能活五年呢。就为这个,我一直纠结,我是不是应该争取做个手术。您说我该怎么办?"

"如果说协和医院的大夫是为这个不给你手术,我看你也不要乱找其他医院的大夫做了。哪里都一样。因为肿瘤的位置不好。这就不是医生敢不敢做了，而是你自己敢不敢做。你上了手术台，切，可能大出血，你一下就完了；不全切，切一半，那是没解决根本问题还伤了肿瘤，刺激了肿瘤，给了它发生激变的机会。小伙子，你要记住，你的病因是免疫力低造成的，提高了，就从根本上解决问题了，你就可以享受人的自然寿命了。你才多大呀，就想着再活五年，五年够吗？你太不争气了。不行！不能这么思考问题！"

"是的。我明白了。谢谢老师！"

这就是我和一个年轻孩子的对话。我不知他姓甚名谁，只知他与我儿子的年龄相仿，这让我对他怀有更多的恻隐之心。我希望他能够在郭林新气功的帮助下康复，我也坚信，只要他听话，他一定能康复，一定！

精细治疗与精准治疗
——西方在癌症治疗上的新理念

精细治疗的着眼点一定是人，而不是病；
是患者的个体差异，而不是相同的病种；
是人的生命，而不是肿瘤的大小。

每次到患者群中交流，大家都希望我讲讲西方发达国家在癌症治疗上有什么不同，人家有什么新的技术、新的药品，以及新的理念。

我会说：我对他们的新药新技术感触不深，但他们"精细治疗"的理念却让我印象深刻。我一直想把它介绍给我们的患者、医生和研究人员，以便我们能在治疗的路上走得更远。

那么，要说"精细治疗"，还得从"标准治疗"说起。

顾名思义，"标准治疗"一定是一个相对固定的治疗方案：你病了，什么病，医书上有个与其对应的治疗的方子。此方子是由医学专家在众多患者的治疗经验上总结而来，一般是当时最有效的治疗方案。此方案又由权威机构批准、备案。这样，作为医生，只要遇到相同的病患，拿出此方案下药，大多不会发生错误，大多有效。这就是标准治疗。

我们的癌症患者对此体会很深。

比如，我家海鹰是淋巴瘤，B细胞来源，在北京治疗，用的是 R-CHOP 方案；上海的刘先生也是这个病，在上海治疗，一问，R-CHOP 方案；山西的李小姐，淋巴瘤，弥漫大B，太原治疗，错不了，还是 R-CHOP；就是到了美国、加拿大，只要是这个病，第一次治疗，仍然是这个方案。天南地北，纵横万里，只要是此病，医生伸手出牌，第一方案一定是 R-CHOP——利妥昔单抗（又称美罗华）、长春新碱、环磷酰胺、表柔比星，再加上地塞米松。这是近些年被世界公认的B细胞来源的非霍奇金淋巴瘤的经典治疗方案。

至于其他的病，也都有自己的标准治疗方案。这些方案不一定只是药物，也会包括手术、放疗等技术措施。比如肺癌,如果是初期,肿瘤的位置在肺叶边上,不是在中心,一般大夫都会建议手术切除,再根据病理分型考虑是需要化疗还是放疗。如果是小细胞肺癌,会建议放疗(因为对小细胞肺癌的放疗效果会比化疗好),如果是腺癌,则会根据病情分期考虑是否需要化疗——轻则不化或少化,重则多化。乳腺癌、胃癌、肠癌,也都基本如此。

这样的治疗思路就是出于标准的治疗方案,它几乎变为一种程式。

当时间进入 21 世纪,医学工作者在他们娴熟地运用这些"程式"治疗了无数患者后,却在这里发现了差异——同一种方案的实施,一些患者得救了,一些患者却离世了。为什么?总结下来,是因为患者的年龄不同、性别不同、身体状况不同,说到底,是他们的体力不同、耐受力不同。

不同就意味着差异,差异就提示着变化。"因人施救"被提上医生的心头,"精细治疗"理念应运而生。

想想也是。在我们还没有更好的药物对付肿瘤的时候,适当地调剂一下用量总是可以(这事总让我想起粗粮细做)。

记得,海鹰在北京化疗时,是五种药物连续输三天,21 天轮回一次,如此这般,没有变化。其他患者也是如此。而到了温哥华的癌症中心,医生了解到海鹰在用过 R-CHOP 方案后出现了药物性肺损伤,便给他改为 GDP-R 方案,而且每次化疗前医生和护士都会与他有一场"促膝谈话"。他们要了解海鹰的身体反应,感知他的耐受力,从而对药物的种类、剂量和化疗的时间进行细微的调整。海鹰的化疗是这样进行的:他第一疗程是连续两天用药,第二、第三疗程改为第一天和第八天用药,到第四疗程时医生又把吉西他滨从一次输完改为两次输完。医生的这种调整是希望海鹰对药物的不良反应尽量小些,对药物的承受力相对强些。应该说,他们的这种期望还是收到了一定效果,比如海鹰这次化疗就没有引起严重的咳嗽,没有掉头发,也没有明显的过不去的骨髓抑制,所以也就没有用到升白针。

说到升白针,说到骨髓抑制白细胞数值低,温哥华癌症中心的处理方式也与我们略有不同。我们通常是让患者在白细胞数值低的情况下使用升白针,人为地把白细胞"催产"出来,以便按期开始下一个疗程。而温哥华癌症中心则不是。他们会让患者暂时停止化疗先回家休养,什么时候白细胞升上来了什么时候再回到医院化疗输液。我问过身边的好几位患者,他们都没有因为白细胞数值低而使用升白针,只有一位做了造血干细胞移植的患者说,他在移植后极度衰弱的情况下医生给他用过两针。

抗癌：防治复发
——癌症康复之策略

我想，西医西药是西方医生发明的，他们在运用此道上比我们娴熟，所以他们敢于调整，敢于变化，而变化的结果会比以前的治疗好很多。这一点，我从病房的气氛也能体会到。

记得2012年我们在北京治疗时，一进入肿瘤医院的内科病房，就有一种窒息感。那里的患者，有一个算一个，都是挣扎在死亡线上的感觉——脸色黧黑，软弱无力，呕吐不止。而2015年，我在温哥华癌症中心的输液室看到的情景却截然不同：进来一个，红光满面——他怎么会是癌？再进来一个，谈笑风生，解开衣扣，胸上戴着个CVC输液港——老病号！又进来一个，西服革履，头发铮亮，一问——晚期肠癌，转肝，转肺，转淋巴，前几天还进了临终关怀室，这又出来了，肝上拳头大的肿瘤已经小到核桃般，他又看到生的希望；又进来一个，自己开车来的，输液30分钟，转眼，又旋风般走了，临走时对我笑笑，说："我是这里的常客"……

这就是我在温哥华癌症中心化疗室看到的景象：宁静、温馨，不慌不忙，人们像过来这里喝一杯咖啡，或在午后的阳光下打一个小盹儿。我看不出他们有什么焦虑，也不会想象他们正与死神牵手。

我想，这可能就是精细治疗的好处。

这让我还想起我在上本书《抗癌：第一时间的抉择》里讲的那位美国医生的故事：患者是个美籍华人，是淋巴瘤的四期患者，可纽约一位白人医生在给他实施了三个疗程的化疗后，看到他身上的淋巴瘤已经下去，便没有遵循六个疗程的标准治疗方案，而是毅然停药，并在患者本人要求继续化疗时，回复到："一次化疗如同在你身上割块肉，你愿意让我再割一块吗？"从而保住了患者的底气。我在遇到这位患者的时候，他已经走过了七年的康复之路，80岁了，身体硬朗，正要回山东老家买房置业呢！

我想，精细治疗的着眼点一定是人，而不是病；是患者的个体差异，而不是相同的病种；是人的生命，而不是肿瘤的大小。我希望我们的医生、患者，和整个医疗界都能看到这一点，能在患者的身体极度虚弱前收手！

当然，我也想到，我们的医疗状况不能与西方国家相比。人家的人口数量小，医疗资源相对丰富，一个医生一天就看几个、十几个患者，他们能坐下来花更多的时间与患者谈话，而我们不行，几十号病人都在后面排着队，都眼巴巴地等着医生的到来，医生哪有时间对一个患者的头疼程度、手麻程度、呕吐程度去做详细的盘问？哪有时间去斟酌一个患者的药量是不是该重新调整一下？时间推迟一点儿？而且,一个推迟,全盘皆乱,这又该怎么调整?怎么安排?怎么通知?所以,我想,这事还是交给患者本人好——自己最知道自己的体力,最知道自己还有多少耐受力可应付接下来的治疗,自己觉得不行了,是不是可以提醒医生一句:"我不行了,我该停了。"当然,你自己不敢下决心,非要等医生说出个子丑寅卯,那就只能按"标准治疗"走了。

介绍了"精细治疗",可能有人会问,"精细治疗"与"精准治疗"有什么区别吗?有。它们是两个完全不同的概念。

"精细治疗"的对应物是"标准治疗",而"精准治疗"的对应物是"散射治疗"。也是,这么多年来,癌症在治疗上就因为"散射"——靶点不准,使好细胞与癌细胞一同遭受打击,常常是肿瘤未消人先死,让癌症的治疗走入僵局。

在2011年,美国科学院、美国国立卫生研究院,以及美国科学委员会共同发出"迈向精准医学"的倡议。美国国家智库关于《走向精准医学》的报告也正式发表。

2015年1月20日,时任美国总统的奥巴马在国情咨文演讲中提出了"精准医学"(Precision Medicine)计划。他呼吁美国要增加医学研究经费,推动个体化基因组学研究,依据个人基因信息为癌症及其他疾病患者制定个体医疗方案。其目的是发展遗传检测技术,推动"个性化医疗",提高疾病的治愈率。

应该说,"精准治疗"的初心是好的,毕竟,癌症治疗的现状能被西方如此多的科学家和政府官员所重视,并拨巨款来支持,这是好事。但是,很快,就有另一些专家站出来,指出——"精准治疗难于实现。"其原因,在于癌细胞具备的异质性。

何为异质性?就是癌细胞在受到攻击后其性质会发生变化——本来它的性质是A,但是遭受袭击后,它变成了A+,或变成A-,甚至变成B,变成了C。这样,靶点偏移,为它设计的药物再进去,便没有了一丝的作用。这是癌细胞的多变之处,或叫聪明之处吧。

但无论如何,能高调地提出"精准治疗"就是进步!它如"精细治疗"一样,都是医学工作者对以往治疗乱象的反思,都是他们对"医学要因人施救"理念的觉悟。今天,他们要特别强调个体的差异,就是要减少过度治疗对人体的伤害。这里体现的是医学界人士的良心。

我想,我们的患者既然在发明新药上使不出力,不如将"精细治疗"与"精准治疗"的理念牢记心中,自己替自己把一道"防止过度治疗"的关,说不定,我们的治疗便能达到事半功倍的效果呢?

第四章

癌症患者的责任

来吧,
让我们共同织就一张托住生命的大网!

患者家属的责任与心胸

> 作为患者的亲人，
> 我们不该懂得多些，
> 去做医生的拾遗补缺之人吗？

亲人罹患癌症，谁不难过？那是天塌下来的感觉，那是掏心挖肺的痛苦。更难的是，在亲人面前还不能哭。

不哭？难！嗓子永远被堵着，眼里永远充盈着泪水，心头压着巨大的石块，每每话未出口已是泪奔！

是啊，谁都是这么走过来的。

然而，如今，当我面对新患者的亲属时，我的心好硬。我会说：如果眼泪能救你的亲人，你可以一直哭下去，但是，不能，你必须坚强起来，你要像一个局外人那样，保持高度的清醒与机敏，非此，你救不了你的亲人。

为什么？

因为再好的医生也代替不了你的决断。

怎么治疗、如何康复，医生可以给你建议，但是决断权在你的手里——你是打算稀里糊涂地签字，还是希望对医生治疗的思路理解并认同？

如果你想当明白的患者家属，你就必须学习。

我在《抗癌：第一时间的抉择》一书里专门写了一篇关于学习的文章，提到：作为家属要尽量达到能与医生对话的水平。比如，你的亲人是肺癌，你就应该对肺癌的救治办法有个大概的了解。你起码应该知道肺癌的种类、其各自的阶段性发展状况是什么、什么情况下手术、什么情况下化疗、国际上通常使用的一线治疗方法是什么、患者的预后情况如何；如果你的亲人患的是淋巴瘤，你就应该知道淋巴瘤最好的确诊办法是什么、为什么淋巴瘤不用手术而用化疗、在其七八十种亚型分类里你的亲人是哪种、而国际医学界对此病采用的经典疗法是什么、哪些是一线治疗方案、那些是二线方案，如果医生向你推荐骨髓干细胞移植你是否接受，为什么……

这些问题确实专业，所以，癌症患者的亲属背负着很重的学习任务。有人问为什么要学，我说——因为你不能把亲人完全地交给他人，包括医生，因为输不起。

我给大家讲一个我亲身经历的事情吧。

那还是 1992 年，我的婆婆得了骨结核，病灶在脊椎中间的位置上。老人家身体不错，也求治心切，所以北京一家著名的三甲医院给她做了手术：先切除脊椎上的病骨，再从股骨处锯下一块骨头安放在脊椎上。这是一个很大的手术，而且患者又是一个 73 岁的老人，手术风险不小。

手术后，婆婆先在重症室里监护，三天后搬出，要由家属自己看护。那天，是我值夜班，我发现婆婆的大便呈黑色，便马上找到当班医生："老太太拉黑便，是不是有什么地方出血？"医生没有去看婆婆的大便，只说："我开个化验单，你取些大便去化验吧。"

我取了大便跑到地下室的化验科。半小时后，化验结果出来，单子上画了一个"+"号。我拿着此报告跑到楼上，把单子递给了医生。医生看了一眼，说："没事啊。基本正常。"说完，关门进去睡觉了。

我回到病房，看着昏睡的婆婆，怎么琢磨都觉得不对。我又去敲医生的门："医生，刚才那张化验单上有加号啊，怎么会没问题呢？"

"那张单子上画的是一个加号，说明只是稍有出血，老太太刚做完手术，这点出血属于正常。到了三个加号、四个加号才算有问题呢。没事啊。"医生又关上了门。

我又回到病房。坐在黑暗中，我想：不对，这医生会不会是把大便潜血的阴性、阳性的标识与糖尿病的几个加号的概念混淆了？如果是那样就糟了。我得问问！

我急忙跑到地下室，又去敲化验室的门，"医生，我想请教个问题，您刚才在化验单上画了一个加号，那表示什么啊？"

"有问题啊！"

"我想请教一下——您的那一个加号是表示问题的程度呢，还是表示问题的性质？"我尽量把问题说准些。

"什么程度？我画加号了，就说明大便阳性，有出血。"

"那您能跟楼上的医生说说，这个加号不是表示程度，不是说在四个加号等级里，这才是一个加号……"我隔着玻璃，尽量态度和缓地请求着里面的医生。

我的话还没说完，化验室的医生已经披衣出来，关上门就往楼上跑。我不知道这位化验室医生跟住院医生说了些什么，只记得楼道里一阵忙乱，手术大夫来了，几位专家来了——对婆婆的抢救开始了——原来，手术后抗菌消炎药用多了，细菌下去了，但与之持衡的霉菌就上来了。那些天因为婆婆手术后不能动，一切大小便均在床上，虽每次便后都有清洗，但也总有些清洗不到的地方，这时霉菌便顺着下体侵及腹腔，造成整个腹腔的霉菌感染！事后专家说，幸亏抢救及时，否则患者定是有去无回！

那次，我真是感慨，幸亏那晚是我值班，幸亏是我曾见过什么是"油漆便"，也幸亏我是记者出身，有厚着脸皮非要把问题搞清楚的劲头——就是这几个幸亏，我婆婆又活了13年！

所以啊，作为患者的亲人，我们不该懂得多些，去做医生的拾遗补缺之人吗？

我在网上看到，不少网友在亲人故去后对医生小有怨气，可是，亲人已去，后悔有什么用？世界从来都不是一马平川，人也各有长短，我们自己不也有浅薄、疏忽、无知的时候吗？所以，不要去靠他人，起码不要完全地靠，要自己强大起来。

我常跟患者的亲属说：如果你们还是有文化的人，就去买些专业的书看看。如果亲人是胃癌，你就看看胃癌的书，是肺癌，就看看肺癌的书，是肝癌，就看看肝癌的书，而且尽量看经典，看最新的出版物。难吗？为了亲人，这难得担！

当你对癌症有了更多的了解，你心里就有底了，你就不怕了。你不怕，你的亲人就不怕了。否则，你整天以泪洗面，整天惶惶不可终日，你的亲人会以为自己将不久于人世，他虽不言说，但内心压力巨大，这对康复不利。所以，如果你爱你的亲人，就一定要振作起来，就要有承担苦难的胸怀。

我知道，一旦这些患者的亲人们知道了努力的方向，他们比任何时候都勇敢！

你要为你爱的人而战！

抗癌：防治复发
——癌症康复之策略

这里将是抗癌信息的集散地

这是什么？

仅仅是博友的两段留言吗？非也！

这是一个患者用自己的生命丈量出来的逃生之路，

是一个老患者为新患者在悬崖边高高举起的红灯！

　　昨天，我将一篇有关口腔癌患者的咨询问答发送到博客，是想告诉那位咨询的姑娘和博客的读者手术后不要急着放疗和化疗，也是想称赞那位北京肿瘤医院的张大夫能从患者的身体出发而不急于去实施激进的治疗办法。

　　就是这样一篇随手的小文，刚贴上去没有多时，就收到不少读者的肯定，我心很是温暖。尤其是其中有位叫"重回童生"的博友有两段留言更让我感慨万千。

　　他说："我就是口腔癌（舌癌）患者。一般来说对恶性程度低的癌放化疗效果都差，特别是对放疗要慎之又慎。因为放疗会杀死你口腔内大多数腺体，将来的口干很讨厌。好像放化疗有效与否还与基因有关。做放化疗其实是在赌，赌赢了自然好，赌输了赔的不是钱而是身体，甚至是生命，因为放化疗会给身体造成的伤害是公认的，如果无效，伤害却依然存在。所以要慎重。"

　　看到"重回童生"的这段留言，我马上回道："谢谢您讲出自己的体会，我让这位姑娘来看看您的评论，她会有收获。人多力量大，信息这么一传播就能救人。谢谢！"

　　几个小时后，我看到了"重回童生"的第二段留言：

　　"每个人的情况都不一样。我是第一次手术后做了放化疗，半年后复发；第二次手术后没做放化疗，现在已4年多未见复发。"

　　这是什么？仅仅是博友的两段留言吗？非也，这是一个患者用自己的生命丈量出来的逃生之路，是一个老患者为新患者在悬崖边高高举起的红灯！

　　自我先生得病以来，自我开始写作《抗癌：第一时间的抉择》一书以来，我就期望我们的肿瘤医院、我们的肿瘤研究所，或者社会上那些与癌症有关的慈善基金会能有一个数据库，这个数据库里装有每一位患者的患病信息、治疗信息，以及生死的信息（当然,可以隐去姓名）。它足够庞大,装得下世上所有出现过的癌症类型,装得下每一位患者癌症初临时的身体状况、症状描写,装得下他们经过救治后细细微微的不同疗效,装得下西医、中医、气功、运动给他们带来的影响,还装得下患者的家庭关系、饮食习惯、幸福指数,等等。就像上面的博友"重回童生"的留言那样,讲述他得了什么病,做了几次手术、几次化疗,什么时候复发,什么时候缓解,以及他的身体感受和他如今怎样……如果,真有这么个数据库,我想,救治的路径就会清晰得多。

记得几年前读过一本美国经济学家史蒂芬·列维特写的书,叫《魔鬼经济学》。留给我深刻印象的就是,当一类事件的因果关系说不清、道不明、不好解释时,你就把它曾发生过的所有频次的数据全部收集起来,在这些数据下,因果的关系就会凸显,你就会看到现象背后的道德动机与经济动机。一目了然。我想,如果我们能把这种经济数据的分析方法用到癌症研究领域同样会有意想不到的收获。

其实,医学界早就在采用这种分析方法,只是,被收集的信息少而又少,采集的时间短而又短。同时,某些研究机构出于某种目的或利益关系,在研究数据上造假的现象频频出现（如《众病之王——癌症传》里所描写的真实故事）,这就使很多结论似是而非,甚至出入很大,令人无法参照。这真是让人悲哀的事情。

所以,我总想,有朝一日,如果有一个身处医疗体制以外的研究机构能建立一个数据库,其中的数据完全由患者填写,我当首先报名。我会将身体里的每一种感觉、采用的每一种治疗方法,详尽、准确地记录在案,即便走到世界的尽头,在离去前,也要委托家人将这个时间点和最后的体会一字字敲打进去,使它真正成为一个数据翔实、真实、可信的救治实录的宝库。那时,后来的患者在罹患癌症后就不必像今人这么惶恐,治疗的道路也不会这般泥泞,因为,前辈已经给他们在前行的道路上高高竖起了标杆,清晰而醒目!

我说的可能过于理想,实现也有待时日。但是,我们的患者就以自己的博客和微信群为据点吧,今天一篇,明日一文,遇到某个有感触的题目,留下些自己的看法,说说自己的治疗经历,这都会对后人有参考的价值。

是的,我们不说建立癌症数据库那遥远的事了,我们就说当下,就说这里,就说在我们患者的博客、微信群里,如有这样一个癌症治疗信息的集散地,它就如同老百姓的贸易大集,那么,不论这里的东西对谁有用,我想,一切的来访者——不论是买的还是卖的,都将快乐无比!

抗癌：防治复发
——癌症康复之策略

一位替癌症患者读书的病友

"面朝大海"在帮助他人的过程中
发掘出自己内心深处的巨大快乐，
这快乐，帮助她自己起死回生！

去年，无意中，在山西癌症患者微信圈里，发现有人在替患者读书。每天几分钟。内容是与抗癌有关的各种知识。

在微信里转载一些抗癌文章，这我常见。但是，读书，用语音传播，我还是第一次遇到。

读书人是一位女士，声音弱弱的，略带一些山西口音。她的读书方式很基础，就是利用微信可以录60秒音频的方式一段一段录，一次录个五六条或六七条，时间为五六分钟。但，就是这五六分钟，一篇比较说明问题的小文章就容纳了，一个完整的抗癌小故事就传递了。这些小文章多是从大书中选出，涉及癌症患者的心理健康、治疗方法、饮食建议、锻炼方式，等等，可见读书人用心良苦。

因为"读书"这个特殊的方式引起我的注意，我特意加这位博友为好友，对她也就了解了更多。

这位读书人在微信圈里叫"面朝大海"，也是一位癌症患者。2011年4月，在她51岁那年她不幸罹患乳腺癌，而且是恶性程度高生存率低的"三阴性"。手术后，她要一直吃化疗药，身体羸弱不说，情绪也落到冰点。后来，她学练郭林新气功，身上渐渐有了气力。在练功的这段时间里，她发现不少年龄大的患者不会上网，更不会在网络上寻找救治的方法，在抗癌上存在很大盲目性。这时，她试着将一些书目推荐给癌友们。但是，她又发现，有些患者身体虚弱，连捧书的气力都没有，一大本厚书对他们真是负担，还有些患者文化不高，将读书视为畏途，她就想："为什么我不能给这些患者读读书呢？我可以从厚厚的书里挑选那些最有针对性的故事和章节给他们读啊！"就这样，"面朝大海"开始了她的读书实验。

最早，她是为一位转移了的骨肉瘤患者读。每天，在微信里她都会呼唤这位患者的名字："王大姐啊，我来为你读书了。今天咱们学习的是癌症患者怎么锻炼……"

结束时，她会说，"今天咱们就学习到这儿，您休息吧。"那位王大姐呢，每天一到傍晚，就让家人打开手机，倾听"面朝大海"的声音。后来，这位骨肉瘤患者跟"面朝大海"说："这两年，是你硬拉着我拽着我走过来的，是你给了我坚持的力量。谢谢你！"

"面朝大海"的朗读在微信群里还受到其他患者的喜爱，她的粉丝越来越多。一个能容纳一百人的阅读群容不下了，她就建第二个；第二个容不下，又建第三个。我就是这么申请加入进去的。

这种利用音频的传播方式很像广播节目，我听它而不必看它，省了眼睛，还省了时间。每天临睡前打开它，边铺床边倾听，五六分钟，多了一些抗癌的知识，多了一些亲情的感受，心里暖暖的，真好。

就在两个月前，"面朝大海"改进了录音方式，她采用"喜马拉雅"来录制"读书节目"了——声音更清晰，气息更连贯，而且癌友们也方便在微信圈里随意转发了。

从2011年4月"面朝大海"得病，到今天2015年3月，她走过了四年的抗癌历程。这些年，她既要自己往前走，又不忘拉上身边人。可能上天都受到了感动，让患三阴乳腺癌的她不复发，并逐渐康复。

我不迷信，但我知道，"面朝大海"在帮助他人的过程中发掘出自己内心深处的巨大快乐，这快乐，帮助她自己起死回生！

我向她致敬，并给予她真诚的祝福！

最后那张可托住你生命的大网

我们人生中最大的不幸是罹患了癌症，
但不幸中的万幸是我们遇到了郭林老师，
遇到了郭林新气功，
遇到了身边那些善良的无私奉献的教功老师们。
从此，我们的不幸有了转机，
我们的生命有了希望。

  在《抗癌：第一时间的抉择》这本书里，有三篇文章是介绍郭林新气功的。这些文字记述了海鹰在罹患癌症的初期，我们是怎样带着犹疑、试探的心情走近那片园地，又是怎样带着欣喜、庆幸的心态加入到这支队伍里来，以及我们在这支队伍里的所感所思所悟。

  后来，听一些教功老师说，有不少患者都是抱着这本书找到抗癌乐园要求学功的。

  时间又过去三年。

  三年时间里，我接触了更多的抗癌组织，接触了更多的教功老师，以及更多的习练郭林新气功的学员。他们的故事鼓荡着我的心，很多时候让我坐卧不宁。我想把那些激动人心的场景讲出来，把那些令人唏嘘的故事说出来，一是可平缓自心，二是可使患者从中看到生命的律动，悟出自我救赎的命理。

北京抗癌乐园

  2016年1月14日，在北京的什刹海体育馆礼堂，北京抗癌乐园要举办一场新春联欢会。他们邀请我去参加。

  去参加这样的联欢会，主要是为了与患者沟通，至于看节目，我不感兴趣，心想，都是些患者，能演出个什么水平。

  可大幕拉开，满台惊艳！不要说朗诵、独唱、合唱这种简单的艺术形式，就是舞蹈、戏曲、小品，哪个节目都有模有样，哪个节目都几近完美。我猜想，一定是他们请了专业演员帮忙，否则，不会有这般水平。我悄声向身边的组织者询问，他们说："哪里会？台上的全是咱们八一湖的患者呀！"

是患者，而且全是患者！看着他们唱呀、跳呀，每个人都热情洋溢，每个人都满面春光，每个人都展示着他们对生命的自信与张扬。看着他们，我不能不感动，因为，这里的每一位演员都是浴血的凤凰！

说到他们高水平的表演，其实也可以理解。因为，癌症从来不分身份，不论你曾是普通的工人、农民、学生、干部，还是诗人、演员，更或是歌唱家、舞蹈家、演奏家，它要想抓住你，你就躲不开。所以，今天的舞台上，就有了如此多样的人才展示，而且，当这些拥有艺术才华的人们历经了人生冰雪的洗礼，其艺术感觉，更是别具一番境界，就像淋霜的葡萄酿出的冰酒，醇烈而甘甜！

我跟组织者说："咱们抗癌乐园真是了不起，有人才呀。"

"可您要知道，这仅仅是八一湖一个分部的，像这样的晚会我们有八台。因为每个分部都有自己的患者，每个分部也就有自己的新春联欢会。"组织者自豪地说。

"什么？八台？今天台上的演员就有百十号人，台下还有近千名观众，还仅是八一湖一个分部的，那咱们北京抗癌乐园到底有多少患者呀？"

"那就多了，无法计数。"

想想也是，北京是郭林新气功的发祥地。

当年，郭林老师就是在这里创立了抗癌新气功，带领一批医院治不了、痊愈没希望的患者在这里"吸吸呼，吸吸转"，一步步，踩踏出一条生命的通路。从此，抗癌的旗帜在这里升起，生命绿洲的巨石在这里矗立，那个带着回廊的小木屋就成了很多很多患者心中的向往！

想当年，郭林老师离去后，她的学生——高文彬、于大元、何开芳、孙云彩，还有那些我叫不出名字的前辈，扭转身来成为老师，带着后来的患者继续走在这条抗癌的路上；而后，他们的学生康复了，成长了，也转过身去，成为老师，去拉住新的患者，一批批，一代代，使北京四九城的公园里都有了传授郭林新气功的园地，而石增军、姜寅生、万柔柔等，也都成为今日被患者追逐的名师。

北京的学员多呀，他们不仅来自北京，还来自祖国的各地。他们到北京治病，便就近在公园学功，一举可以两得；北京的教功场地也多，玉渊潭（也就是八一湖）、团结湖、龙潭湖、北海、天坛、地坛、颐和园、陶然亭、石景山公园、红领巾公园、铁农科公园，等等。不论它们是大公园还是小公园，只要有片林木，有块场地，就有了练功的学员与教功的老师；北京的教功时间也长，也固定，除了春节那个月，一年四季都开班，都有老师在教功，像玉渊潭，每周的二、四、六、日，只要你上午来，小木屋的门总是开着；北京的老功友也多，因为他们练功久，对练功的门道体会就多。凡是遇到有新患者打听学习郭林新气功的事，他们马上迎上前去，讲解、示范、安慰，让人有种到家的感觉……

这就是我眼里的北京抗癌乐园——正统、包容、大气。

青岛有个赵继锋

在海鹰刚学功不久，就听人说起过赵继锋的名字——青岛的，另一派。

怎么个"另一派"？我不曾多想。

出国后，有人要跟海鹰学习郭林新气功，可海鹰是初学者，不具备当老师的水平。我上网去查，希望能在网上找到个教功的视频好推荐给患者。

不错，果然有。打开，一幅壮阔的画面。大海，阳光。

沐浴着海风，一个中年男人，一袭白衣，迈着郭林新气功特有的步伐，缓缓从画面中走来。他，高大、英俊，摆手间，衣襟被海风吹起，我脑海里飘过"仙风道骨"一词，他闭目凝神，升降开合，又让我有了"儒释道"的联想。是啊，真是"另一派"，好一个"另一派"！他就是赵继锋。

以后，我对他有了多一份的关注。

原来，赵继锋是肠癌患者，得病的时候也早，在1986年。那年，他34岁，孩子两岁。确诊时，癌肿已经浸润肠壁深层，并有了淋巴结转移。手术在青岛第四医院进行，是由三组六位医生协同操作。先是两位医生切除病灶，再由两位医生行肛门环切，最后是另两位大夫切开臀部取下两块臀大肌，用此做人工肛门。他的病理化验结果为直肠低分化腺癌，中晚期。

手术后开始化疗，采用的方案是阿霉素、丝裂霉素、5FU联合方式。他化疗反应严重，不能饮食，心慌失眠，第二个疗程后出现肝中毒症状，并伴随心律失常。当时，他以为是青岛医院的化疗方案有问题，便转到上海复旦大学肿瘤医院就诊。没想到，复旦医院的大专家拿出的方案与青岛的方案一模一样，而且剂量更大。赵继峰绝望了。他想，看来西医是指望不上了，这么化疗下去他不会有什么好的结果。

无奈之下，他只好拖家带口到北京求助中医。

那时，年轻的赵继锋极端狼狈，孩子小，经济困难，体力弱，需要他人照顾，而且不能控制的粪便不断溢出，粪袋要随时清理，加上借宿姨家，空间窄小，生活不便，这些都令他感到生命的无望。

然而，凡事都有转机。有一天，他的姨夫告诉他，听说有一种气功可以治癌，建议继锋去看看。继锋先是不以为然，后来读了柯岩写的《癌症≠死亡》才有所触动。他抱着书，怀着将信将疑的心情走进了玉渊潭公园。那天是于大元老师和高文彬老师在带着学员练功，于老师诙谐幽默，高老师和善可亲，学员们谈笑风生，眼前的情景，让继锋感到深深的震撼。

在京学习后，继锋回到了青岛。他每天四点出门练功，大便溢出来，他借着路灯处理，公厕不开门，就到海边洗换。一个男人，常常要藏起带着异味的不洁的粪布袋，待练完功，再捡拾起来，回家清洗。即便这样，他也没有退缩，为了妻儿，为了老母，他坚持着。他练呀练，走呀走，终于，他的身上有劲了，脸上有了红光，睡得香了，吃得甜了，健康生命的指征又回来了！

赵继锋又成为了那个英俊的男人。

为了提高自己对郭林新气功的认识水平，1988年，他参加了"中华气功进修学院"的学习，以后又自学中医，学习中国的传统文化，使自己对疾病、对人体、对生命的认知有了升华。20世纪90年代，继锋获得了"社会体育指导员"和"中医师"的资格证书。1991年，继锋在青岛创办了郭林新气功辅导站，继而又成立"青岛市癌症恢复健康俱乐部"和"青岛中山癌症恢复健康学校"。他教学，写文章，出影像光碟，他要承担起郭林新气功在青岛传播的责任。这时候，就不是继锋一个人在行走了，是他带着数名、数十名、上百名的患者，在海边、在公园、在崂山脚下，吸吸呼，吸吸转。

随着时光的流逝，继锋的功法日臻完善。加上他对中华传统文化的理解，他的一招一式便有了羽化登仙般的感觉，追随他的学生也越来越多。以后，他带出的学生也成为老师，像广东的王媛、连彬，浙江的振国，辽宁的觅秋，重庆的殷群，陕西的张建设，等等，他们回到自己的家乡，也学着老师的样子，教功救人。

为了传播郭林新气功，也为了方便各地的患者学习，继锋开始行走于中华大地。东北、西北、华东、华南，陪伴他的就是那位不爱多言却始终关望着他的妻子。他们行囊简单，行色匆匆，脚步不停。

2016年9月，我接到继锋的微信邀请，希望我和海鹰到青岛参加他抗癌30周年的庆生活动。我们欣然前往。

9月24日中午，庆生会的会场，美酒佳肴，高朋满座。听说，到会的除了继锋的亲人和一些医学界的专家外，绝大多数都是他的学生——昔日的患者，今天的健康人。

他们安排我讲话。

走上台，望着台下餐桌边谈兴正浓的与会者，我说："朋友们，今天我们从祖国各地聚拢来，来给一个人过30岁的生日。按说，30岁，不算什么高寿，可为什么我们还要前来庆贺？"

我感觉台下安静了。

"如果我说，这不是一个普通人的生日，而是一个癌症患者的30岁的生日，这意义是不是就不一般了？"

此时我能看到台下每一双眼睛。

"这个人患病在1986年。那是个谈癌色变的年代，是个'十个癌症九个埋，还有一个不是癌'的年代。所以，那个时候得癌，真的是眼前一片漆黑，真的不知道自己是能活，还是不能活。但是，我们的赵继锋老师活过来了。他不仅活过了三年、五年、十年，今天已经是三十年了。这个意义就更不一般了。

"前些日子，有个患者在微信群里发问：'你们谁能告诉我，像我这种病，我的同类的病友，谁活过了五年、十年？有没有？如果没有，我还在这瞎治什么？'

"他的这一问，让我感知到，当一个患者活过来的时候，这就不是普通的意义了，他就有了一种向社会的昭示作用，他会告诉我们的患者，癌症不等于死亡，癌症患者可以康复，癌症患者可以享受天年！

"这就是我们今天来给赵继锋老师庆祝生日的意义！

"我还要说，今天我们给赵老师庆祝生日还有另一个方面的意义。就是说，我们癌症患者康复了，应该做些什么？赵老师康复后不忘他人，心怀大爱，他有一个强烈的社会担当，这个担当就是要拉起其他患者的手，咱们一起走，我能活，你也能活！就凭这一条，我觉得我一定要来参加这个生日会。

"我刚从国外回来，事情很多，很忙，但是听说赵老师要过30岁抗癌生日，我就决定要来。三十年呀，不容易！风风雨雨，这里面有多少艰辛，我们的患者知道，我们的家属知道！我们每一个患者都是从泪水里泡过来的，所以，我们今天举杯，不仅是为赵老师的康复三十年举杯，为他能带领大家习练郭林新气功走康复之路举杯，还要为所有的癌症患者举杯，愿你们跟随赵老师的脚步，跟随郭林老师的脚步，走下去,我们每一个人都要活他一个三十年！再活一个三十年！再再活一个三十年，走出自己生命的辉煌！"

下台来，是赵继锋老师无声的拥抱，是他夫人宋老师紧紧的握手，是无数双伸着拇指的手——给我，更是给他！

以后，我常和海鹰聊起赵继锋，他与我的看法一样，认为赵继锋真诚、勤奋、悟性高，还带着股孩子气的单纯。海鹰说："赵继锋这样的人很难得，他身上有种壮士的气质。他独行天下各地教功，总让我联想起'一个人的抗战'。"

一个人的抗战？是的，悲壮而豪迈。

李英伟与"心脑通"

我一直想结识山东淄博的李英伟。

这不仅是因为他是淄博抗癌健身乐园的园长，因为他管理着旗下十数个巨大的癌症患者微信群，也不仅是因为他教授郭林新气功别具新法，还有一个专业的影视制作团队，或者，也不仅仅是因为他能把郭林新气功带到香港、新加坡、马来西亚和法国……

那是因为什么？

我想，那是因为他当年的一句誓言。为了那句誓言，我敬佩他。

事情还得从他患病说起。

李英伟是在2001年被查出罹患癌症的。那年，他35岁。一年之前，他患了皮肤瘙痒症，奇痒难耐，夜不能寐，到处求医又不能见效。后来，出现咳血、低烧等症状，可作为公务员的他，一直没有引起重视，仍然坚持上班。直到2001年7月，他在当地驻军医院查出胸部纵膈上有一个20厘米×12厘米×8厘米的巨大肿瘤，他才意识到问题的严重，而那时，砖头一样大的瘤子已经顶弯了他的四条胸骨！他到北京中国医科院肿瘤医院求诊,活检的结果是癌,是非霍奇金淋巴瘤,弥漫大B性。当时，一位专家举着他的CT片子招呼周围的医生看，说："难得见到这么大的瘤子，要是患者还活着，不会再多过两个月的生命。"而说此话时，李英伟就站在医生的背后，他听得真真切切！

似乎，生命已经没了指望，一切治疗都失去意义。特别是第三次化疗时的强烈反应让他痛不欲生。就在他想放弃的时候，是女儿稚嫩的哭喊唤醒了他——他明白，为了孩子，为了家，他必须得活！

然而，生命的出路在哪？

就在他最彷徨无助的时候，一位老病友递给他一本书《癌症≠死亡》，"看看吧，小伙子，可能我们有救了！"李英伟接过书，一口气将它读完。书中的故事撞击着他的心——这不是虚构的小说，是报告文学，是真实的人物！

第二天，他就在妻子和妹妹的陪同下来到了玉渊潭公园，来到生命绿洲，而眼前看到的，正是书里所描述的，双手握住的，正是那些摆脱了癌症阴霾的人们！一切都是那么真实，都是触手可及，都是那么鼓舞人心！

从那天开始，英伟成了于大元、何开芳、孙云彩的学生，成了郭林新气功队伍中的一员。

难得的是，就是这个年轻人，当他觉得郭林新气功会对患者有用时，他没有一丝保留，他现买现卖，上午学什么，下午就在病房给病友们传授什么，他告诉大家："咱们有希望了！"

此后，英伟拒绝了造血干细胞移植，拒绝了身体承受不了的治疗办法，他要靠郭林新气功走出一条求生的路。

就在他离开医院，离开北京的时候，他发了一个誓言："回到淄博，我要去各个公园里寻找有没有教授郭林新气功的老师，如果有，我就是他的学生；如果没有，我就是老师，我就是淄博第一个教授郭林新气功的老师！"

这是他的誓言，尽管那时他仍然羸弱，尽管他自身的前程未卜，但是，此话一出，便如旌旗投入猎猎秋风，只能迎难而上。从此以后，传授郭林新气功，救助患者，就成为他新的人生目标。

2002年7月，也就是他出院两个月后，他在淄博周村天香公园的草坪上，竖起了"淄博抗癌健身乐园"的旗子。2003年8月，抗癌健身乐园在民政局正式注册，成为淄博第一个癌症患者群体抗癌的组织。

李英伟知道，当老师并不容易，这不是仅会几种气功的步法、势子就能对付的，他必须不断地学习，他要懂得郭林新气功的功理、癌症疾患的病理，才能将教学变得深入浅出令人信服。所以，学习，就成了英伟生活中须臾不可分离的一部分。他向老师学，向书本学，向医生学，向患者学，使自己对郭林新气功的理解逐渐深化。

在教功过程中，他发现，解开患者的心结，帮他们树立三心——对生命的信心、学练气功的决心、不怕困难坚持练功的恒心，才能从根本上帮助患者，也才能让外化的行走建立在内心坚强的基础之上。从而，他开创"心脑通"课程。让患者建立起强烈的求生愿望，建立起你能活我也能活的信心，鼓起抗癌路上大家一起走、不怕狂风暴雨的勇气，化泪水为欢笑，让练习郭林新气功成为每个学员自觉的行动。

当然，英伟创造性地做了很多，比如，他成立影视录像团队，挖掘与郭林新气功相关的一切历史资料，录制学习影像，开发学习气功的手机微信平台"微癌友"，在近万患者的微信群里开办每周的"微课堂直播"……而这一切，均源于十几年前的那句誓言：如果家乡没有老师，我就是老师！

2016年10月，我终于有机会去拜访他，而且正是他在淄博的博山开办郭林气功提高班和吐音班的时候。那次，参加学习班的有八十多位患者，大家分散住在一个现代化的小山村里。

头一天晚上，英伟在给学员们上了心脑通课之后，说，"明天早上由分组老师带领大家在操场上一起练功，时间，六点。"

呀，六点，真早。

我不想迟到，给表上了叫醒。

凌晨五点半我走出街门，天边只有一抹微光。我想，我一定是最早的。可转过街角，吓了一跳。暗影处，已经有人在做预备功了；再走，高坡上，人影绰绰，有人在做升降开合；再走，石板小道上，三五成群，都在低头往操场疾走；真到了场地，熹微的晨光中已见成队成列地在翘脚摆手吸吸呼了。不知为什么，我忽然有种时空错乱的感觉，它让我想起电影中的镜头：凌晨时分，部队集结，没有军号，没有人声，只有不停的脚步，只有前方的目标——端鬼子的炮楼去！

这就是身陷苦难又被唤醒的生命的力量！我为此而深深震撼。

那次拜访，因为时间关系，我仅在博山住了两晚。可我看到了李英伟的团队与那些顽强的不甘向命运低头的患者。

我眼里的李英伟慈爱——此词似乎与他的年龄不太相符；幽默——他的课堂充满欢笑，墙外的人会以为里面在说相声；脑子灵活——非此不能引入如此多的现代化手段来为患者服务；最后一点是干事果断——他是一个说走就能走、该出手时就出手的干事的人。

郭林新气功的传播需要这样的人！

爱彼利吾——关爱他人，成就自己

2015年年底，就在《抗癌：第一时间的抉择》这本书要进行第四次印刷的时候，我希望在书里加上一张郭林新气功教功组织的联络图，以方便患者求助有门。当这个名单从各地汇集过来之后，其中一个名字引起了我的注意，它与众不同，有些拗口，叫"上海爱彼利吾健康管理公司"。

因为不同，所以被记住，也因为记住了，它的信息便自然而然地被收纳在我的视线范围之内。很快，我知道，这是一家上海的民间抗癌组织，尽管成立时间不长，但已在患者中有了很大的影响；我知道，他们开办的"癌友不怕"微信平台经营得有声有色，像"在线直播""互动交流""抗癌故事""心语心愿"，打开它，那种亲切、温暖的气息便迎面扑来；我知道，他们经常组织郭林新气功学习班，将公园里的日常小班与风景区的住宿大班相结合，活动开展得有声有色，使数千患者受益；我还知道了，他们的头儿叫"高高"，给他打电话，声音和婉，字正腔圆，如同电台的播音员……

然而，这一切"知道"都是耳闻。俗话说，百闻不如一见。所以，再忙，也应到上海去看看。

2016年11月下旬的一个周日，我来到上海，站在了长宁区天山路的一座小楼下。接我上去的就是高高。

高高，高高大大，浓眉大眼，英气十足，最容易记住的是他有主持人孟非一样的光头。一进高高的办公室，真是被眼前的情景所震惊——书呀，到处是书，一摞摞，拥满整个办公室，几乎要把主人的座位埋没。仔细看，这些书都与健康有关，与心理有关，与癌症有关。我问高高："这么多书哪有时间看？"高高回答："争分夺秒看吧。不看书，怎么知道世界上有关健康的新的理念，怎么知道抗癌方面新的观点，我们要帮助患者，首先就要武装自己。就是您的书，我也是看了好多遍。"

别人夸我，我会不好意思，所以赶紧把话题岔开。

"为什么叫'爱彼利吾'？"我问。

"是英文'我相信'I believe的译音。我们是希望癌症患者能够相信自己，相信明天，相信通过自己的努力，战胜疾病，最终康复。同时，从字面上讲'爱彼利吾'，传达的是一种精神，就是帮助他人，成就自己。"高高答。

"你也是患者吗？"我问。

"不是。"

"那你真是个特例了。你知道,一般这种抗癌组织的发起人都是癌症患者。可你是健康人。你怎么就干上这行了?"

"也算机缘巧合吧。我是吉林人。毕业后南漂到了上海,一来就进入了一家与健康有关的企业,后来,工作中接触了很多患者,是他们的苦难打动了我,我想帮助他们,想专心致志地做些事情,于是就成立了这个公司。"

"你们这个公司都是健康人?"

"是的。而且都是年轻人。"

"年轻人能喜欢这个行业吗?"

"这里有个习惯的过程,也有个认识的过程。当他们感到健康产业是一个朝阳产业,是一个有发展的事业,特别是,当他们从心里认识到救助他人是一个做功德的事情,就不一样了。这就从一般的找工作、找职业变为做事业了。也就是说,从被动变为主动,境界就升华了。"

"你们的团队都是上海人?"

"哪里的人都有。江西的、福建的、四川的、黑龙江的,还有一个新疆的。都是海漂一族。"

"他们都是学医的?或与健康有关?"

"不全是。有学医的,也有学管理的、财会的、音乐的。但是,当他们进入到这个行业后,就都知道要努力与'健康'靠拢。现在他们都有各自的证书,比如健康管理师、心理咨询师、营养师……有些人也正在考中医师。"

正说着,一个年轻的姑娘闪身进来,"徐老师,请您到会议室吧,患者都到了。"她叫刘艺辉,一个学音乐教育、会唱歌的北方姑娘,是公司的健康部主任。

那天,爱彼利吾替我安排了一个与患者的见面会。从上午九点到下午四点,中午只是稍作休息,我们一整天都在聊。上午,是我回答患者的提问,下午是患者给我讲述他们的抗癌经历,我就是在这种亲切生动的气氛中感受着爱彼利吾的凝聚力与她旗下患者的精神面貌和抗癌能力。

爱彼利吾的员工是一群健康的年轻人,而加入他们团队的教功老师都是癌症患者。就说陈高老师吧,他给我讲述了一段自己的经历:"2004年,因为股票输了,精神压力很大,出现了血尿,检查结果,膀胱癌。在一家小医院开刀,发现肿瘤已经开花了,并且转移到了肾脏和盆腔,大便已经不能成型,说明肠子上也有了。这

抗癌：防治复发
——癌症康复之策略

种情况下，医生就不给我做手术了。在走投无路的时候，我只能学练郭林新气功。那时候，一直有血尿，身体极度虚弱，走几步都不行，可是我凭毅力坚持。一年365天，我没休息过一天。后来自己的病情稳定了，我就当了教功老师。很多学员以为我彻底康复了，其实我身上还带着尿袋，腹部还有个疝气造成的大气囊。"说着，他挽起裤腿给我们看。当陈高老师看到我一副很心疼的样子，又说："也没什么。我不在乎它。有郭林新气功，我就能活着。而且，就像爱彼利吾这个词说的，我在帮助别人的过程中找到了快乐，找到了自己生命的价值。"陈高老师质朴、谦和，让人一见面就有种想交心的感觉。

陈高老师的讲述，引来好几位患者的争相发言。其中有一位姓许的先生让我肃然起敬。因为，他是胰腺癌患者，但是，他活着，他坚持着。

许先生六十岁了，南京人，是一位企业的高管。2014年发现胰腺占位。当时医生有两种说法，一是认为手术不好做了，一是说还可以试试。这样他就到北京的301医院手术。可是半年后他才知道，那次手术仅仅是切开做了个活检，确诊为低分化腺癌，至于切除，因为位置不好，根本就没动。他回到南京后开始化疗，五个疗程后又改为放疗。许先生说，他在患病后，第一时间就打听郭林新气功的事情，就在化疗第一个疗程结束后的第一天，他就站在了上海爱彼利吾的教功老师面前。那次，他学习了十天。回到南京后他坚持练功，住院化疗期间他在病房的走廊里练，出了院，晴天在湖边练，雨天在棚子底下练，每天坚持六个小时。他感觉练功对他的体力恢复帮助很大，对化疗的耐受性也比其他患者好。比如五次化疗中，他只使用了一次升白针，而其他的患者每次都要用；比如，他的放疗效果较其他患者好，别人一放疗，起码二三十个疗程，可他仅做了十次，各种指标就都正常了。医生说，既然指标正常，治疗就可以告一段落了。以后许先生又参加了爱彼利吾在崇明岛办的学习班，功法有了进一步提高。他说，是爱彼利吾的年轻人一直在鼓励着他，让他向前走。都说胰腺癌是癌中之王，得了此病就活不了几个月，可他已经坚持了两年。他要顽强地战斗下去。

那天讲述的还有结肠转肝的，有肺癌转脑的，每个患者的病情都不轻，可他们都在坚持战斗。真是让人赞叹！

那次见面会后，我与爱彼利吾的小刘姑娘电话聊天。她说，作为患者，尤其是晚期的患者，能够坚信自己能活，不向病魔妥协，并不是一件容易的事情。他们需要安慰，需要鼓励。高高老师常跟团队的年轻人说："患者信任我们，投奔到我们门下,我们就要对他们的生命负起责任。这种负责,不仅要体现在他们学功时要教会他们功法,还要体现在他们回家后记挂他们,在他们困难时及时地给予安慰和鼓励,在他们遇到困惑时帮他们出出主意。总之,要让患者感到有我们这些亲人在身边,他们并不是孤军作战。"

我问小刘姑娘:"你们的团队都是些年轻人,本该天天唱呀笑呀,可现在却天天与癌症患者打交道,看着的都是一张张苦脸,你们不感觉压抑吗?"

"开始的时候会。有时遇到想放弃的晚期患者,那真是要花心力去说服他们的,还有的时候,看着身边的患者离去了,心里会很难过,几天缓不过神来。可是,当看到一些患者经过练习郭林新气功一天天好起来,我们也真是高兴!这种救人的快乐不是其他行业的人能体会到的。"

"那你觉得,你们这个工作是健康人做好还是患者做好?毕竟,患者可能对患者有更多的理解。"

"可是我觉得,帮助患者的工作最好还是应该由健康人来做。"

"说说你的看法。"

"帮助患者,尤其是癌症患者,那是个既要付出心力,又要付出体力的工作。如果让患者来做,即使他们康复了,也不该承受那么多的辛苦。万一累了,复发了怎么办?"小刘姑娘说。

"有道理。"我一边肯定着小刘姑娘,一边思索,"当一项工作发展成为一项事业,确实需要有人来将它作为职业来承当。而作为职业,就必须有健康人加入。这就像医生,他们给患者看病,但他们不一定是患者,他们应该是健康人。因为健康,他们才有精力去学习,因为健康,他们才有体力去担起这份重担。"

"就是这样。我进入这个行业将近十年了,我的本科是音乐教育,我想当老师,而我现在每天给患者讲课,不正是实现了自己的人生理想吗?至于音乐,我们正在积极地尝试用音乐来舒缓患者的心理创伤,这不是也很有意义吗?"

回京的列车上,爱彼利吾一群年轻人的脸一直晃动在我的眼前:高高、小刘、小张、小蒋、小余、小龚,他们如此年轻,却如此善解人意,如此稚嫩,却又如此投入和努力,我说,他们是抗癌队伍中的一批新人,他们代表了这个事业的未来与生命力。

努力吧,年轻人!

抗癌：防治复发
——癌症康复之策略

编织一张救助生命的大网

那天，在离开爱彼利吾办公室的时候，已是下午四点。而四点半，将有另一批患者和老师等待在他处。我又奔向下一个会场。

迎上来的是曾在淄博见过面的费骏雄老师、俞永平老师和久闻大名的刘栋梁老师。

"给我讲讲你们上海的癌症康复俱乐部吧。不了解你们，就不知道江南的半壁江山在抗癌上是怎样个局面，我想，你们一定有你们的特色。上海，从不落后于他人。"

问题直截了当，介绍便开门见山。

说起来，上海的郭林新气功展开也是源于一次里程碑式的会面。那是在1989年的秋天，郭林老师的亲传弟子高文彬、于大元，在北京的玉渊潭公园，与从上海赶来的患者袁正平会面，他们商量，要以郭林健身法为纽带，把习练的患者组织起来，形成群体抗癌的阵势，把抗癌事业做实做广。

三人会面后，北京的，在八一湖畔创建了"北京抗癌乐园"的前身——"北京八一湖抗癌乐园"，而袁正平回到上海后，在一个牛奶棚里成立了"上海市癌症康复俱乐部"。从此，这两个抗癌组织便在大江南北遥相呼应，既成为照亮患者心中暗夜的火炬，又成为郭林新气功可在周边各省不断蔓延的火种。

而今，上海癌症康复俱乐部已经在上海全市铺就了从市到区、从区到街道的完整的抗癌服务网络，医院与抗癌俱乐部相连，患者有爱心义工相助，各个区域也都有了自己相对固定的教功老师和练功场地，只要有患者在医院被诊断为癌症，康复俱乐部就会得到信息，也就会在患者需要的第一时间给予帮助。他们的工作铺排得细致而缜密，开展得持久而有声势。正因为他们出色的工作，这个组织获得了上海市政府的支持和许多社会力量的赞助，上海癌症康复俱乐部也成为各地抗癌组织的榜样。

离开上海，我奔向下一个目标，我要去看看她——河北石家庄的刘杏茶。

刘杏茶，微信群里的名字叫朝真，六十来岁，年轻时，曾是儿童医院的护士长，以后又成为心理咨询师。2010年罹患肠癌。手术后，她以一种极难得的达观心态面对生活，她常常背起行囊外出旅行，访问抗癌明星、参加癌症研讨会议、广拜郭林新气功的名师——她所有的出走都是为了学习；归来后，她联系病友，联系医院，联系健康产品企业——她在穿针引线，以使各方协力，共同搭建起一个为癌症患者服务的健康平台。杏茶是个社会活动家，在她的努力下，石家庄有了教授郭林新气功的老师和活动场所，河北省肿瘤医院有了专为患者开辟的读书阅览室和心理辅导课，一些企业也设立了为癌症患者提供帮助的专门项目。而今，杏茶的影响力还在不断发酵，她建立了京津冀抗癌微信群，一个群不够，建立两个，两个不够建立三个，这些群里，不光有京津冀的患者，还吸引了地北天南的各路抗癌英豪。而更让我敬佩的是，她以开放的心胸和真诚的态度去求教于各路教功的老师，并以她的真诚与坦荡宣传"天下郭林是一家"的理念，在我心里，杏茶就是癌症圈里的"外交家"。

说起"外交"，又让我想起一个人——刘炳凯博士。刘博士是中西医兼顾，在国内学的中医，到法国后，又拿到西医的博士学位。他在法国巴黎公立医院集团任职，又是中法医药合作委员会的法方秘书长。他身在海外，却没有一天忘记中国的传统医学。当他知道郭林新气功在癌症康复上有着可观的功效后，便回国寻找可以到法国教功的老师。就在2016年的春天，刘博士邀请到李英伟老师，他们在塞纳河畔开班了，参加学习的患者不光有华侨，还有金发碧眼的老外。刘博士说："对我来说，弘扬中华民族传统医学仅仅是事情的一个表象，而实质，也就是最重要的，是救人。作为医务人员，以救人为天职，不论他是华侨还是老外。"

像刘博士这样穿针引线的还大有人在，比如身在广东珠海的脑癌患者杨文辉，他不仅自己教功救人，还不忘一水之隔的澳门同胞和香港同胞，他一次次为对岸的健康组织搭桥，让他们的工作人员有机会到北京参加郭林新气功辅导员资格培训班，再由他们把这神奇的气功传播到祖国的另一个角落。

曾几何时，我常常会在脑海里勾勒出一幅地图，一幅抗癌组织在全国各地的分布图。我会从东想到西，从北想到南，会从城市想到乡村，我希望我们的患者在哪里都能找到抗癌的组织，在哪里都能遇到教授郭林新气功的老师。每一次，当我知道了一个新的老师的名字，我会把这个名字标记在我的抗癌版图上，就像河北有了王玉梅、马莉、吉春华，河南有了刘翎、李建英，山西有了郭京丽、李芳，内蒙古有了温孝，陕西有了李雅琴、韩春峰，甘肃有了郝丽君，青海有了刘英，新疆有了程子林、蒋宗佑，还有山东的张吉根，江苏的龚丽华、朱卫兵、李志飞，浙江的边先珍、刘振国、吴娅丽，广东的罗淑云、喻桂元，广西的王盈娥、覃社香，湖南的郝振南、何亦君、刘金华、王属湘，江西的官年萍，四川的黄爱华，福建的孙毅、方曦、叶梅，辽宁的觅秋，吉林的朱福民、赵世英、付淑清，黑龙江的张艳坤、秦绍英、闫秀丽，天津的李茂杉，上海的众多，北京的众多，以及澳门的黄静文，香

抗癌：防治复发
——癌症康复之策略

港的陈秀坤、林玉仪、郑铭凤……这些名字就像一粒粒棋子，布局于祖国的大地上，东西南北，由近而远……

我常想，正是这些人们，他们在用自己全部的赤诚和努力，默默地编织着一张网，这网要铺排于莽莽群山和茵茵草原，要勾连起江南水乡和北疆大漠，要串通起繁华都市和边远乡村，他们要把这张网织得细密而结实，好兜住罹患癌症的人们，好托住他们最后的生命！

我先生海鹰常说：我人生中最大的不幸是罹患了癌症，但不幸中的万幸是我遇到了郭林新气功，遇到了那些善良的无私奉献的教功老师们，从此，我的不幸有了转机，我的生命有了希望！

我该跟随哪位老师学功？
——郭林新气功传播中的同与异

> 什么时候，"郭林新气功"这个词，
> 不仅被患者知道，而且被健康人知道，
> 就像人们一提到眼科疾病就会想到同仁医院，
> 提到烧伤、骨伤就会想到积水潭医院那样，
> 只要一提到癌症，自然而然就会想到郭林新气功，
> 那时候，郭林新气功的"势"就体现出来了。

常常会收到患者的询问短信："徐晓老师，您能给我推荐一位教功老师吗？我不知道我们这里的老师是不是正宗。"

我会说："如果你是初学者，谈不上谁正宗不正宗，你离谁近，谁能马上教你，你就跟谁学。"

我知道，患者这样询问，一定是事出有因，他们一定是听到了什么说法，比如，哪位老师正宗，哪位老师不正宗，哪位老师受到过郭林前辈的真传，而哪位老师的势子有了偏离（势子，是郭林新气功中特有的姿势）。

对于这些说法，我有我的看法。

我曾给询问此事的患者们回过一封信，发在微信圈里。信是这样写的："在功法上持不同意见非常正常。毕竟郭林老师仙逝多年，她的每个学生都在用各自的心，各自的身体去体会郭林新气功的真谛，发展中难免会有差异。只要精髓不变，初心不改，就没问题。关键是：是否正宗的检测标准是什么？应该是广大患者的康复。如果，我们的患者学了，感觉身心舒服，这就正宗。再者，我们肯定了此流派，并不意味着否定彼流派。每个人对郭林新气功的体会不同，习练方式也会略有不同。郭林新气功发展了四十多年，流派纷呈是好事，毕竟它万象归宗，都归属在郭林名下，这正是郭林新气功弘扬光大的体现。至于对郭林新气功目前的发展现状、存在问题，以及对未来的发展趋势的探讨，最好有机会展开一次坦诚的，从学术

角度的交流才算正道。我是外行，是局外人，说的如有不妥，见谅。"

记得那个微信发出后，得到很多患者的认同。可我意犹未尽，很想在此再多说几句。

第一，我想说，任何事物在传承中都会有变化，变化是客观存在，也是事物发展的必然。

40多年以前，郭林老师为了治疗自身的癌症，也为了救助其他的患者，在中国传统医学、传统气功的基础上创造了一套新功法——抗癌健身新气功。此功救人无数。1984年，郭林老师因劳累，脑溢血，不幸去世。之后，是她的学生们接过这个沉甸甸的担子，继续前行。坦率地说，她当年的学生，不论是于大元，还是高文彬，或是何开芳、孙云彩，都有各自的专业领域，与郭林新气功仅仅是因病相逢，他们对中医与气功的理解都不像郭林老师那样深厚。但是，他们没有因此就放弃责任，而是凭借要救人的一腔热血，凭借认真回忆、仔细体会、努力学习来弥补自身的不足，来接近郭林新气功的真谛。之后，当时间让第一代的亲传弟子逐渐变老，教功的任务责无旁贷地落在第二代、第三代，甚至第四代老师身上时，教功的老师已经不是几个人，而是数十人，数百人！如果将那些一边学习一边辅导身边癌友习练的患者也称为老师的话，估计这支教功的队伍会有上千人！

当这支队伍变得庞大，"不同"，就在所难免。

比如，这些人都曾是癌症患者，可他们因病种不同、病情不同，在自身抗病的习练中的侧重点就会不同——哪种功法多练，哪种功法少练，哪里要补气，补多少，哪里要泻，泻几分——个体的差异会造成体会的差别；比如，这些人的形体习惯不同，有些人不善运动，可有些人身体矫健，有些人练过太极，也有些人学过舞蹈，这些不同，也会表现为势子动作的细微差别上；还比如，这些人的文化程度不同，他们对气功和医学原理的领悟程度就会有深有浅。除此之外，再加上这个传承是河水漫流般地从一地传到下一地，从一人传给另一人，地域的隔膜、时间的历久，这些都会生发出郭林新气功习练形式的多样化。

这就像长江，它从雪山源头涓涓而来，聚少成多，波澜壮阔，奔腾中，她生出了雅砻江、岷江、嘉陵江、乌江、沅江、湘江和赣江，生出了洞庭湖和鄱阳湖，到了中下游，又出现了青弋江和黄浦江，这些支流与湖泊，或狂野咆哮，或壮阔静谧，或水缓而流深，但，它们都带着相同的水质，都有着一个共同的名字，那就是——长江。

第四章
癌症患者的责任

这也如中国武术，它既有"少林派"，也有"华山派""峨眉派"和"南拳派"，它们虽有不同，但谁能说它们不是中国武术？还有太极，不是也有陈氏、杨氏、吴氏、孙氏之分吗？正因为有不同，才能够有博大。

同理，当学练郭林新气功的课堂已经从京城一地蔓延到全国，他们的教功方法和练功势子虽略有不同，但他们教授的内容是一致的，那就是——郭林新气功。其本质未变，其精髓未改！所以，这个不同，是大同中的不同，是发展中的不同。

第二，我要对患者说，不要纠结于"正宗与非正宗"，要抓紧时间学起来。

抗癌是一场硬仗，要与癌魔抢时间。

通常，很多患者听说"郭林新气功"时，大多都是在经历了手术、化疗，深感治疗到了山穷水尽的时候。那时，"郭林新气功"已经是他们心中最后一根救命稻草了。

既然这样急迫，既然是初学者，就没有必要在"寻找一位正宗的老师"上面耽误时间。这就像小学生上学，老师能教你认字就好，不必去考虑他是不是对诗词格律有研究、对唐宋文学有想法，那与你这个初学者一点关系没有，你的所有注意力应该集中在"学起来"，集中在"此刻就学，时不我待"！当你把一些基本动作学会，当你感觉身上有力了，你再去远方拜师学艺不迟。因为，对癌症患者而言，时间就是生命。

很多次，我在微信群里看到患者发出"哪里有老师"的询问，而回复他们的正是那些教功的老师。让人感动的是，这些老师没有说，来我这里吧，我几月几日开班，而是马上把他们知道的一些当地老师的电话和地址传给远方的患者。我曾看到这样做的有李英伟、赵继锋、刘杏茶、费骏雄、陈高、俞永平、易萍、高高，还有爱彼利吾的年轻团队……

为什么？他们不愿自己揽住这些"生意"吗？不愿扩大自己的影响吗？我想，他们愿意，但是，他们更希望患者在第一时间得到救助。在他们心中，跟谁学不重要，重要的是能让郭林新气功最后托住患者的生命！

第三，我要说，不要妄自菲薄，或许你就是当地的教功老师。

我常常为不能替患者找到当地的老师而惋惜。因为，我们织就的那张救人的网还不够细密，那些小城、小镇，那广大的农村还真的没有可以教功的老师。我强烈地感到，我们的教功老师还是太少，太少！

我常想，我们的那些学已有成的患者是不是可以转身成为老师，就像当年的于

抗癌：防治复发
——癌症康复之策略

大元、何开芳、孙云彩，就像后来的石增军、姜寅生、万柔柔，就像当下活跃在各地的抗癌英雄？

确实，我前面说过，30多年前，当郭林老师去世时，她的亲传弟子没有老师功法深厚，没有老师那般对医学与气功理解得精到。但是，30多年后，今非昔比，这些老师的水平令人刮目相看。因为，他们为了救人，学习，教功，教功，学习，没有一天懈怠，加上开放的社会环境，使他们的视野广阔，研究范围宽泛，再加上他们都具有很高的文化素养，悟性又极高，时间便造就了他们，使他们成为真正的"专家"。

我想，我不敢说今天的哪位老师已经达到了郭林老师的水平，但是，我敢说"三个臭皮匠顶个诸葛亮"，如果举数位老师的智慧，举全国老师的功力，我就敢说，今天的郭林新气功一定比当年的郭林新气功强大，其影响力也已经远远超过20世纪80年代！

所以，不要妄自菲薄，不要我不成，你也不成，要告诉自己，告诉功友，我成，你成，我们成！

记得，我在2006年冬天曾随央视一个摄制组到福建长乐采访。那里有个特点，就是人人做纺织品生意，家家开纺织品生产厂子。村里有个习俗，只要有孩子长大成人，要自立门户了，大家就会借钱给他，让他开厂，还会手把手教他怎么生产，怎么买卖。

我觉得很奇怪，问这些肯借钱给年轻人的村里人："你们就不怕竞争？就不怕他学会了，做强了，就抢了你们的饭碗？"

人家笑了："怎么会？全国那么大的市场，那么多的人都要买料子，我一家怎么供得上？只有我们长乐的人都做起来了，做出影响了，才会把天下的买家招来，我们才有生意做。"

那次，真的让我开了眼界，就是那几句对话，让我懂得了，什么叫"做势"。

今天，我想在这里说：郭林新气功要发展，也需要"做势"。

什么时候，可以教授郭林新气功的老师多了，多到每个街区、每个村落都有，多到每一位想学功的患者都能在身边找到老师，就像有了病进医院一样方便；什么时候，"郭林新气功"这个词，不仅被患者知道，而且被健康人知道，就像人们一提到眼科疾病就会想到同仁医院，提到烧伤、骨伤就会想到积水潭医院那样，只要一提到癌症，自然而然就会想到郭林新气功，那时候，郭林新气功的"势"就体现出来了。

　　路途还远，不敢懈怠。所以，我们的学功者，不要怕自己不够正宗，也不要怕别人不够正宗，牢记"天下郭林是一家"，齐心协力，把郭林新气功的队伍壮大，大家一起去编织那张救人的大网！

抗癌：防治复发
——癌症康复之策略

再难治的癌种也有康复的案例

一个残疾的生命仍然可以有如许美丽，如许丰盈。
——学者周国平

诚然，我们习惯说，"孤案不立"，或说"孤例不证"
——单个的案例不能作为证据来给一项科学的研究做出结论，
它仅仅是一个"弱命题"，仅配"存档"。
但是，当脑瘤左治是死、右治也是死的情况下，
我们也只能在那一个个"孤例"中寻找出路了。

时间已经过去半年，可我夏天在北京玉渊潭公园里遇到的两位患者，却常常来到我的心上，让我回想，让我感动，让我平生出无限美好的情愫，也让我总想找机会把他们的故事讲给大家听。

第一个，是位女士，叫李玉玲，她是北京抗癌乐园的常年义工。

应该说，那不是第一次见她了。在海鹰2012年刚到玉渊潭公园学习气功时就在人群里见过她——她身材轻盈，待人热情，总像一只蝴蝶，在患者中飞来穿去。她帮助大家做着一些细碎的事情。打量她时，觉得她哪里不对劲儿，不是好看不好看，而是觉得哪里有些问题。因为不熟，也不好紧盯着人家看，这事就过去了。时间流到2016年的初秋，一天，我跟一位癌友闲聊，说起谁是抗癌明星，谁的癌龄最长，癌友说："我看谁的癌龄也不会长过玉玲姐，61年了，从她出生，她就是癌症患者。"

"什么？61年了？从出生就是癌症患者？什么病？"我问。

"视网膜母细胞瘤。"

视网膜母细胞瘤？就是作家周国平的女儿妞妞得的病？

《妞妞》一书我读过多遍，每一次我都被书里的父女情深而打动，每一次捧书都为妞妞那稚嫩的生命在癌魔面前的挣扎而深深痛苦。那书，传导到我心里的所有信息就是，孩子再可爱也救不了，救不了啊，尽管她的父母那般爱她，尽管她的父亲那般有名，尽管我们的医学那般发达！因为，她得的是视网膜母细胞瘤！因为，

这是娘胎里带来的！因为，她只是一个婴儿，没有办法与那遮天蔽日的癌魔抗争！她的死是必然。

然而，玉玲得的病就是妞妞的病！而且，她得病的时间更早，可是，她活着，她已经活了61年！

那天，我拉住玉玲的手，说，如果她不介意，我很想听听她的故事。玉玲一口答应。

玉玲出生在北京的南城，1955年。玉玲刚出生时，街坊邻居来祝贺，都说，这丫头柳叶眉杏核眼，樱桃小口一点点，长大一定漂亮。谁知，到了三个月大，有人就说，这孩子眼睛里怎么有朵花，像个猫眼？四个月大，母亲抱她到同仁医院、儿童医院去检查，结论是视网膜母细胞瘤，没有什么治疗的好办法。到了九个月，瘤子长出来，开了花，医生说，只有摘除眼球一条路了，而且，即便摘了眼球，也不能保证活，只能算死马当活马医了。然而，母亲要她，只要有一线希望，母亲也要争取！为了留住她，母亲狠狠心，让小玉玲上了手术台——眼球眶内摘除。接下来，是数不尽的放射治疗。虽说每次就几分钟，但是孩子太小不听话，母亲就亲自抱着她，扶着她的头，一同承受射线的照射。三十年后，母亲死于肺癌。玉玲说，每当想起母亲的死，她都觉得与自己有关。因为，当年放疗时，正是母亲把她那小小的头按靠在自己的胸前。是因为她，母亲受了太多的射线！这是后话。

眼球摘了，眼眶里成了深深的黑洞。从此，小玉玲成了丑丫头。但是，对自己的丑，玉玲浑然不知，直到上学了，当有的孩子叫她"小瞎子""独眼龙"，有的孩子拿弹弓崩她，她才知道自己与他人的不同，也才知道，那可恨的病魔倒换了一种方式仍在欺负她！

她抗争！最好的方式就是好好学习，就是成绩上要争气。她在三年级前，只要考试，就是双百！

说来，玉玲还有另一种艰难，那就是穷。当时，家里兄弟姐妹好几个，只有父亲一人工作，在一个布鞋厂当工人。一家数口，全要靠父亲的微薄工资养活，穷，就成了家里的常用字眼。玉玲为了帮助家用，很小就去炉灰堆里捡煤核，到天坛东门挖野菜。很多时候，交不起学费，买不起作业本，甚至，没有一个书包。直到有一天，父亲从厂子里带回了一包碎布条——那是做尖口男便鞋裁下的中间那条下脚料。母亲点灯熬油一点点拼接，玉玲终于有了第一个"新书包"。但是，第二天，就有个坏小子抢了她的书包，"快来看呀，破布条做的破书包"，一通争抢，书包被

233

抗癌：防治复发
——癌症康复之策略

甩到烂泥里……

玉玲天资聪颖，从小喜欢唱歌跳舞，就是戴着黑眼罩，也没有把她的文艺细胞遮蔽掉。她的好嗓音使她成了合唱团的一员。有一次，据说有外宾要来参加他们的联欢会，合唱团抓紧排练。但是，就在演出的前一天晚上，老师把她找了去，跟她说，他们考虑来考虑去，为了学校的形象，为了国际影响，玉玲还是不要上台了。玉玲不能见人，尤其不能见外国人！委屈的玉玲回到家，蒙着被子大哭一场！

长大了，十七岁了，玉玲要自食其力，她有了工作——电镀工。虽然眼睛不好，但她努力，她聪明，她要成为业务的骨干。

再大，该找对象了，可眼窝是个深深的黑洞，这不成。有人告诉她，只要安上假眼，就像正常人了。她找到医院，医生说，太晚了，应该在小时候就安上，现在做，你要遭受很大的罪。

为了美，多大的罪玉玲也愿承受！可医生说，万一手术的创伤再勾引起癌症怎么办？玉玲说，"不试试怎么知道？对未来可能的麻烦，我做好了心理准备。"

就这样，玉玲软磨硬泡，终于让北医三院的大夫动了恻隐之心，同意给她做。接下来是八次手术，而且每次手术都只能是局麻，不能全麻，她听得见一切动静——取头皮，剜眼眶，缝伤口。为了美，一切痛苦她要忍！

多少年过去，玉玲成了抗癌明星，成了抗癌路上的志愿者。当她的事迹被多家报纸报道，儿时给她做手术的大夫知道了，那时，医生已经八十多岁了，她主动联系了玉玲，跟她说，早年间，医院总给她去信，想了解她的预后情况，可从没收到过回信，以为她早就不在人世了，没想到，她活着，活得还那么好。

确实，当一切身体的痛苦、精神的痛苦都成为过往，玉玲享受着今天的健康，享受着帮助别人的快乐。

如果说，昔日，我曾觉得玉玲哪点别扭，总想看看她脸上是不是有只义眼，而今天，我觉得她是那么自然，那么美，因为，我的全部的心注意的只是她宛如柳叶的眉毛，是她精致的鼻子，是她那小小的、如樱桃般的嘴！

那天，一位患者说自己跟家属怄气，心情不好，我听到玉玲劝他道：别生气，不是家人对不起咱们，是咱们对不起家人呀！想想，就因为咱们生病，给家人添了多少麻烦。家人为救咱们做了多少事，操了多少心，着了多大急？咱们不好好对人家，还跟人家怄气，真不应该。记着，不是人家欠咱们的，是咱们欠人家的……"

善哉呀，玉玲！

第四章
癌症患者的责任

这就是玉玲的故事。每次想起她，我都会想起妞妞，我会想，如果当年妞妞的爸爸妈妈能认识玉玲该有多好，他们就会知道再难治的癌症也有康复的先例，绝不是他们想的那样"即便牺牲了眼睛，也只能活五年"；我会想到，作为一个身有残疾的孩子生活确实艰难，他们不光要承受身体的疾患，还要承受社会的鄙陋，然而，今日已非昔日，对残疾、残障群体的同情、关爱、尊重，已经成为社会的共识；我会想到，如果，当年妞妞的爸爸妈妈没有放弃妞妞，而是积极地救治，妞妞就会活下来，今天，她就是一个亭亭玉立的大姑娘了，那么，她父亲在书里的那句话——"一个残疾的生命仍然可以有如许美丽，如许丰盈"就不会仅仅停留在纸面，而是被自己的女儿现身演绎！这一点，我从玉玲身上看到了。

所以，孩子们，别怕，孩子的父母们，别怕！

这就是我要给大家讲的第一个故事。

那么第二个故事的主人翁是谁？

他叫杨文辉。一位脑干胶质瘤患者。

说起脑瘤，我曾经接触过一位患者，我的同事，一位年轻英俊的西班牙语编辑。认识他时，他只有31岁。听说，就因为有这个病，他一直没有找女朋友。可你跟他接触，他谈吐平和，有时还很幽默，每日都来上班，工作照常完成。我心想，估计这小伙子好了，没事了。可就在一天下午，我们三四个人在打字室里聊天，这个小伙子也靠在门框上插着话。可一会儿，我突然发现他插在裤兜里的手想努力撑住门框，他的头也靠向门框，我们还没反应过来怎么回事，小伙子就出溜到了地上——他晕过去了。

随后，是救护车来了，再后几天，是他的追悼会。我不明白，为什么这个病会这样把人带走，那样的无一丝征兆，无一丝声响？

今天，这位带领着一队香港、澳门抗癌组织人员到北京学功的男人就是脑瘤患者？难怪他的嘴角被扯向一边，这着实让我对他产生深深的同情。脑瘤呀，因为人体的血脑屏障，使药物极难进入，所以，治疗就显得软弱而无力。那么，他，又是怎么康复的？

或许，真的是一种缘分，我和文辉一眼对视，就彼此认为是可以交心的朋友，他那么信任地把他的故事讲给我听。

文辉从小生活在广东顺德的农村。当改革开放的春风吹绿岭南的时候，文辉成

抗癌：防治复发
——癌症康复之策略

了一名进城打工的农民工。2000年，他结婚了，2001年他有了儿子，小日子充满希望。可是，就在一个清晨的上班路上，莫名其妙的眩晕使他从摩托车上摔了下来。在查找眩晕原因的检查中，他被告知，他患了脑干胶质瘤——一种很难治愈的脑癌。那年，他32岁。

文辉不能工作了，经济的压力一下就显现出来。为了减少治疗的费用，文辉没敢到正规的大医院去，而是想依靠一些民间偏方来治病。但是，效果不佳，他的眩晕越来越严重。

就在2003年初夏，也就是非典闹得最凶的时候，趁着北京人少，文辉来到北京，挂上了天坛医院脑干第一刀张俊廷医生的号。当时，张医生给他做了核磁检查后，告诉他，他的脑干肿瘤已经有了出血，情况很不好。文辉问，怎么办，张专家说，"如果手术，可能有三种结果。第一种，下不了手术台；第二种，手术成功，但症状加重；第三种，不能全部切下，只能切一半，通常这样的患者也就一年的寿命。"文辉感到张专家讲的情词恳切，虽然残酷，也是事实。

回到旅馆，文辉睡不着了。他曾听人说过郭林新气功，听说练那个功可以治病，他翻身起床，坐上第一班公交车来到玉渊潭公园。啊，太早了，那里一个人影也没有。

第二天，六点多，他又去了，仍然没有练功人的影子。

第三天，他退了房，背上包，要回广东了。因为时间早，他又来到了玉渊潭，这是最后一次试试。那是早上八点半。

在"生命绿洲"旁的小山坡上，他看到了两个老太太。"喂，请问，这里有教郭林新气功的吗？"

"你要学功？你怎么了？"其中的一个老太太问。

文辉把他的病情一五一十地讲给老太太听。

老太太想了一下，说，"孩子，我教你。不过，学功可不是一天两天的事情，你要住下来。"

老太太拉着他，走出公园，来到一家小旅馆。可旅馆的管理人员说："接上级指示，非典时期，外地人一律不接待。尤其，他还来自广东。"问下一家，同样的话，再下一家，没有两样。

文辉只能离京了。老太太告诉他，先到广西找唐伶俐老师学吧，有机会再来北京。

告别时，他知道，这位"老太太"叫何开芳。以后，更知道，何开芳是郭林老师的亲传弟子，在弘扬郭林新气功方面是鼎鼎大名！

第四章
癌症患者的责任

回到广东的文辉后来还真的到广西求学了，一个月，他感觉很好，随后就回到广东开始上班，然而，没多久，眩晕卷土重来。他意识到，抗癌，可能是个长期的活儿。

2004年，过了春节，文辉收到何开芳老师的信，他又只身来到北京。开芳老师跟他说，这次来了，就学扎实了，练扎实了，因为，对于你文辉来说，郭林新气功，可能就是最后一条路了。确实，文辉不能手术，没有化疗，没有放疗，也没钱去寻求其他的治疗办法，他只有自己的双脚，只有身边的老师，只有脚下的路。

那段时间，文辉住在玉渊潭附近的半地下的小旅馆里，每日10元住宿费，伙食费控制在每日5元。即便这样节省，文辉的钱也支撑不了多少日子。是老师们带头，开始资助他。每个月，何开芳老师都会塞给他几百元，最少，二三百元也是有的，杨增和园长和其他老师也会这个一百元、那个几十元地常常资助他。后来，身边的患者知道了他的情况，也由衷地同情他、佩服他，都向他伸出援助的手。就这样，他在北京住了下来。他心无旁骛，每日就是八一湖边，就是小木屋的林荫道上，吸吸呼，吸吸转。转眼，就到了秋风起、满地黄叶的时候，他该回家了。也就在这个时候，文辉突然意识到，他没死，没有像医生预言的那样，他顶多就有一年的寿命！

2005年，又是刚刚过了春节，他又来到北京，来到玉渊潭。仍然是何开芳老师，仍然是那些熟悉的功友，他们伴随着文辉，一同行进在求生的路上。那年，来了几位马来西亚、新加坡的华侨找何开芳老师学功。经何开芳老师介绍，他们认识了文辉，也都慷慨解囊帮助文辉。那一年，文辉又学练到秋叶金黄。

临别时，文辉清楚地感到，他活过来了！

2006年，文辉没有再来北京，也没有再去上班挣钱，而是在自己的家乡开始教功救人。十年间，先是顺德，后是佛山，再是珠海，继而是澳门，是香港。

他说，既然我受无数好人之恩德，我也必须授恩德予后来的患者。当年，老师们是怎样对我的，我就得怎样对待别人！

当文辉给我讲了他的故事后，我说："郭林新气功真的在你身上发生奇迹了。有你的榜样，是不是很多脑瘤的患者都会找到你，跟你学功？"

他给了我肯定的回答。但是，他跟我说了这样一个现象：大多经过手术和放疗的患者，在练功时往往受治疗后遗症的影响，学功就十分艰辛，如果没有恒心，很难坚持。

我问为什么。他说，经过手术的患者大多会在行动上不利索，可能是伤到了神经；放疗后的患者也大多是脑水肿，会多少压迫一点神经，也会造成行动不便。而文辉当年是因为穷，真的是拿不出钱来去治疗呀。

难道是穷把他逼上了梁山，逼上了"活路"？

他不能回答，不敢回答！

诚然，我们习惯说，"孤案不立"，或说"孤例不证"——单个的案例不能作为证据来给一项科学的研究做出结论，它仅仅是一个"弱命题"，仅配"存档"。但是，当脑瘤左治是死、右治也是死的情况下，我们也只能在这一个个"孤例"中寻找出路了。文辉是万千脑瘤患者中的幸存者，也成为引领脑瘤患者不向疾病低头、奋力拼搏的楷模。

最近有一本新书——《医学的真相》，此书的作者是美国医生悉达多·穆克吉，也就是普利策新闻奖的获得者、《癌症传》的作者。这本书在揭示医学本质上十分深刻，其中讲到一个观点，就是医学的不确定性。他讲到，有时一种药物或一种治疗方法对千万人失效，可独独对个别人有效，以往，这种个别现象会被忽视，而这是非常不应该的，因为，"正是这样一件个案最后被证明对发现新的科学方向起到至关重要的作用。"他还说道："对于那些使个体出现例外情况的原因，我们知之甚少。但'例外'就像一个门户，通过它，我们能挖掘更深层次的规律。"

或许，文辉的病例正是打开脑瘤治疗的一扇门。

这就是我要给大家讲的两位患者的故事。他们的故事告诉我，再难治疗的癌种也有痊愈的，再没希望的患者也有站起来的！

心里想着玉玲和文辉，想着那些抗癌的英雄，脑海里便震荡起《笑傲江湖》的插曲——《沧海一声笑》。黄霑先生的词豪迈英伟，气冲云霄。我转念，稍作改变，用它来表述我此时的心情。

"沧海一声笑，生死两岸潮，一线生机只有天知道。悲，烟雨遥；喜，江山笑。绝境求生，残阳晚照，万里戎机，苍穹寂寥。我自独行，雄关漫道。待明日云蒸霞蔚，山河壮阔，重踏我康庄道！"

这是我心中的歌。

第五章
复发皆有因
——海鹰对自己复发的思考

世上有种癌，叫"好了伤疤忘了疼"。

抗癌：防治复发
——癌症康复之策略

我曾是抗癌的英雄

我的心底里，始终认为——复发不属于我。

2012年3月，我在北京中国医科院肿瘤医院被诊断为非霍奇金淋巴瘤，B细胞来源，滤泡性，三期B。

接下来是化疗，R-CHOP方案。本计划六个疗程，但在第四个疗程后出现严重的药物性肺损伤，便停了化疗去治疗肺，从此，便放弃后面的疗程，再没回到这家医院。

接下来的日子是中药加气功，我的身体逐渐康复。

应该说，从被告知我得了癌的那天，我就没有想到过死，我相信我可以活。所以，即便身体虚弱，我的精神不倒。朋友们都说，我是他们见到的最想得开的癌症患者。

记得，我在让医生为我拔去输液管的那天，我开车驶出医院的大门。我在车里大喊："再见了，医院！再见了，医生！"那时，我是何等的张扬，何等的轻狂！

记得，我在温哥华的癌症中心，卡萨教授告诉我这种病复发率高。我问："高多少？"他答："百分之九十五。"我说："那我就是那百分之五！"让卡萨教授无言以对。想那时，我是多么的自信，多么的无知！

确实，从2012年春天的确诊、治疗，到仲夏的收关，再到转年的春天，我用了大约一年的时间让身体恢复。那时，我感觉浑身有力了，红光满面了。所以，每当我给新的患者讲述抗癌的经验时，常抱着一种心态：抗癌，容易，只要在治疗上胆大心细，康复没有问题。现在回想，自己是多么的浅薄，多么的幼稚！

我在抗癌胜利的喜悦里浸泡了三年。那三年，我顶着抗癌胜利者的光环，享受着劫后余生的快乐，从没想过我会复发。

我的心底里，始终认为——复发不属于我！

第五章
复发皆有因——海鹰对自己复发的思考

我的癌症居然复发了

怎么一觉醒来，我就再次成为癌症患者了？

然而，老天爷跟我开了个玩笑——我的病复发了！

我的病居然复发了？

复发的，居然是我？

是的，那是 2015 年的夏天。

2015 年，真是特别的一年。

那年春，为了帮着照顾老岳母，我太太徐晓带我一同到了温哥华。其实，照顾老人是她的活儿，至于我，就是找个空气好的地方休息、练功。

可那年，来温哥华旅行的朋友出奇的多，一拨接一拨。家里隔三差五总要来一次烧烤——羊肉串、辣椒面、冰镇啤酒，谈天说地。那段时间，自己也忙，上网、讲课、分享，不分日夜。

就在 7 月下旬的一天早上，我感觉脖子不对了，似乎有个东西鼓起来了，黄豆大小，再摸，好几个。开始以为就是上火，可随着它的疯长，我含糊了。直到医生告诉我"它又回来了"，我才意识到——我可能真的复发了。

待拿到 CT 报告，满满的两页纸，指出我满身都是瘤子，从颈下、到腋下、到腹股沟、到纵膈、到肺、到腹腔，无一处幸免，个头比第一次还大！这时，我才肯把心里的那个问号拿掉：我是复发了。千真万确，没有疑义！

这是我最不愿承认的。复发，怎么会属于我？我曾经那么豪迈，那么雄赳赳气昂昂地认为我是铁打的英雄，是万年的营盘，金汤永固，怎么一觉醒来，我就再次成为癌症患者了？

抗癌：防治复发
——癌症康复之策略

复发比初患来得恐怖

"死"这个字眼便悄悄爬上了我的心。

真到了复发的时候，心里才意识到癌的顽强，而不是我的顽强。癌细胞，真是一个不肯轻易退出舞台的顽固分子，你打它，它示弱，它藏起来了；你以为你胜利了，你忘乎所以了，它趁你没留意，转身又出来了。它死皮赖脸，就像粘在衣服上的牛皮糖，洗不掉，又抠不下去；又觉得它像一个影子，生在你的脚跟，踢不走，甩不脱，始终伴着你。是不是还像大象身上的蚂蚁？你开始小瞧它，但是，当它们聚集成群，你就含糊了。

这时，"死"这个字眼便悄悄爬上了我的心。

我想到了央视播音员罗京，他比我年轻，可他那么快就走了；想到了小画家熊顿，她那么充满活力，就在告别人世的十二天前还在电视上接受鲁豫的采访；想到了歌唱演员姚贝娜，仅仅在她复发两个月不到，就到天国唱歌去了！莫非，我也躲不过这一劫？

我的心有些虚了。

确实，"复发"这个字眼对患者的打击太大了。如果说，初次得癌时，我们凭借一种惯性的思维，尚能相信自己身体的强大，那么，复发，却让我们实实在在地体会到了癌魔的狰狞。

那么，是"魔高一尺，道高一丈"，还是"道高一尺，魔高一丈"？

第五章
复发皆有因——海鹰对自己复发的思考

癌症就是一种慢性病

> 海燕在长期的抗癌过程中体会到
> "癌症就是一种慢性病",
> 她学会了怎么跟它磨,怎么对付它。

我老婆看出了我的心虚。她给我讲河北秦皇岛一位乳腺癌患者的故事。

这位患者的网名叫"勇敢的海燕"。她跟我太太在网络上相识,并在交流中成为好友。

海燕30岁那年被诊断出乳腺癌。就在她最需要亲人关爱的时候,她毅然决然地与男友分手,她说,她不能耽误了人家,要为人家的前途考虑,她应该自己去面对未来的人生。这位"勇敢的海燕"一路治疗,一路缓解,也一路复发。先是转骨,后是转肺。复发时,她积极治疗,不灰心,不绝望;缓解时,她工作,学习。本来,她学的是钢琴,后来学习法律,考了律师证,又学习心理学,获得了心理咨询师的证书。我太太问她为什么没有停止工作专心休养,她说,她不愿给父母和社会增加负担,她要自食其力。而今,十五年了,她活着。尽管因为多次的化疗,她免疫力很低,又得了类风湿,手指拘挛儿在一起,伸都伸不直,可她仍然坚持教钢琴。她以对孩子的爱心、对音乐的理解赢得了学生和家长的喜爱,她的学生越来越多,出成绩的孩子也越来越多。

我想,海燕应该成为我们患者的榜样,尤其在复发这一点上。十多年来,癌魔从来没有放过她,可她也从来没有低过头,也从来没有放弃。或许,海燕在长期的抗癌过程中体会到"癌症就是一种慢性病",她学会了怎么跟它磨,怎么对付它。也或许是海燕的善良和顽强感动了上天,让她每次复发都能转危为安,更或许,上苍正是想借海燕的身体,告诉我们:复发了,不就是再次治疗吗?别怕,让一切重新来过!

有海燕做榜样,我的心踏实多了。

抗癌：防治复发
——癌症康复之策略

积极治疗不等于过度治疗

在要不要坚持继续化疗的问题上，患者要把握好两条
——一是化疗是有效的，二是身体是耐受的。
这两条要同时存在，缺一不可。

只有恰当的治疗才是积极治疗的根本，
而积极治疗绝不是过度治疗。

  对付复发，还是要像初次对付它一样——要积极治疗。
  可是，对于化疗，我有顾虑，我跟医生说："我不是不想化疗，而是担心再次使用 R-CHOP 方案会让原来的肺损伤加重。"医生说："不是所有的方案都会造成药物性肺损伤，我们可以更换其他方案。"
  医生为我更换的方案是 GDP-R——吉西他滨、地塞米松、顺铂和美罗华。
  应该说，这次化疗的效果仍然像第一次那样——疗效显著。从外表看，脖子上的瘤子像慢撒气的皮球，逐渐缩小，到第四个疗程结束，身上的肿大淋巴瘤就不见了。我又坚持化疗了一个疗程，便自作主张停止了。应该说，这次化疗，又让我重新成为一个"康复者"。
  至于 GDP-R 方案的副作用嘛，表面看，比 R-CHOP 方案轻。我的头发没掉，也没有出现发烧咳嗽症状，说明此药对肺的损伤小。但是，它的副作用却体现在了胃毒性和肾毒性上。恶心呕吐是马上显现的，伴随着化疗的全过程；而肾毒性体现在化疗后的相当长的时间内。比如，化疗结束之后出现了牙疼症状，我担心牙疼勾起我的颈下淋巴发炎，所以接受了牙医的建议——拔掉。后来我太太看医书，才知：莫名的牙龈疼痛是肾虚的表现，养好肾，牙疼自然缓解。可是，我没有这个知识，牙拔了安不上，后悔晚矣。
  正是鉴于化疗药物严重的毒副作用，我没敢在化疗上多多恋战，而是适可而止。可我知道，对于我的做法，不是所有医生都认同。
  在我治疗过程中，医生几次劝我做自体造血干细胞移植，也劝我坚持完成化疗

第五章
复发皆有因——海鹰对自己复发的思考

的六个疗程。可是，我没有接受移植，也没有完成全部的疗程。为什么？因为我和我太太徐晓都考虑到了我身体的实际情况——我的耐受力太低！

应该说，我们每一个患者在治疗前都是"豪情满怀"的，都想着"我坚强，我坚持，狠狠地杀杀癌细胞，让它永世不得翻身！"可是，随着化疗次数的增加，我们的身体一次比一次弱，想法就会改变。前两次，往往身体难受几天尚能恢复，也能吃下去饭，但是，到了第三次、第四次，身体的疲惫感增加，饭吃不下去，躺着都觉得累，再往后，就感觉身体被掏空了，不知自己还能不能站起来。每到这个时候，心里想的，就不是"肿瘤"，而是"生死"，是"我能不能闯过这一关"，是"我怎么离死亡这么近"！

在这个时候，我太太徐晓就会跟我商量，"既然这样难受，我们是不是就该停了？你的身体底子比别人差，耐受力低，要给自己留下可逐渐恢复的底气。"有人劝我们，说，化疗就差最后一个疗程了，再咬牙坚持一下也就"功成名就"了。可是，我家徐晓不敢让我冒这个险。在她的眼里，癌症治疗的成功与失败，就在毫厘间的把握上——我们要努力找到那个点——既能杀灭癌细胞，又给自己留下起死回生的那口气。能找到这个点，治疗就处于绝佳境界。当然，这个点不好把握，很多时候，上天没有给我们这个机会，往往是瘤子还没下去，气力先没了，不少人为了把癌细胞斩尽杀绝，结果却搭上了自己的性命。

与癌同归于尽的例子不少，我们的好友周先生就是例子。

周先生是典型的上海好男人。温文尔雅，细腻周到，而且慷慨豪爽，乐于助人。他与我一样，是淋巴瘤患者。应该说，他的病比我轻。可能他的性格决定了他对肿瘤的治疗态度，一切都要那么完美，都要一是一，二是二，身体里也绝不给肿瘤留下位置。所以，他在化疗上努力完成了医生建议的疗程，又接受了医生建议的"造血干细胞移植"，之后，为了腹部那个怎么也下不去的瘤子，又是多次的放疗，终于使一个瘤子变成一群瘤子，从一个部位变成全身转移。最后，一片"依托泊苷"让他再无力起身！临走前，他那么后悔，后悔自己的过度治疗。可是，回天无力呀！

至今，我都想着周先生那真诚的眼睛，想着他帮助别人时常爱说的"没关系的，小事情，拿来我做"，想着他每次治疗前的"豪迈"——"我就把自己交给医生了！"

或许，周先生就是太追求身体的完美了，所以成了"过度治疗"的推手。是这种医疗的"洁癖"害了他。我想，积极的治疗是对的，听医生的也没错，可是，周先生一定没有想过"肿瘤与生命哪个重要"，也一定没有想到"医生不是患者。医生在运用他的医学知识时,是不是能精准地加上患者身体状况的砝码"这样的问题。单纯贻误了他。

还有一个例子。湖南的一位年轻的女性淋巴瘤患者。

本来,这位患者确诊时是二期的弥漫大B,病情并不重。但是仅用了两次R-CHOP方案,就嫌这药杀瘤慢,提出要换更强烈的药,医生便给她加上了"依托泊苷"。几个疗程后,瘤子还在,可身体受不了了,她又换回美罗华单药化疗。就这样,前前后后,她化疗42次,放疗无数次,做过"自体造血干细胞移植",做过"免疫疗法",可最终,她的身体彻底垮了。最后,她眼睛溃烂、鼻子溃烂、嘴唇溃烂——这是免疫力彻底崩塌的表现。

我们说,这样的治疗是不对的,这是将"积极治疗"变为了"过度治疗"。

当然,我们在做治疗方案的选择时,都会面对未来的不确定性,谁也不敢说哪种治疗方法可以保证活,保证不死。其实,看开了,人没有不死的,只是怎么活得更长些。所以,我们寻找的治疗方法,一定是那种"能够多活一天就多活一天的办法"。因为,只有活着,我们才能有下次治疗的机会。

一些患者常向我太太询问这样一个问题:

"徐晓老师,我已经化疗五个疗程了,太难受了,你说,我还坚持不坚持?"

"徐晓老师,我母亲化疗得起不来床了。她实在不想化了。您说,我还劝我妈坚持吗?"

我听我太太回答他们时,都是这样说:"我不能替你们做这个决定,因为,我不能替代患者的感觉。通常,在要不要坚持继续化疗的问题上,我是这么考虑,患者要把握好两条——一是化疗是有效的,二是身体是耐受的。这两条要同时存在,缺一不可。如果化疗已经无效,瘤子已经不往下走,为什么还要化?那就剩绞杀自己了;如果患者已经极度衰弱,为什么还要坚持?再坚持就没命了,化疗的目的何在?所以,必须两条同时具备才有继续坚持的意义。"关于第二条,我太太一再强调——"切记,耐受力的强弱与意志是否坚强无关。"

当然,也有人担心,如果这次治疗不彻底,下次就会很快复发。但是,我家徐老师研究了很多患者的复发情况,她说:从实践中看,如果,一次治疗后,患者康复了——他的身体又恢复到健康的状态,又有了健康的感觉,那么,他的再次复发,大多与前一次的治疗无关,而是与癌症的性质有关,与患者后来的生活状态有关。

因为，从比例上说，完成医生建议疗程的患者的复发率不会比中途停止的复发率低；而过度治疗的复发率却比恰当治疗的人离去的比例高得多！

所以，只有恰当的治疗才是积极治疗的根本，而积极治疗绝不是过度治疗。

我认为我对付这次复发的治疗是积极的，也是恰当的。

经过三个多月五个疗程（准确地说是四个半疗程，因为第一个疗程我只化了半次）的治疗，我从 2015 年 12 月照的增强 CT 报告上看，我的瘤子又被打跑了。我又可以游走世界了。

抗癌：防治复发
——癌症康复之策略

寻找复发的自身原因

世上有句话，叫"好了伤疤忘了疼"，
这话说到骨子里了。
人们是屡伤屡忘，屡忘屡伤，发誓千百次，忘记万千回。
细细体会，"好了伤疤忘了疼"那是人世间的一种癌症！

2015年的复发已经成为过去时了，但我仍然想探索复发的原因，一是让自己吸取教训，二是也给癌友们一些借鉴。

在这次治疗的过程中，我曾向主治医生姟瑞询问："癌症究竟为什么会复发？我们该如何避免？"

姟瑞医生回答得干脆："不知道。在世界医学科学文献中，没有哪篇文章能够确认癌症复发的原因。"

我不甘心，追问道："就没有一篇文章讲述癌症复发的原因吗？"她笃定地说："至今没有人能真正说出癌症为什么复发。如果知道了，也就好办了。"

尽管我的主治医生给了我实事求是的回答，但我心里仍然认为：癌症复发一定有它的规律，只是我们还没有发现它，或者说，还没有人在那些乱象中去梳理它和归纳它。我想，既然前人没有找出，后人应当努力；医生没有找出，患者应当努力。起码，为了自己，我们也该总结。

那么，我的淋巴瘤为什么会复发呢？思考过后，我认为，这次复发有其内因与外因，绝不是无源之水。

一个没有想到的外因：蚊子叮咬

2015年的夏天，温哥华的蚊子出奇地多，我每天练功回家，都带着一身又红又痒的蚊子包。起初，我没在意，涂些清凉油、花露水完事。可后来，发现那些包怎么也不下去，就去看医生。医生说："今年的蚊子确实异乎寻常，又多又毒，很多人被咬，有的一个月也好不了。你不要到蚊子多的地方去就是。"

第五章
复发皆有因——海鹰对自己复发的思考

我一听，有些释然：既然大家都如此，我也就不要放在心上。

没想到，我脖子上的包越来越大，终于，一个早上，我感到不对劲了——我皮下的淋巴结肿大了！我是淋巴瘤患者，淋巴结肿大不是好事。我赶紧去找癌症医生。医生也不敢怠慢，立刻帮我约做各种检查。几天以后，报告写明：淋巴瘤复发。

这次复发，我怎么想都觉得与蚊子有关。是蚊子的包"逗"起了癌症的包，蚊子虽小，但它脱不了干系。我太太徐晓跟我说，有文献说，炎症可以勾起癌症的复发，那么，这次，就是蚊子的叮咬引起了我体内的炎症，炎症又引起了癌细胞的活跃，从而导致我的复发。

关于蚊子与癌症复发，我以前想不到，肯定，今后也不会有人相信，但是我信。我今后得躲着蚊子，起码，别让它再咬我的脖子！

当然，蚊子的叮咬不会是引起我复发的唯一原因，毕竟那只是外因。当我把视野放到自己一段时间以来的生活状态上，我突然意识到：我身上还有很多造成复发的内因！

那么，这些"内因"又是怎么造成的？

复发的第一个内因：大意与轻敌

读过我和徐晓写的《抗癌：第一时间的抉择》那本书的癌友们一定知道，对待癌症，我一直是很乐观的，这种乐观心态是建立在我认为癌症是可以治愈的这一观点之上的。

应该说，对于一个癌症患者来说，面对灾难的乐观态度是非常宝贵的，它可以帮我们战胜癌魔初临时的恐惧。但是，"物极必反"，过度的乐观会导致轻敌。

在度过了癌症康复的第三个年头后，我对癌症的警惕消失了，我感觉，癌症离我越来越远。后来，我甚至觉得，癌症，那是一个很遥远的过去的事情了。

记得2015年3月，我又一次见到了卡萨教授，他即将退休，而我，也感觉不必再来医院了。我说："我的癌症已经好了，我现在能做些什么呢？"他说："你可以去工作啊！"

啊，他居然说我可以工作了，这就说明，在专家眼里，我的病好了，我是一个健康人了！我又可以过一个健康人的生活了！

我瞬间就把癌症抛在脑后，我的生活状态又恢复到第一次癌症发生前的样子。

现在想来，真蠢——可以工作与彻底痊愈是两个命题，它们之间没有等式。

复发的第二个内因：疲劳过度

2015年，是我国微信社群最火爆的一年。我也被好友拉入多个社群里，这些社群大部分都是创业者。那真是激情燃烧的岁月，每天，人们在群里议论的，都是产品、品牌、故事，都是融资、种子、天使、A轮、B轮，都是社群、营销、推广，都是微店、微商、微……

那时候，真是一天等于好几年，人人都在狂飙突进。

我之所以被拉进创业者社群，是因为我在社群里曾给几位创业人士写了些建议，一下子，他们便把我当成专家。也是，像我这种此前在营销、媒介、品牌，包括创业等方面有过一些经验的人，在年轻人的群里并不多见，他们把我看成事业发展的指导者。那段时间，我被很多群主邀请去做分享、去讲课。

这可就麻烦了。

首先，要给人家做分享，就要准备。我这人办事认真，每次准备都非常投入，我先要倾听创业者讲述他们的困难、疑虑、思考和问题，然后，再去研究、分析，拿出自己的意见。

同时，我看到有好的创业项目，就恨不得横刀立马亲自上阵，我会立即给人家写出营销建议。而且，我是那么喜爱那些年轻的创业者，常常为他们的事业、他们的故事、他们的品牌和市场未来激动不已，在为他们撰写建议书时，常常彻夜思考，伏案疾书。

当我给一些微信社群和语音平台做"分享"的时候，那就更是劳神劳心了。尤其我在北美，与国内有时差。为了与国内网友同步，我常常是彻夜不眠。

这就累了。

这就过了。

这就——该得病了。

毕竟，我是一个癌症患者。我又给癌魔提供了一个免疫力低下的平台。它可以表演了。

复发的第三个内因：大吃大喝

在我自认为病好了之后，我曾问过一位国外的癌症专家："癌症患者在饮食方面有禁忌吗？"他想了想，说："没有禁忌。你想吃什么，就吃什么。没有文献可以说明哪种食物一定会引起癌症，或导致复发。"

哇塞！这话说得多么入耳，多么可心！这与中国民间"缺什么馋什么，吃什么补什么"的说法遥相呼应。

这时，我忘了自己是癌症患者，淡化了医生在我最初得病时所给的所有饮食禁忌，馋虫让我窥视美食，而外国专家的说法就帮我彻底推开了禁忌之门。当我憋了三年再次走进这美食的长廊，我陶醉其中。开始时，小心翼翼，吃一小口，没事，再吃一口，还没事，那就大步前进吧！

那年，亲戚来了，战友来了，同学来了，朋友来了，有朋自远方来，不亦悦乎。煎炒烹炸，架炉烧烤，酒杯斟满——烹羊宰牛且为乐，会须一饮三百杯！这是我患病三年来深感解放的日子。

后来，癌症复发了，我跟一位朋友聊天，谈起上述外国专家关于"想吃什么就吃什么"的说法，那位朋友随即问我："你看过洋人的家庭饭食吗？他们不就是一锅汤，不就是汉堡包、三明治、意大利面条吗？他们哪有咱们中国的八大菜系？他们了解川菜、湘菜吗？他撸过串吗？他们的西餐有咱们的酸甜苦辣、烟熏火燎、煲汤乱炖吗？没有。所以，他们想不到那么多。"

真到了复发时，真到了满身都是肿大淋巴结时，我才想起广安中医院淋巴瘤专家张培宇大夫递给我的那张禁令："严禁烟酒，包括含酒精的饮料；严禁服用大虾、螃蟹、无鳞鱼，如蛇、鳗鱼、泥鳅、黄鳝、带鱼；禁食油炸、烧烤、白糖、冰冷等食品，除在药剂中作为药引，要尽量少服用辛辣食品，如葱、姜、蒜、咖喱、韭菜、茴香、芥末等。如作为菜肴中的香料，应尽量煮熟，减少香窜气味，也应少食甜品；多食白肉，少食红肉。"

也才想起一直以来给我看病的中医步云霁步大夫的话："饮食一定要注意，每餐七分饱，晚饭不食肉，杜绝海鲜、羊肉和辛辣食品，不吃易上火的南方水果。因为你得的是淋巴瘤。"他还说："你要是乱吃，我可就全白忙活了。"

哎，吃了的，抠不出来，后悔晚矣。

复发的第四个内因：晚睡

癌症康复的大忌是晚睡。道理谁都清楚，可执行起来却这么难！

似乎，我们一切要做的事情白天都无法完成，只有到天黑下来，人才有了精神，看书、写作、上网、聊天，八方应酬，哪里的事件都想掺和，不知不觉，已是夜深。我太太总说，"你不要与我比，我是健康人。你自己早睡，你是患者！"可我心想，有那么严重吗，我现在也是好人一个，再说，我晚睡一小时，明天晚起一小时不就全回来了？

但是，晚睡的结果导致我不能像得病初期那样早起练功，晨练的时间被推迟到八点、九点，甚至十点才能走出家门！

实话说，晚睡对身体的危害，不像不良食品对身体的影响来得那么直观，一口辣椒、一顿羊肉第二天就能让你感觉出喉头发紧，大便干燥，晚睡了，哪也不疼，哪也不痒，它对身体的损害，我们不能感知到。但是，当复发的时候，我才体会，这种侵蚀，如夜幕般降临，如墨汁般浸润。真的感知到了，已经晚了。

世上有句话，叫"好了伤疤忘了疼"，这话说到骨子里了。人们是屡伤屡忘，屡忘屡伤，发誓千百次，忘记万千回。细细体会，"好了伤疤忘了疼"那是人世间的一种癌症！

将"复发之剑"悬于头顶

> 绝大多数患者的复发
> 都是发生在对自己抗癌成功的极度喜悦之时,
> 发生在治愈后对癌症的轻视之时,
> 发生在体力强壮后的忘乎所以之时。

我曾对自己复发的原因做过各种猜想。当我把这些猜想讲给我的主治医生听时,她只是笑笑,说"你讲的可能是一个原因,但根本上是——它该回来了。"言下之意,复发,那是必然。

真的是这样吗?

也许。

从目前医学研究的结果看,癌症是基因病。因为衰老,因为损伤或什么莫名的原因,人的基因有了改变,细胞生存凋亡的轨迹发生混乱,该死的细胞不死,不断堆积,形成占位性侵害,癌症出现。因为基因已经改变,所以不好恢复。你这次清理了,它又在不断堆积。时间一到,肿瘤再次回来。这就造成复发。

目前还有一种说法:癌症的发生源于细胞内的线粒体损坏。

这种学说始于19世纪,由一瑞士的解剖学专家提出,他发现在细胞中有一种颗粒性物质,有时像线状,有时像粒状,便被称为"线粒体"。继后,美国、德国和英国的科学家都相继在此基础上发现了线粒体中的呼吸酶,并提出这些酶能被氰化物抑制的猜想。时间到了21世纪,科学家对此学说研究得更加深入,指出:人体的衰老和疾病可能均与线粒体有关。因为,线粒体是细胞中制造能量的结构,是细胞进行有氧呼吸的主要场所。它还有一个别名叫作"Power House",即细胞的发电厂,也叫作细胞的"动力车间"。所以,它的损伤,会引起一些难治性疾病的发生。

其实,基因也罢,线粒体也罢,这都是些我们常人难以理解的概念。我们对它们看不到,摸不着,感知不清。西方的科学家认为,正是这些我们感知不到的东西造成了癌症,造成了复发。我们再找原因企图避免,也是徒劳。

抗癌：防治复发
——癌症康复之策略

这个观点很打击患者的信心。

但是，我们可以从中看到积极的一面，这就是——既然癌魔打不走，我们就不要想着一劳永逸，就要一生都警惕复发。

因为在现实中，我们看到，绝大多数患者的复发都是发生在对自己抗癌成功的极度喜悦之时，发生在治愈后对癌症的轻视之时，发生在体力强壮后的忘乎所以之时。

教训呀！如果，真有一把"复发之剑"每日悬在头顶，可能倒是好事。那样，我们就不会盲目乐观，就不会掉以轻心！

老话说得好，小心驶得万年船。

既然癌症是不可治愈的，我们小心就是。我们倒要看看，当我们堵上所有的"大意"之路，荆州还会不会再失，癌症还会不会再来。

改掉癌症性格，避免复发

> 俗话说，江山易改，禀性难移。
> 说的就是我们这些有"癌症性格"的人！
> 可是，当癌魔扼住喉头时，
> 是不是我们真该改变一些呢？

很多时间以来，我常对自己得癌的原因进行反思，有时，也会将身边的癌友作为实例一并思考。我发现，我们有一个共同的特点——好胜，或叫——不甘人后。做事时，竭尽全力，力图尽善尽美，对未来的期许也很大。这种性格，可能对事业有好处，但是，对身体，未必是好事。

我管这种性格叫"癌症性格"。

说两个例子吧。

2016年秋天，我在北京玉渊潭公园遇到一位患者，她是一所著名大学的英语教授。一年前，被诊断为膀胱癌，一期B。按说，她的病不重。但是，没几个月她就复发了。问她，为什么一个一期的患者也能复发，她怎么折腾自己了？她说，她带着两个博士生、六个硕士生，还有日常的大课。加上自己又是那种办事极其认真的人，学生的每篇论文她都要一字一句地修改，甚至大小写，甚至标点符号，加上她还要为学生毕业后的去向奔走，累就成了常态。

我问，你现在复发了，打算怎么办？治好了，再回学校？

她说，一帮学生，都像自己的孩子，舍不下。加上自己才五十岁出头，事业正处于顺风顺水的最佳境地。所以，这么放下，实在不甘心。

我说，那你是想这次治好了过两个月再复发？再治？

教授默然。

我说，以我的经验和教训，还是退休吧。毕竟我们都曾经历过事业的辉煌，都登过行业的顶峰，吃过见过了，没什么遗憾了，再努力，哪儿是个头？山外青山，没有穷尽。而且，事业与生命哪个重要？我看，是生命第一。没有生命，一切枉然。

教授说回家好好想想。

第二天,她给我发来微信——她向学校递交了退休报告。

我想,她的新生活开始了,她的新生命开始了。

第二个例子是温哥华的一个小伙子。

小伙子是北京人。中学毕业后到加拿大留学。毕业后,从多伦多转到温哥华寻找工作。温哥华是个气候宜人的宜居城市,但是,经济技术并不如多伦多发达,工作机会也不多。小伙子只能找一个运货司机的活儿。其实,在加拿大,只要有工作,能够自食其力,无所谓高低贵贱,一样受人尊敬,也能生活得十分舒适。

可小伙子生性豪爽,喜欢交友,爱吃爱玩,还爱滑雪,因为从小生活在一个干部家庭,生活水平就不愿太低。比如,租房,他会一个人租间大些的楼房公寓;买车,怎么也得是辆奔驰宝马,钱不够,就以租代买。这样,经济负担就大了。他只能拼命工作。

2016年年初的一天,小伙子感冒了,可又有朋友招呼他去滑雪,他去了。回来后,感冒加重,可他没休息,又去工作。接下来是更严重的咳嗽和发烧。之后的一段时间,他都是在撑不住时休息两天,只要稍微见好,马上就去上班。就在两个月后的一个周四,他觉得难受极了。可是他想,再坚持两天,给这家公司把活儿干完,他下周就要换新的单位了。坚持吧!

那天,他觉得身上是从未有过的难受,高烧,极度的虚弱。晚上,他进了医院。几番检查,医生把他扣下了,告诉他:他得的是肺癌,需要手术。

这个小伙子的事情被我太太知道了,马上联系他,给他一些指导,让他尽快回国手术,不要在温哥华排队耽搁。小伙子便在第一时间回到了国内,由他父母帮他联系好医院,第三天就手术了。他切了两叶肺。他的癌没有转移,算是肺癌二期。

后来,小伙子经过几次化疗,他好了,毕竟年轻呀。在他康复的那几个月,他没有联系过我们,他享受着劫后余生的快乐。在微信朋友圈里,我们能看到他与女友到处旅行——国内国外,跋山涉水,也能看到,他呼朋唤友,酒桌边饕餮。我记得,我太太当时就说:完了,怎么刚好些就这样糟蹋!

不出所料,就在当年的12月,小伙子微信联系我太太:"徐阿姨,我复发了。尿血。"

能说什么呢,一个孩子!我太太跟他说,"绝对不能折腾了,除了治疗外,静养,中医吃药,学练气功。要把自己当成病人。起码三年!"可小伙子说:"什么?三年?

我就这么待着,什么也不做,那活着还有什么意义?"我太太说:"你要想到你的父母,你要活,必须活。你治好了,生命大把的,这两三年算什么!"

可是,一个小伙子就像一只小鹰呀,怎么能把他长时间地按在窝里?

小伙子想不通。

癌症也没让小伙子憋屈多久,很快,他的肿瘤满腹腔转移。2017年年初,他妈妈把他接回了北京。一个月后,他妈妈给我太太发来微信:孩子走了。又是一个月,他的父母来到温哥华,将他的骨灰撒在他喜爱的松鸡山的雪峰上,让他随时能看到温哥华的美景和滑雪场灿若白昼的灯光……

我太太为此难过多日。也是,小伙子只有32岁,太年轻了!我太太那几天总跟我念叨:是什么导致他就这样走了?起初,他感冒时,如果不去滑雪呢?难受了,不去上班呢?或者,他就租个小些的房子,买辆便宜的二手车,不让自己有太大的经济压力,那又会怎样呢?他得病后,就不能在家安心静养吗?就不能吃得清淡些吗?就不能改变一下生活方式吗?他的女友也是,不知道男朋友是患者吗?不知道他刚刚手术完化疗完吗,为什么要拉着他这样地疯跑?

当我们把这些问题抛给天上的年轻人,我自己也心存懊恼:说什么孩子,不连我这个六十多岁的老头儿也是克制不住自己的欲望吗?不也是这般折腾吗?哎,性格使然。

俗话说,江山易改,禀性难移。说的就是我们这些有"癌症性格"的人!

可是,当癌魔扼住喉头时,是不是我们真该改变一些呢?

抗癌：防治复发
——癌症康复之策略

避免复发的"身心状态"

我敬佩这些人。

他们告诉我，当我们的身体、情绪、心境处于这种状态时就可以避免复发，或者，即便复发了，也能战胜复发，最终站起来。

为了找到避免复发的办法，我采访了两位教授郭林新气功的老师。

第一位，是北京抗癌乐园的石增军老师。

我问："石老师，您得病这些年来，复发过吗？"

石增军："复发过。那是在患病第六年的时候。很严重。"

"您找过复发的原因吗？"

"找了。是因为我度过了五年，大意了，停止了练功。"

"之后呢？"

"我一面治疗，一面恢复了郭林新气功的锻炼。再次康复后，我就教授郭林新气功了。"

"那您教功不累吗？一个星期要教四天，每次两个多小时。您还要从北京四环外赶过来，路上要好长时间。您就不怕劳累让癌症复发？"我接着问。

"我在给学员教课时，心里非常快乐，一天到晚心里充满了喜悦。我认为，我处在喜悦的状态中，癌症不会复发。"

哦，处于"喜悦的状态"就不会复发。

第二个采访对象是青岛教授郭林新气功的赵继锋老师。

同样的问题。

"赵老师，我知道您初次患病时，病很重。那么三十年来，您复发过吗？"

"没有。"

"怎么保持的？"

"坚持锻炼。身体越来越强壮。"

"然后呢？"

第五章
复发皆有因——海鹰对自己复发的思考

"病好以后,我开始教功了。"

"教功很累,您就不担心复发?"

"不会。我在教功的时候,实际上是在练功。"

"您是说,您是在气功状态下教功?"

"可以这样说。我是在教功的同时练功的。"

"以前,我曾听一位气功前辈说过:行站坐卧,不离这个。其意思是说,在任何时候,包括工作、走路、站立、吃饭都可以使自己处于练功的状态。莫不成,您就是常处于这种状态中?"我问。

"吃饭睡觉我倒没想着练功。但是,在教功时,我确实处于一种练功的状态中,有很强的气感。在气功状态中,应该不会复发。"

哦,处于"气功状态"不会复发。

2015年,我在温哥华的癌症医院遇到这么一位金发女士。有趣。

那天,大家走进电梯,就在电梯门将要关闭的一刹那,这位女士快速闪入。进来后,感到抱歉,便冲大家点头微笑。接着,她说:"这里,是我最喜欢的地方!"那神态还是沉醉其中,享受其中。半秒,大家哄堂大笑——这里是癌症医院呀,她居然说这里是她最喜欢的地方!

三层到了,该女士走出电梯,又回头说:"咱们都得癌了,还不得有点儿幽默感?"

大家更笑了。确实,一电梯的人都是癌症患者。

或许,常处于"幽默状态"的人不复发?或者,复发了也能好?还好得快?

没准儿。

2017年春,我到癌症医院做CT复查,等着叫号。这时有个西方人坐到我身边,"你是什么癌?"他主动问我。

"淋巴瘤。"我说。

"我是……癌。"我没听懂。他就比画着,让我明白是口腔里的什么地方的癌。"15年了,我是这里的常客。嘿嘿。我总复发。不过,我是铁人!"男人呵呵地笑着。

"铁人?"

"是呀。我的职业就是做铁艺,在对付癌症上,我也是铁人,打不倒的。"

这个男人一下就让我喜欢。他高高大大,五十来岁的样子,怎么看也不像癌症患者。

铁人，多了不起！这也是一种状态，一种由衷的自信，一种不向暗夜低头的倔强，一种蔑视死亡的达观。

这种状态叫"铁人状态"。

在我复发之后的两年时间里，我遇到过很多"复发了，又康复了"的癌症患者。他们各有各的性格特点和生活状态，各有各的抗癌之路与生存之法。

我敬佩这些人。他们以现身说法教给我"喜悦的状态""气功的状态""幽默的状态""铁人的状态"，以及那些充满智慧、与自己生命相匹配的生活状态。他们告诉我，当我们的身体、情绪、心境处于这种状态时就可以避免复发，或者，即便复发了，也能战胜复发，最终站起来！

后 记
祝你成为敢拿主意的患者

前不久,一位东北的患者家属要求跟我太太徐晓加微信,说有急事请教。这位家属说:"徐晓老师,特别对不起这么晚打搅您,可没办法,群里的人都说,您是能拿大主意的人,要是不知道怎么办了,问您就成!"

确实,徐晓能拿主意,能拿大主意,尤其在我的癌症治疗上。其原因,我体会,她能透过现象看本质,能替我在大局上把握治疗方向,既敢替我在治疗的方案上拍板,又敢让我及时停下来,从而保住生命的元气。

但是,徐晓不能替患者拍板,她希望患者能自己替自己拍板,自己来决定治疗的方案、化放疗的次数,以及进退的时机。她常说,癌症的治疗十分个性化、时机化,一定是药物、药量与病患身体的恰当结合才能产生好的疗效,而患者身体的状况,只有患者知道,别人代替不了。然而,她愿意与患者一同分析治疗的局面,会告诉患者几种不同的治疗思路,以及可能产生的结局,以便让患者根据自身的情况选择正确的处理办法。

在五年的抗癌经历中,我们对以下观点达成共识,在此与读者分享。

(1)癌是需要被敬重的,我们不能小瞧它,即便康复了,也要把它放在心上,避免"大意失荆州"。

(2)抗癌,靠坚强,更要靠智慧。过度的坚强与坚持都是愚蠢的,只有靠智慧才能走出癌症的泥沼。

（3）生命比肿瘤重要。既要杀瘤，更要守住身体的元气。

（4）学习非常重要。学习能帮助我们认清癌的本质，认清药物的性能，从而找到药物与疾患的契合点。

（5）抗癌是个系统工程，既要学会利用一切医学财富为抗癌服务，搭建康复的平台，也要处处留心，哪一步也不能错。

说到底，这里有一个抗癌策略的问题。掌握这个策略，我们就能在癌症发生时制订出正确的治疗方案，就能在治疗的各个阶段拿出不同的应对方法，从而不断接近康复的目标。

掌握了这个策略，我们的患者都可以成为敢于拿大主意的人。

衷心地祝我们所有的患者康复！

海鹰

致谢

当海鹰 2015 年的复发已成过往，当这本《抗癌：防治复发》将要付梓，我们要借此书向以下人士表示感谢。

首先，感谢为海鹰施救的医生们、护士们，尤其是姟瑞医生、斯高特医生，感谢你们为海鹰选择了正确的治疗方案，使他的症状及时缓解；感谢中医步云霓大夫，正是你几年来一张张的药方，使海鹰的身体能从化疗的损伤中逐渐脱出；感谢北京抗癌乐园和各地的郭林新气功教功老师们对海鹰的指点，对徐晓的开悟；感谢中医祝肇刚大夫、赵书群大夫在中医理论与实践方面对我们的解疑答惑；感谢温哥华癌症中心的邝女士、路玲女士给与的精神支持和多方帮助；感谢所有向我们咨询的患者与家属，因为你们的每一句询问都是对我们巨大的信任与重托；感谢那些把自己内心的疾苦和曲折故事讲给我们听的患者们，没有你们的讲述，就没有我们对癌症的领悟，就没有这本书的内容！

正是以上的所有人，救助了海鹰的身体，净化了我们的心灵，让我们的人生变得充实而美好。

我们也愿将我们所有的福气惠及你们——好人，一生平安！

徐晓　海鹰